药学服务技术

YAOXUE FUWU JISHU

（第 2 版）

主编　张　虹

手机扫描注册
观看操作视频
一书一码

北京科学技术出版社

图书在版编目（CIP）数据

药学服务技术/张虹主编 . —2 版 . —北京：北京科学技术出版社，2019.6
全国药学、中药学类专业实验实训数字化课程建设
ISBN 978-7-5714-0344-7

Ⅰ . ①药…　Ⅱ . ①张…　Ⅲ . ①药物学－高等职业教育－教材　Ⅳ . ① R9

中国版本图书馆 CIP 数据核字（2019）第 117777 号

药学服务技术（第 2 版）

主　　编：张　虹
策划编辑：曾小珍　张　田
责任编辑：张青山
责任校对：贾　荣
责任印制：李　茗
封面设计：铭轩堂
版式设计：崔刚工作室
出 版 人：曾庆宇
出版发行：北京科学技术出版社
社　　址：北京西直门南大街 16 号
邮政编码：100035
电话传真：0086-10-66135495（总编室）
　　　　　0086-10-66113227（发行部）0086-10-66161952（发行部传真）
电子信箱：bjkj@ bjkjpress.com
网　　址：www.bkydw.cn
经　　销：新华书店
印　　刷：河北鑫兆源印刷有限公司
开　　本：787mm×1092mm　　1/16
字　　数：350 千字
印　　张：13.25
版　　次：2019 年 6 月第 2 版
印　　次：2019 年 6 月第 1 次印刷
ISBN 978-7-5714-0344-7/R·2640

定　　价：46.00 元

全国药学、中药学类专业实验实训数字化课程建设

总 主 编

张大方

长春中医药大学、东北师范大学人文学院　教授

方成武

安徽中医药大学　教授

张彦文

天津医学高等专科学校　教授

张立祥

山东中医药高等专科学校　教授

周美启

亳州职业技术学院　教授

朱俊义

通化师范学院　教授

马　波

安徽中医药高等专科学校　教授

张震云

山西药科职业学院　教授

编者名单

主 编 张 虹
副主编 梁安鹏 贾彦敏 陈湘玲 王松婷
编 者 （以姓氏笔画为序）

王松婷（亳州职业技术学院）

王增仙（山西药科职业学院）

刘 佳（长春中医药大学）

许金红（中国人民解放军海军安庆医院）

孙 倩（辽宁医药职业学院）

李永霞（中国人民解放军海军安庆医院）

李艳丽（山西药科职业学院）

张 虹（山西药科职业学院）

陈湘玲（山西药科职业学院）

贾彦敏（山东中医药高等专科学校）

梁安鹏（山西滨海专业大药房连锁有限公司）

总前言

为贯彻教育部有关高校实验教学改革的要求,即"注重增强学生实践能力,培育工匠精神,践行知行合一,多为学生提供动手机会,提高解决实际问题的能力",满足培养应用型人才的迫切需求,我们组织全国20余所院校的优秀教师、行业专家启动了"全国药学、中药学类专业实验实训数字化课程建设"项目。

本套教材以基本技能与方法为主线,归纳每门课程的共性技术,以制定规范化操作为重点,将典型实验实训项目引入课程之中,这是本套教材改革创新点之一;将不同课程的重点内容纳入综合性实验与设计性实验,培养学生独立工作的能力与综合运用知识的能力,体现了"传承有特色,创新有基础,服务有能力"的人才培养要求,这是本套教材改革创新点之二;在专业课实验实训中设置了企业生产流程、在基础课中设置了科学研究案例,注重课堂教学与生产、科研相结合,提高人才培养质量,改变了以往学校学习与实际应用脱节的现象,这是本套教材改革创新点之三;注重培养学生综合素质,结合每门课程的特点,将实验实训中的应急处置纳入教材内容之中,提高学生的专业安全知识水平与应用能力,将实验实训后的清理工作与废弃物的处理列入章节,增强学生的责任意识与环保意识,这是本套教材改革创新点之四。

该系列实验教材,经过3年的使用,反响很好,解决了以往教与学的关键问题,同时也发现有些实验需进一步规范化、有些实验内容需进一步优化。在此基础上,我们开展了对纸质教材配套视频的摄制工作。将纸质教材与教学视频相结合,将更有利于突出实验的可视性,使不同学校充分利用这一教学资源,提高教学质量,这是本教材的又一特点。

教学改革是一项长期的任务,尤其是实验实训教学,更需要在实践中不断探索。对本套教材编写中可能存在的缺点与不足,恳请各位读者在使用过程中提出宝贵意见和建议,以期不断完善。

张大方
2019 年 2 月

前　言

　　《药学服务技术》(第2版)是"全国药学、中药学类专业实验实训数字化课程建设"项目之一。本套教材坚持以立德树人为根本,以服务发展为宗旨,以促进就业为导向,注重增强学生实践能力,培育工匠精神,践行知行合一,突出对学生动手能力、创新能力和规范实验技能的培养,以满足培养应用型人才的迫切需求。

　　本教材按照药学服务岗位的工作任务和实践要求,以基本技能与方法为主线,结合《中华人民共和国职业分类大典》中药学类专业面向的职业岗位群所需的知识、能力、素质要求,参照国家执业药师《药学综合知识与技能》考试大纲的要求,以社会药店药学服务工作为重点,兼顾医院药学服务的开展,设计了"药学服务基本技能"和"药学服务实践"上下两篇。将典型临床案例和实训项目引入课程之中,强化学生对药学服务工作过程的认识与理解,强化药学服务基本技能的训练和规范化操作;运用大量的案例及分析,强化学生实际应用能力的训练,提高学生独立工作的能力与综合运用知识的能力,体现"传承有特色、创新有基础、服务有能力"的人才培养要求。

　　本版教材增加了相关视频,把"互联网+"技术与移动数字媒体相结合,通过数字教材与纸质教材相结合实现教学立体化,更利于学生对于临床实际操作过程的理解和掌握,充分发挥教育信息化支撑发展与引领创新的重要作用,更好地支撑教育改革和发展,更好地服务师生信息化素养的提升,更好地促进学生的全面发展。

　　本教材具有首创性、导向性、可行性的特点,适用于各类普通医药高职院校相关专业教学使用,也可作为药学服务岗位的培训教材或参考书。

　　为了进一步提高本教材的质量,诚恳地希望各界专家、读者提出宝贵意见,以供再版时修改。

编　者

2019年3月

目　录

下篇　药学服务实践

上 篇

药学服务基本技能

第一章 药学服务概述

第一节 药学服务的定义及发展现状

药学服务反映了现代医药学的服务模式和健康理念,体现"以人为本"的宗旨,是时代进步赋予药师的使命,同时也是科学发展和药学进步的结果。

一、药学服务的内涵

(一)药学服务的概念

药学服务,也称药学保健或药疗保健。药学服务是药师应用药学专业知识向公众(含医务人员、患者及其家属)提供直接的、负责任的、与药物使用有关的服务,以期提高药物治疗的安全性、有效性、经济性和适宜性,实现改善与提高人类生活质量的理想目标。

知识链接

全程化药学服务

全程化药学服务是指在整个医疗卫生保健过程中,在任何场所,在实施预防保健、药物治疗之前或之中以及愈后恢复等任何时期,围绕提高生活质量这一既定目标,直接为公众提供负责任的、与药物有关的服务。

药学服务是提供与药物使用相关的各种服务的一种现代化药房工作模式。这种服务涉及全社会所有用药的患者,包括住院、门诊、社区和家庭用药患者,目的是提高药物治疗的安全性、有效性、经济性与适宜性,实现合理用药和改善患者生活质量的既定目标。这些目标包括:①治愈疾病;②消除或减轻症状;③阻止或延缓疾病进程;④防止疾病或并发症发生。

(二)药学服务的基本要素

药学服务最基本的要素是"与药物有关"的"服务"。药学服务中的"服务",不同于一般的仅限于行为上的功能,它包含的是一个群体(药师)对另一个群体(患者)的关怀和责任。

药学服务具有很强的社会属性,是面向全社会使用药物的患者提供与药学专业相关的技术服务。药学服务不仅以实物形式,还要以提供信息和知识的形式满足患者在药物治疗上的特殊需要,监护他们在用药全程中的安全、有效、经济、适宜;不仅服务于治疗性用药,而且还要服务于预防性用药、保健性用药等。

(三)药学服务的功能

药学服务是一种过程,涵盖了患者用药相关的全部需求,在完成传统的处方调剂、药品检验、药品供应以外,更是一种高层次的临床实践,包括选药、用药、疗效跟踪、用药方案与剂量调整、不良反应规避、疾病防治和公众健康教育等。

药学服务是药师运用最新的知识与技术,通过与其他医药专业人员合作,设计、执行和监测将对患者产生特定结果的药物治疗方案,在整个卫生保健体系中体现自己控制药物使用的能力。实现:①发现潜在的或实际存在的用药问题;②解决实际发生的用药问题;③防止潜在的用药问题发生;④减少整体医疗服务费用(如缩短住院期和减少其他昂贵的服务)等功能。

二、药学服务的发展

(一)药学服务的发展历程

在 20 世纪 70 年代,已经出现"药学服务"一词,其理念源自"为药物使用负责(drug-use control)"的思想,以区别于之前单纯的药品调配工作。1987 年美国的 Hepler 和 Strand 提出"药学服务"概念,认为"在未来的 20 年中,药师应在整个卫生保健体系中表明自己在药物使用控制方面的能力"。这一观点很快得到许多国家学者的一致认可,并在 1988 年新德里世界药学大会上加以明确并特别做了推荐。美国药师协会明确提出,自 20 世纪 90 年代起,药师的任务就是实施药学服务,1993 年生效的《1990 综合协调预算法案(OBRA90)》要求各州以法规的形式赋予药师向患者提供用药指导的责任。

我国药学界在 20 世纪 90 年代初就接受了"药学服务"的概念,到 90 年代后期,临床药师参与临床诊疗,标志着药学服务在我国真正付诸实践。在实施过程中,国内学者在学习、借鉴国外经验的基础上,针对社区药师力量薄弱的现状,提出了"全程化药学服务"的理念。学者们认为在医院、药店和社区药房等任何场所,在预防保健、药物治疗等整个医疗卫生保健过程中,药师应该围绕提高生活质量这一既定目标,直接为公众提供负责任的、与药物相关的服务;药师不仅对患者负责,更应该对整个社会的用药人群负责;药学服务不仅由药师个体实施,更需通过与其他医药专业人员合作完成;药学服务不只是临床药师的责任,而是所有医院药师和社区药房药师的共同责任等。相关共识对药学服务理论进行了丰富和发展,给新时期药师的职责赋予了新的内涵,对药学服务理念在我国的实施起到了积极的推动作用。

(二)药学服务的发展现状

现代药学的发展历程主要经历了 3 个阶段:传统的药品供应为中心的阶段;参与临床用药实践,促进合理用药为主的临床药学阶段;以患者为中心,改善患者生命质量的药学服务阶段。在我国,经过广大药学工作者的共同努力,药学服务的理念已经获得广泛认同和接受,并付诸实践。药学人员由以传统的制剂生产和处方调配为主要工作,逐步转为向患者提供包括临床应用在内的全程化服务。药学服务在我国能够广泛开展与以下因素有关:①人类疾病谱的变化以及人们对提高生命质量的期望是实施药学服务的前提;②社会公众对药学服务的迫切需求是实施药学服务的基础;③药学学科的发展为药学服务的开展奠定了重要的理论基础;④药品分类管理制度的建立为实施药学服务奠定了重要的制度保障;⑤药师素质的提高与队伍的壮大为实施药学服务提供了重要的技术保障。

目前,国内基本上处于药学服务的初级阶段。在药品的采购、保管、贮存和发放方面有比较完善的管理体系和程序化的工作模式,综合性医院也在一定程度上开展了治疗药物浓度监测、药物信息咨询、药品不良反应监测等工作,许多药学院(系)已开始教育改革的探索,设立药物治疗学相关课程,医疗管理部门也适时地颁布了《医疗机构药事管理暂行规定》,建立了临床药师制度等,大大加速了药学服务的普及与开展。然而,药学服务在我国的整体推进与发展和先进国家相比仍有很大差距。医院绝大多数的药师主要从事调剂、供应等商业工作,仅有极少数的药师从事与临床药学有关的药学服务。而且,由于药师知识结构不合理,特别是诊疗知识与临床实践经验较缺乏,不能有效发挥药师工作的技术内涵,临床用药指导作用不明显,临床药学实质性的突破不大,特别是社会药房的药学服务差距更大。影响药学服务理念推广和药学服务工作普及的原因主要有以下几个方面:①国内学术界有关药学服务理论的系统研究、创新发展方面有待突破;②药学服务工作模式、工作规范和评价标准尚不健全;③药学信息支持系统和其他配套技术手段较缺乏;④管理体制的配套措施不完善;⑤具有专业知识与技能、适合开展药学服务的药学人才缺乏等。

(三)药学服务的发展趋势

随着我国社会医疗保障体制改革力度的加大、药品管理制度的完善和市场经济的发展,优质药品的供应已不是问题,公众越来越关注药品合理使用问题,仅以药物提供为特点的传统药学工作模式面临重大变革,而药学服务工作也面临着新的挑战和机遇。药学专业人员运用所学的专业知识,有效地预防药源性疾病、合理利用医药资源,日益受到重视,药房或药店开展包括用药交代与指导、取药前后的药物咨询等药学服务将会变得尤为重要。以"服务患者"为宗旨的临床药学工作和药学服务工作模式将成为未来药学的主要发展方向。药师作为卫生保健的重要人员,应通过实施药学服务,确保患者合理用药,与医疗保健、护理服务的提供者共同承担提高公众生活质量的责任。

1. **药品的快速发展使药学服务的发展成为必然** 随着医药行业的迅猛发展,医师对于名目繁多的药品的选择难度越来越大,这就迫切需要临床药师的帮助,如提供新药信息、开展临床药物咨询、规范新药的临床使用及评价;深入临床与医护人员合作,运用现代医学与药学知识和技术,为患者提供安全、有效、经济的治疗,围绕合理用药,开展临床药学工作成为社会共识。开展药学服务可以强化医师、药师、护士之间的协调关系,突出临床药师在临床用药中的决策、指导地位,改变医药分离、重医轻药的局面。

2. **安全用药的挑战促进药学服务的快速发展** 目前,大众在用药方面存在很大的安全隐患。由于广大群众的医药知识相对匮乏,能读懂并完全理解药品说明书的人不多,患者自我药疗的意识比较薄弱,导致药物滥用和药品不良反应事件时有发生,不但增加了患者的经济负担,还会造成患者机体的损害和资源浪费。开展以患者为中心的药学服务,引导公众合理、安全用药,对于减少药品的不合理使用、提高医疗质量、减少药品不良反应的发生、减少资源浪费将起到积极的作用。

3. **实施药学服务是现代药学工作的核心** 在美国,药学服务从概念提出到实施经历了10年的时间。目前,美国的药学服务已经渗透到美国医院的各个科室和养老院、社区医疗、家庭病床等,而且社会保健机构也在积极开展药学服务工作。进入21世纪,我国医院药学逐步完成由化学模式向生物学模式的思维方式转变、由物向人的工作重点转变。特别是随着医疗卫生体制改革的进一步深化,医疗保险制度和医药分业制度的进一步实施,药学服务将会有更大的市场需求和更大的发展空间,成为现代药学工作的核心。药学服务通过各种形式,充分体现了药师对患者生命的关爱,保证患者安全、有效、经济、适宜地使用药物。

4. 药师服务能力是药学服务质量的核心 药学服务是围绕合理用药和提高患者生活质量的既定目标,提供直接、专业、与药物和健康相关的服务,是一个内涵丰富、专业化程度很高的服务。药学服务的主体是药师,药学服务质量的优劣取决于药师服务能力和业务水平。我国自1994年开始实施的执业药师资格制度,在指导公众合理用药、保障群众用药安全有效方面发挥了积极的作用。尤其是在药学飞速发展、"以患者为中心"的新型药学服务模式形成的今天,药师在提高患者用药依从性、促进合理用药、防止药源性疾病的发生等方面处于举足轻重的地位。广大药师应将自己打造成为安全用药的指导者、关爱患者的倡导者、法律法规的执行者、公众健康的传播者,在"推进健康中国建设,深化医药卫生体制改革,理顺药品价格,实行医疗、医保、医药联动"的进程中发挥重要作用。

(李艳丽)

第二节 药学服务的对象及内容

药学服务的对象涉及面很广,涵盖广大公众,包括患者及其家属、医护人员和卫生工作者、药品消费者和健康人群。药学服务的内容涵盖了患者用药相关的全部需求,包括合理选药及用药、疗效跟踪、用药方案调整、不良反应规避、健康教育等。

一、药学服务的对象

药学服务的对象广泛,但患者是药学服务的中心。

(一)患者

通过对患者进行主动服务,最大限度地提高患者的药物治疗效果,提高用药的依从性,确保用药安全有效。

1. 开展用药教育与指导 药师在药物治疗过程中,应对患者进行实际用药的教育与指导。主要向患者说明药品名称、适应证、用药方法、用药剂量、服药后预计疗效与起效时间及维持时间、药品的不良反应与药物相互作用、有否替代药物或其他疗法、药品的鉴定辨识、贮存和有效期、药品价格和报销是否进入医疗保险报销目录等情

药学服务的对象及内容

况。同时要关心患者的心理、行为、环境、经济、生活方式、职业等影响药物治疗效果的各种社会因素,提高其用药的依从性,最大限度地提高药物治疗效果。

2. 关注特殊人群 在对患者进行药学服务时,要特别关注特殊人群的用药问题。主要包括:①用药周期长的慢性疾病患者,或需长期甚至终生用药者;②患有多种疾病,病情和用药复杂,需合并应用多种药品者;③特殊人群,如特殊体质者、肝肾功能不全者、血液透析者、小儿、老年人、妊娠及哺乳期妇女、特殊职业者等;④用药效果不佳,需要重新选择药品或调整用药方案、剂量、方法者;⑤用药后易出现明显不良反应者;⑥应用特殊剂型、特殊给药途径、药物治疗需进行监测者。

(二)医师

药师要向医师提供全面的药品信息和用药方案,帮助医师正确、合理地使用药品。主要包括:①提高药物治疗效果的内容,如新药信息、合理用药信息、血药浓度监测(TDM)信息;②降

低药物治疗风险的内容,如药品不良反应、禁忌证、药物相互作用等。

1. 提高药物治疗效果

(1)新药信息。包括新上市药品、新进口药品、医院以前未使用药品品种的相关信息,如新药的名称、作用机制、药效学和药动学指标、新药的临床治疗评价与安全使用知识等。

(2)合理用药信息。包括给药频率、使用方法、用药剂量、使用注意事项等,特别是与同类药物侧链结构、半衰期等差异较大的药物,安全范围较窄的药物和抗菌药物等。

(3)血药浓度监测(TDM)。TDM是临床药学工作的一项重要内容。药师必须明确需要进行TDM的情况,配合制定个体化给药方案,开展临床药代动力学和药效学的研究,结合临床对监测结果进行解释,提出合理给药方案供医师参考。

2. 降低药物治疗风险

(1)不良反应和禁忌证。药师应及时发现、整理和上报不良反应,还应关注国内外有关不良反应的最新进展与报道。提示医师注意有用药禁忌证的患者,避免药源性疾病的发生;提示医师避免使用发生药品不良事件的药品和新药上市后被召回或撤市的药品。

(2)药物相互作用。药师应向医师说明药物之间、药物与食物之间、药物与保健品之间联合应用时,在药动学、药效学等方面发生的相互影响;说明属于配伍禁忌、重复用药现象;说明药物副产物、分解产物对机体的影响。还应向医师说明药品辅料、包材、用药装置方面对药物作用的影响,如有些外用制剂中的辅料丙二醇可引起接触性皮炎;紫杉醇注射液需使用非PVC材料的输液瓶和输液管给药,否则其活性成分易被PVC材料吸附而降低药效甚至失效。

(三)护士

护士的工作在于执行医嘱,需要更多地获得在实施药物治疗中有关药物使用的剂量与用法、注射剂配制溶剂、稀释容积与浓度、静滴速度、输液药物的稳定性和配伍禁忌等信息。

1. **药物的适宜溶剂**　护士在配制溶液时有时会引起药品性状变化,需要知道药品与溶液之间的配伍变化,如不宜选用氯化钠注射液溶解的药品、不宜选用葡萄糖注射液溶解的药品等。

2. **药物的稀释容积**　注射药品的溶解或溶解后稀释的容积十分重要,其不仅直接关系到药品的稳定性,而且与疗效和不良反应密切相关。如氯化钾注射液切忌直接静脉注射,应于临用前稀释,否则不仅会引起剧痛,还可导致心脏停搏。静脉滴注时氯化钾的浓度不宜过高,浓度一般不宜超过0.2%～0.4%,心律失常可用到0.6%～0.7%等。

3. **药物的滴注速度**　静脉滴注速度不仅关系到患者心脏负荷,还与药物的疗效、药物的稳定性、药物的不良反应和毒性有关。护士需要根据药品的性质、机体的反应调节滴注速度。如万古霉素不宜肌内注射或直接静脉注射,若静脉滴注速度过快可导致"红人综合征",突击性大量注射,可致严重低血压,静脉滴注时间应控制在2小时以上;两性霉素B静脉滴注速度过快可引起心室颤动和心搏骤停,静脉滴注时间应控制在6小时以上。

4. **药物的配伍禁忌及注意事项**　有些药物配伍使用会发生相互作用引起混浊、沉淀、性质改变等现象,不能配伍使用,如呋塞米注射液呈碱性,与盐酸多巴胺配伍后使多巴胺氧化而形成黑色聚合物;有些药物性质不稳定,遇光易变色,在滴注过程中药液必须遮光,如对氨基水杨酸钠、硝普钠、尼莫地平、左氧氟沙星、培氟沙星、莫西沙星、放线菌素D、长春新碱等。

(四)公众

药师需要承担广大公众在常见病与慢性疾病的治疗、减肥、补钙、补充营养素等方面的用药教育与咨询服务,包括药品的用法、适宜的给药时间、使用注意事项、禁忌证、不良反应及相互作用、储存和携带要求等。另外,药师还应主动承接公众自我保健的咨询,积极提供健康教育,增强公众健康意识,减少影响健康的危险因素。

二、药学服务的内容

药学服务实施的内容包含患者用药的全部需求。既要向患者提供安全、有效的治疗药物,还要对治疗方案进行最小成本、成本-效益、成本-效果、成本-效用等方面的综合分析,向患者提供既经济又能提高生活(生存)质量的疾病治疗方案,使整个社会的卫生资源得到有效、合理的分配和利用。

(一)处方审核

处方审核工作主要由执业药师承担。处方调配前必须对处方进行认真地审核,主要包括"处方合法性审核""处方规范审核"和"处方适宜性审核"。对于存在用药不适宜情形的处方,药师应当告知处方医师,要求确认或者重新开具处方;不得擅自更改或者自行配发代用药品。

(二)处方调配

处方调配是药师最基本的工作。处方审核合格后,药师应当依照处方的记载正确调配药品,调配完成后进行核查与发药。原则上实行药品调配与复核发药双人核对制度,特殊情况可另行规定,处方调配与复核发药者均应在处方相应处签字或者签章。

发药时,药师应当核实交付对象,按处方顺序将药品逐个交与患者或患者家属,并按处方医嘱(必要时可参考药品说明书)简单通俗地指导患者或其家属正确使用药物。

(三)用药教育与咨询

用药教育与咨询服务是药师参与全程化药学服务的重要环节,也是药学服务的突破口,对保证合理用药起着关键性的作用。用药教育与咨询主要包括以下几个方面。

1. **使用非处方药患者的教育与咨询** 对于购买非处方药的患者,药师应在询问患者近期疾病情况、服药情况、有无药物禁忌证和过敏史等情况的基础上,进行疾病评估和相关药品推介,并进行合理的用药指导、生活指导和健康教育。

2. **使用处方药患者的教育与咨询** 对于购买处方药的患者,在发药时应对药品名称、用药剂量、用药方法、预期疗效、忘服或漏服药物的处理办法、常见不良反应及应对方法、贮存要求、药物的相互作用以及生活方式等进行教育与指导。

3. **主动向患者提供用药指导** 出现下列情况,药师应主动向患者提供用药指导。

(1)患者同时使用4种及以上药品的。

(2)有既往药品不良反应史或用药后出现不良反应的。

(3)用药依从性差的。

(4)发现使用的药品中有配伍禁忌或存在药物相互作用的。

(5)需要进行血药浓度监测的。

(6)药品说明书近期有变更的。

(7)使用特殊管理药品的。

(8)所用药品的适应证多或用法用量复杂的。

(9)使用贮存条件有特殊要求的、有效期短的或近效期的药品的。

(10)首次使用或持续使用该种药品的。

案例

患者,男,45岁。因反复右上腹闷胀不适,伴反酸、嗳气入院。经胃镜检查及活检显示幽门螺杆菌(Hp)(＋),诊断为慢性浅表性萎缩性胃炎(糜烂)。医师给予抗Hp三联治疗:克拉霉素胶囊500mg　b.i.d.;阿莫西林胶囊1000mg　b.i.d.;奥美拉唑胶囊20mg b.i.d.;疗程1周。但患者担心克拉霉素的说明书上不良反应一项中有心脏毒性,可能会引起心律失常,如室性心动过速、室颤和充血性心衰,因此拒服。

案例分析与指导

药师在了解患者的身体状况和肝、肾功能情况的基础上,向患者说明消化性溃疡的治疗原则是消除病因、缓解症状、愈合溃疡、防止复发和防治并发症。"三联疗法"是临床上根治Hp的常用方案,将抑制胃酸分泌的药物或保护胃黏膜的药物与抗Hp的药物配合使用可取得良好效果。而导致不良反应的原因很复杂,包括药品、患者自身和其他方面的因素,如果药物使用合理,不良反应的发生概率很低。一旦出现不良反应的早期症状,通过及时停药或治疗,大多可以好转。患者听从了药师的建议,进行了标准的"三联疗法",症状明显好转,Hp感染得到了有效控制。

(四)药物警戒

药物警戒是针对发现、评价、理解和预防不良反应或其他任何可能与药物有关问题的科学研究与活动。药师应当承担药物警戒的责任,从用药者安全出发,发现、评估、预防药品不良反应,提高临床合理用药的水平,保障公众用药安全。

(五)临床药物治疗

药学服务要求药师积极参与药物治疗过程,运用其药物知识和专业特长,与临床医师和护士一起,把医学、药学、护理有机地结合在一起,以疾病为纲,研究药物治疗实践中合理应用的策略和技巧,制定和实施合理的个体化药物治疗方案,以获得最佳的治疗效果,承受最低的治疗风险。具体实施步骤主要有:①收集患者相关信息;②确定患者健康需求及治疗目标;③选择药物治疗方案;④制定并实施监测;⑤调整药物治疗方案等。

(六)药物利用研究和评价

药物利用研究和评价是对全社会的药品市场、供给、处方及其使用进行研究,重点研究药物引起的医药、社会、经济后果,以及各种药物和非药物因素对药物利用的影响。药物利用研究可以通过区域性的大样本随机抽样调查所提供的资料(包括年龄、性别、社会阶层、发病率及其他特征),并应用统计学的方法,对有关的药物利用研究数据进行分析,以测算人群的药物利用率,比较药物利用率的地区差异,对药物利用的临床结果、药品的销售价格、消费结构及其社会效益与经济效益做出评价。

(七)处方点评

处方点评是根据相关法规、技术规范,对处方书写的规范性及药物临床使用的适宜性(用药适应证、药物选择、给药途径、用法用量、药物相互作用、配伍禁忌等)进行评价,发现存在或潜在的问题,制定并实施干预和改进措施,促进临床药物合理应用的过程。处方点评结果分为合理处方和不合理处方。不合理处方包括不规范处方、用药不适宜处方及超常处方。

案例

某医院处方点评分析报告

2018 年 8 月××医院药剂科工作人员对 7 月份门诊处方进行抽查,对不合理处方进行分类、分析、评价,现将点评结果总结如下。

一、抽查结果

本次抽查处方总数是 650 张,处方合格率 81.69%,见表 1-1。

表 1-1 某医院处方评价表

项目代码	评价结果	评价内容	处方数（张）
1	不规范处方	处方的前记、正文、后记内容不完整,书写不规范或者字迹难以辨认	30
		医师签名、签章不规范或者与签名、签章的留样不一致	8
		新生儿、婴幼儿处方未写明日龄或月龄	8
		西药、中成药与中药饮片未分别开具处方	2
		用法、用量使用"遵医嘱""自用"等含糊不清字句	12
		处方修改未签名并注明修改日期,或药品超剂量使用未注明原因和再次签名	8
		使用药品名称不规范	32
		开具处方未写临床诊断或临床诊断书写不全	3
		无特殊情况下,门诊处方超过 7 日用量,急诊处方超过 3 日用量,慢性疾病、老年病或特殊情况下需要适当延长处方用量未注明理由	3
2	不适宜处方	药品剂型或给药途径不适宜	2
		用法用量不适宜	6
		重复给药	2
		联合用药不适宜	1
3	超常处方	无正当理由超出说明书用药	1
		无正当理由为同一患者同时开具 2 种以上药理作用相同药物	1
	小结	不符合书写要求的处方数量	119
		评价处方数量	650
		不符合书写要求的处方张数/评价处方张数	18.31%

二、不合格处方主要存在的问题

本次抽查处方中,不合格处方主要存在以下问题:处方书写不规范、字迹难以辨认;处方前记、正文、后记内容缺项;新生儿、婴幼儿未注明实足年龄;未使用规范名称开具处方;药品的剂量、规格、数量、单位等书写不规范等,见表 1-2。

表1-2　处方书写缺陷举例及纠正

缺陷内容	举例说明	正确写法
未使用药品通用名称	吗丁啉片	多潘立酮片
	拜心同	硝苯地平控释片
	开敏	注射用二乙酰氨乙酸乙二胺
未注明药品剂型	哌拉西林钠舒巴坦钠	注射用哌拉西林钠舒巴坦钠
	川芎嗪	磷酸川芎嗪胶囊
剂量及单位书写不规范	德巴金1瓶	丙戊酸钠缓释片500mg×30粒×1瓶
药品用法书写不规范	利必通1盒 用法：遵医嘱	拉莫三嗪片50mg×30粒×1盒 用法：50mg　一天一次　口服
	倍他司汀口服液1支，b.i.d.×14	盐酸倍他司汀口服液10ml×28支 Sig:1支　b.i.d　口服
	胞磷胆碱0.2　t.i.d.×14	胞磷胆碱0.2×2盒 Sig:0.2g　t.i.d×14天　口服

三、质量改进意见

(1)处方不规范是导致不合理处方的主要原因,建议医师认真学习《处方管理办法》《医院处方点评管理规范(试行)》,提高规范处方书写与合理用药水平。

(2)医院应加强对医师的业务培训与考核,不断提升业务水平,减少处方用药差错。

(3)药师严把处方质量关,提高处方审核水平,将不合理处方及时通知医师予以纠正或上报。

(八)药学信息服务

药学信息服务是药学服务的关键。药学信息服务的目的是通过搜集并传递药物安全性、有效性、不良反应等信息,建立药学信息系统,提供完善的用药咨询服务,全面指导合理用药。药师应经常收集整理国内外各类药品的疗效、药物相互作用、不良反应、药物研究和评价等药学信息,针对药物治疗工作中的问题,提供药学信息服务,促进医、药合作,保证患者用药的安全、有效、经济和适宜。

(九)参与健康教育

健康教育是指药师通过有计划、有目的的教育活动,向公众介绍健康知识,进行健康指导,促使人们自觉地实行有益于健康的行为和生活方式,消除或减轻影响健康的危险因素,预防疾病,提高生活质量。对公众进行健康教育是药学服务工作的一项重要内容。

1. 加强用药教育　对患者进行用药教育,向公众宣传药品知识,积极倡导和推进合理用药理念,普及合理用药文化。

2. 关注特殊人群　对于药品的用法、用量处于调整阶段以及其他需要特别关注的人群,应当加强随访,追踪用药教育的效果。

3. 开展慢性疾病管理　应当关注和学习国家卫生行政部门定期发布的慢性疾病报告,了解本地区慢性疾病发病现状,有针对性地开展健康教育,为预防和控制慢性疾病的发生、发展发挥作用。

4. 防止药物滥用　严格执行特殊药品的管理规定,防止药物滥用,对已经发生药物滥用的患者加强教育并采取救助措施。

(十)药学服务新进展

1. 药学服务计划　药学服务计划是药师为个体患者制订的计划,包括药学服务点、期望结果、为达到结果而采取的药学干预措施等。

2. 药学干预　药学干预指对长期药物治疗方案的合理性及对处方的适宜性、安全性、经济性进行的干预。

3. 药物重整　药物重整是在患者入院、转科和出院时,药师通过核对新开的医嘱和已有的医嘱,比较患者目前的整体用药情况与医嘱是否一致,来保证患者用药安全的过程。

4. 药物治疗管理　药物治疗管理是通过药师提供的药学服务,达到优化药物治疗和提高患者的治疗结局的效果。

(李艳丽)

第三节　药学人员的素质要求

药学服务是高度专业化的服务过程,以合理用药为核心,以提高患者生命质量为目的,用药师的专业知识和技能来保证药物使用获得满意的结果。这就要求提供药学服务的人员要具有高尚的职业道德以及医药学专业背景,具备扎实的药学专业知识、临床医学基础知识以及开展药学服务工作的实践经验与能力,同时具备药事管理与法规知识、人文知识等。

一、职业道德

具有良好的人文道德素养,遵循法律规定和社会伦理规范,以对药品质量负责、保证人民用药安全有效为基本准则,为患者提供专业、真实、准确和全面的药学服务,是对药师最基本的要求。

二、专业知识

(一)药(中药)学专业知识

提供药学服务的人员必须具有药学专业背景,具备药理学、药物制剂、药物化学、药物分析、药物治疗学等专业知识,这是药师必备的专业理论基础。

(二)医(中医)学专业知识

药师需要学习相关基础医学知识和临床医学知识,了解疾病的具体案例,不断拓宽自己的知识面,以便于理解医师的临床思维,协助医师实现其用药治疗的意图,也有利于更好地完成患者的用药教育与指导。

(三)法律法规知识

法律法规尤其是药事管理与法规是药师开展药学服务的必备知识。要掌握药品监督管理体制与法律体系、药品安全的法律责任,熟知医药卫生体制改革与国家基本药物制度、药品质量监督检验、药品消费者权益保护等相关规定。

(四)心理学知识

药师应具备一定的心理学知识,能够根据患者的具体状况,灵活运用心理学技巧,采用药物治疗与心理干预相结合的方法,对患者进行治疗和心理疏导,消除患者的心理负担,增强患者的治疗信心,提高患者的依从性,从而取得最佳治疗效果。

此外,药师还应有政治、宗教、伦理学等方面的知识,不仅要为患者提供专业服务,还应注重对患者进行人文关怀,为患者提供精神、文化、情感的服务等,以满足患者的健康需求。

三、专业技能

(一)调配技能

处方调配是药师的基本工作。药师根据医师的处方或医嘱及时准确地为患者提供药品,是开展药学服务的基础,也是药师最基本的技能。

(二)用药教育与咨询技能

用药教育与咨询是药师重要的药学服务项目之一。药师应利用专业知识与技能,为患者、医师、护士和公众开展用药教育与咨询,促进安全用药。

(三)药品管理技能

药师应具备药品管理与养护技能,在药品购进、验收、储存、陈列等各环节按规定要求进行科学的养护、管理,保证药品质量合格。

(四)药物警戒能力

药师应对患者使用的药品进行安全跟踪,特别关注新上市的药品和特殊人群使用的药品,防范用药错误和药物不良事件的发生;一旦发现药品不良反应及时记录、填写报表并按规定逐级上报。

(五)沟通能力

沟通能力是处理好人际关系的关键,也是构建和谐的药师与患者关系的重要基础,是药学实践中必须掌握的基本技能。良好的沟通能力可以使患者获得有关用药的指导;可以及时获取患者的信息,解决患者在药物治疗过程中的问题,减少药疗事件的发生;可以使药师的服务更贴近患者,确立药师的价值感,提高公众对药师的认知度。

(六)药历书写能力

药历是药师为患者建立的用药档案。主要内容包括:用药方案、用药经过、用药指导、药学监护计划、药效表现、不良反应、治疗药物监测、各种实验室检查数据、药师对药物治疗的建设性意见和对患者的健康教育忠告。药历的建立可动态、连续、客观、全程掌握患者的用药情况,为药师参与药物治疗和实施药学服务提供科学依据。

(七)应对投诉的能力

患者投诉在药学服务过程中时常发生,在一定意义上这属于危机事件,需要及时处理。药师应具备应对投诉的能力,明确投诉类型,运用恰当的接待和处理方式,妥善地处理患者的投诉,防止失信于公众,避免纠纷的发生。

(八)自主学习的能力

科学技术的发展不仅丰富了知识的内容,而且提升了知识更新的速度,也改变了知识传播的方式与途径。在学校学习的知识远远不能满足时代发展的需要,每个人必须由"学会"走向"会学",培养自己自主学习能力。特别是药师要学会获取药品信息的能力,运用书籍、文献及网络工具等,及时收集发展信息,更好地开展药学服务。

(李艳丽)

第四节　药学职业道德

药学人员职业道德建设,是现代精神文明建设的一个重要组成部分,药学人员的职业道德直接关系到患者的用药安全和生命安危,也关系到现代医药事业的发展和服务质量的提高。

一、药学职业道德的基本范畴

职业道德是人们在职业生涯中应遵循的基本道德,是一般社会道德在职业生涯中的具体体现。医药道德是调节医药人员与患者、医药人员之间以及医药人员与集体之间的关系的行为规范和总和,对提高治疗质量、改进管理、发展医药有积极的影响。

(一)义务

义务是人们在道义上应尽的责任。即在人们内心信念的驱使下,自觉履行对社会、对他人的责任。药学人员的道德义务就是全心全意为人民健康服务。药师要认真贯彻执行《药品管理法》和有关法规,加强药品、器材的质量监督管理,杜绝不符合质量标准的医药商品进入市场。为患者服务是药学人员应尽的义务,不能要求任何回报。

(二)良心

良心是人们在履行对社会的义务过程中形成的道德责任感和自我评价的能力。良心意识一旦形成,就具备了对自己的行为从内心做出符合良心与不符合良心的自我评价、自我反省的能力。良心可以使药学人员在没有任何外在压力、监督和社会舆论的情况下,都能自觉地履行药学道德的义务。

(三)信誉

信誉是人们通过自己的活动所赢得的社会信任和赞誉。信誉是一种行为人或行为团体高尚的道德追求,反映了行为人的意志品质和心理特征。

(四)荣誉

荣誉是药学人员从道德良心出发,自觉地履行了道德义务,而得到的社会赞扬与肯定,并且从自我意识中产生个人道德情感的满足与欣慰。社会主义药学道德荣誉观是以救死扶伤、实行革命人道主义、全心全意为人民服务为基础,为社会进步、保护人民的身心健康努力工作,为药学事业发展做贡献。

(五)责任

责任是一种职责和任务。药学职业道德基本范畴的责任是指药学工作人员对患者、对他人、对社会应尽的义务以及对这种义务的认识。具体表现包括:①依法为患者提供安全、有效、经济的优质药品和药学服务;②按执业医师处方调配、发放药品,有权拒绝医师的错误处方;③严格执行药品、器材质量标准和价格政策,做到货真价实、明码实价,不以次充好,不以假充真,不出售假药、劣药和不合格器材,按有关条例严格保管毒麻药品;④科学严谨,操作规范,严格遵守调配处方操作规程,防止发生差错事故。

(六)情感

情感是由于职业特点对药学人员提出的特殊和重要的道德要求。要求药师要真正把患者的利益放在首位,要一视同仁,不以貌取人,不评头论足,做到主动、热情、耐心、周到、细致,全心全意地为患者服务。这是崇高道德的最高表现,也是药学道德各项规范的宗旨。

(七)文明

文明礼貌是社会公德的要求,是药学人员在职业生涯中所必须具备的道德风尚,体现了一个人的素质高低,也是一个单位、一个科室文明程度的具体体现。

(八)保密

保密包括两个方面:①对疾病保密,即对那些可能会对患者心理产生恶性刺激的病情采取保护性的医疗措施;②对患者隐私保密,避免影响患者诊治甚至造成不良后果。保密是医师、护士、药师都应具有的观念,是药学道德范畴的内容之一。

二、药学职业道德的基本内容

2006年,中国执业药师协会出台了《中国执业药师职业道德准则》,制定了《中国执业药师职业道德准则适用指导》,对执业药师职业道德准则做了具体要求。该准则不仅适用于中国境内的执业药师,也适用于其他药学技术人员。

(一)救死扶伤,不辱使命

(1)应当以维护患者和公众的生命安全和健康利益为最高行为准则,以自己的专业知识、技能和良知,尽心、尽职、尽责为患者及公众服务。

(2)应当以救死扶伤、实行人道主义为己任,时刻为患者着想,竭尽全力为患者解除病痛。

(3)在患者和公众生命安全存在危险的紧急情况下,为了患者及公众的利益,应当提供必要的药学服务和救助措施。

(4)应当树立敬业精神,遵守职业道德,全面履行自己的职责,为患者及公众提供高质量的药品和药学服务。

(二)尊重患者,平等对待

(1)应当按规定着装,佩戴全国统一的执业药师徽记和胸卡。

(2)应当言语、举止文明礼貌,热心、耐心、平等对待患者,不得有任何歧视性或其他不道德的行为。

(3)应当尊重患者隐私,对在执业过程中知晓的患者隐私,不得无故泄漏。

(4)在执业过程中,除非确有正当合法的理由,不得拒绝为患者调配处方、提供药品或药学服务。

(5)应当满足患者的用药咨询需求,提供专业、真实、准确、全面的药学信息,不得在药学专业服务的项目、内容、费用等方面欺骗患者。

(三)依法执业,质量第一

(1)应当遵守药品管理法律、法规,依法执业。

(2)应当按规定进行注册,参加继续教育,并依法执行药学服务业务。

(3)不得将自己的《执业药师资格证书》《执业药师注册证》、徽记、胸卡交于其他人或机构使用;不得在药品零售企业、医疗机构只挂名而不现场执业;不得同意或授意他人使用自己的名义向公众推销药品或提供药学服务。

(4)应对医师处方进行审核,并签字后依据处方正确调配、销售药品。不得擅自更改处方或使用代用药品。对有用药、配伍禁忌或超剂量的处方,应当拒绝调配、销售。

（5）科学指导患者正确选购和使用药物,对患者提出的有关药品和健康方面的问题,应当给予热情、耐心、准确、完整地解答。

（6）客观地告知患者使用药品可能出现的不良反应,不得夸大药品的疗效,也不得故意对可能出现的用药风险做不恰当的表述或做虚假承诺。

（7）对于病因不明或用药后可能掩盖病情、延误治疗或加重病情的患者,应向其提出寻求医师诊断、治疗的建议。

（8）应当依法购进、贮藏药品,保证药品购进渠道、贮藏条件合法,保证购进、贮藏药品的质量。

（9）不得调配、推销、分发质量不合格、不符合购进药品验收规定或过期、回收的药品。

（10）应当恪守独立执业、履行职责的原则,拒绝任何明显危害患者生命安全或身体健康、违反法律或社会伦理道德的购药要求。

（四）进德修业,珍视声誉

（1）应当积极参加有益于职业发展的活动,珍视和维护职业声誉,模范遵守社会公德。

（2）应当积极主动接受继续教育,不断完善和扩充专业知识,关注与执业活动相关的法律法规的变化,不断提高执业水平。

（3）应当积极参加社会公益活动,深入社区和乡村为城乡居民提供广泛的药品和药学服务,大力宣传、普及安全用药知识和保健知识。

（4）应当遵守行业竞争规范,公平竞争,自觉维护执业秩序,维护职业的荣誉和社会形象。

（5）禁止并且抵制采用有奖销售、附赠药品或礼品销售等销售方式向公众促销药品。不得以牟取自身利益或所在执业单位及其他单位的利益为目的,利用自己的职业声誉和影响以任何形式向公众进行误导性或欺骗性的药品及药学、医疗服务宣传和推荐。

（6）在执业过程中不得饮酒,在面对面提供药学服务的过程中不得有吸烟、饮食及其他与所提供的药学服务无关的行为。

（7）应当对涉及药学领域内任何成员的不道德或不诚实的行为以及败坏职业荣誉的行为进行揭露和抵制。

（8）不得与药品生产、经营企业及其业务人员、医疗机构及其医师、护理人员等执业相关人员共谋不合法利益,不得开展或参与不合法的商业活动。

（五）尊重同仁,密切协作

（1）应当尊重同行,同业互助,公平竞争,共同提高执业水平,不应诋毁、损害其他执业药师的威信和声誉。

（2）应当加强与医护人员、患者之间的联系,保持良好的沟通、交流与合作,积极参与用药方案的制定、修订过程,提供专业、负责的药学支持。

（3）应当与医护人员相互理解,以诚相待,密切配合,建立和谐的工作关系。发生责任事故时应分清自己的责任,不得相互推诿。

（李艳丽）

第二章 用药教育与指导

第一节 用药教育与指导的方法及内容

药学服务的目的是保证用药安全、有效、经济、适宜。随着现代医药学的飞速发展以及新的医疗技术与非处方药品的广泛应用,患者对药学服务的要求越来越高,药师不能简单地作为药品的供应者或调配者,而应当成为正确选用药品的建议者和监督者,同时也是合理用药的服务者。因此,指导合理用药是药学服务的关键,也是药学服务的核心。

一、用药教育与指导的基本要求

1. 用药教育与指导对药师的要求 药师应具有医药学专业知识,通晓药品正确使用方法和储藏要求,具备药物治疗设计、推荐、监测、评估技能,具有药物信息采集和分析判断能力,具有良好的服务态度与沟通技能,能够探讨与实践药物临床运用,保障患者合理用药。

2. 用药教育与指导工作的基本要求

(1)对于处方药,药师要全面了解患者在疾病治疗方面的问题,了解医师的医嘱交代,了解患者既往史和日常的生活方式等,使用患者能听懂的语言和开放性的问句指导患者合理用药,如说明处方内容,提示药品包装标示,解释医院用药指导单、疾病治疗手册、特殊器械的使用方法等。

(2)对于非处方药,药师应根据患者的疾病情况和药物剂型特点,引导患者选购适宜药物,并说明使用方法。如皮肤外用药分为软膏、溶液等不同剂型,面部皮肤损伤时,若皮损部位红肿特别明显,甚至有渗出液,这时用软膏就会加重病情,应改成溶液湿敷;痤疮患者面部比较油腻,若涂抹油脂含量较高的油剂、霜剂,会堵塞毛孔,导致症状加重,诱发病菌感染,该类患者适合选用乳剂、水剂。

> **案例**
>
> 患者,男,32岁。因淋雨受冷后出现鼻塞、流涕、打喷嚏、轻微的咳嗽(咳稀白痰)等不适症状,到某药店购买阿莫西林胶囊来进行治疗。
>
> **案例分析及指导**
>
> 阿莫西林胶囊属于β-内酰胺类抗生素,被列为处方药管理,患者不能在没有执业医师开具处方的情况下自行购买使用。根据患者的症状初步判断为普通感冒,这是一种由病毒感染引起的呼吸道常见病,选择阿莫西林胶囊没有治疗效果。

　　根据患者的症状特点,目前治疗的重点是抗过敏,可服用含有抗过敏药物的非处方类感冒药,如新康泰克、扑尔伪麻片等。此类药物的主要成分为盐酸伪麻黄碱、马来酸氯苯那敏(扑尔敏),为缓解感冒症状的复方制剂。其中盐酸伪麻黄碱可消除鼻咽部黏膜充血,减轻鼻塞症状;马来酸氯苯那敏能减轻感冒引起的鼻塞、流涕、打喷嚏等症状。另外,从中医的角度分析,患者属风寒型感冒,也可选用风寒感冒冲剂、感冒清热颗粒、午时茶颗粒(茶)、参苏丸(胶囊、片)等。新康泰克胶囊有效浓度可维持12小时,口服,每日2次,每次1粒,每日剂量不得超过2粒,疗程不超过7天;扑尔伪麻片,口服,每日3次,每次1片,服用量每日不得超过4粒,疗程不超过7天。

　　需要注意以下问题。

　　(1)服用马来酸氯苯那敏可出现困倦、头晕等不良反应,用药期间禁止驾驶机动车、船,操作机器以及高空作业;服药期间禁止饮酒。盐酸伪麻黄碱可收缩血管、升高血压,有严重冠状动脉疾病、精神病史者及严重高血压患者禁用。

　　(2)两种药的成分及疗效基本相同,只能任选一种使用,不能两种药物同时使用。

　　(3)感冒在维生素A及维生素C缺乏、过度疲劳、体质虚弱、精神紧张、免疫功能减低等情况下易发病,因此,应加强护理、充分休息、多喝水,给予易消化的饮食、补充营养等可促进疾病恢复。

　　(4)如出现高热、呼吸急促、咳嗽、咳痰等症状,及时就诊。

二、用药教育与指导的方法

　　1. 个例示范法　运用典型的、形象生动的用药病例教育患者。

　　2. 媒介传播法　利用板报、图画、单页(或折页)、宣传册、电视等多种媒介宣传合理用药的基础知识。对患者重点宣传疾病的预防、心理治疗、健康锻炼等相关康复知识。

　　3. 座谈讨论法　组织药学专家与患者进行座谈讨论,交流用药信息。

　　4. 咨询答疑法　现场解答或设立咨询窗口、专用电话等,及时方便地进行咨询,解决患者用药中的疑惑和用药中的问题。

　　5. 专题讲座法　采用多种形式面向各社会群体进行药学知识的普及讲座,让更多的人认识到合理用药的重要性。

　　6. 科普教育法　重点宣传一些合理用药的理念和基本知识,如正确的服药时间、发生不良反应如何处理、药品如何储存、误服或漏服药物怎么办等。

三、用药教育与指导的基本内容

　　药师在发药的同时应向患者说明药物的用药剂量、用药时间、给药途径、服用方法及使用注意事项等,提高患者依从性。

　　(一)药品名称

　　药品名称的表述方式主要有通用名、商品名。

　　1. 药品通用名　通用名是指列入国家药品标准的药品名称,具有强制性和约束性。同一种成分或相同配方的药品,无论是何处生产的,其通用名一定是相同的,如头孢氨苄。已经作为药品通用名的,该名称不得作为药品商标或商品名使用。

2. **药品商品名** 商品名即不同厂家生产的同一种药物制剂可以起不同的名称,经过注册,具有专用权,不得仿用。商品名是药品质量的标志和品牌效应的体现,也是保护专利的一项重要措施,如左旋氧氟沙星注射液就有"利复星""左克"等名称。

知识链接

药品名称在药品包装上的位置及大小

药品包装上的通用名必须显著标示,对于横版标签,必须在上 1/3 范围内显著位置标出;对于竖版标签,必须在右 1/3 范围内显著位置标出。

药品包装上,商品名称不得与通用名称同行书写,其字体和颜色不得比通用名称更突出和显著,其字体以单字面积计不得大于通用名称所用字体的 1/2。

(二)用药时间

现代医学研究证实,很多药物的作用、不良反应和毒性与人体的生物节律有密切的关系。同一药物在不同时间服用,疗效会发生很大变化。因此,大多数药物应在适宜的时间服用。

1. 宜清晨空腹服用的药品

(1)肾上腺素皮质激素。如泼尼松(强的松)、泼尼松龙(强的松龙)、倍他米松、地塞米松(氟美松)等,在早晨 7—8 时服用可减少不良反应。

用药时间

(2)长效降压药。如氨氯地平、依那普利、贝那普利、拉西地平、氯沙坦、缬沙坦、索他洛尔、复方降压片(北京降压 0 号)等,每日仅服1 次的长效降压药宜在早晨 7 时左右服用,每日服用 2 次的宜在下午 2—4 时再补充一次。

(3)抗抑郁药。抑郁的症状常表现晨重晚轻,抗抑郁药如氟西汀、帕罗西汀、瑞波西汀、氟伏沙明等,宜清晨服用。

(4)驱虫药。如四氯乙烯、甲硝唑等,晨服可达到良好的驱虫作用。

(5)盐类泻药。如硫酸镁、硫酸钠等,晨服可迅速在肠道发挥导泻作用。

(6)免疫抑制剂。如青霉胺等,晨服可减少食物对本类药物吸收的影响。

(7)利尿药。如呋塞米,晨服可避免夜间排尿次数过多。

(8)左甲状腺素。晨起空腹服用全天用量,可避免受到食物中钙铁等金属离子的影响。

2. 宜餐前(餐前 30～60 分钟)服用的药品

(1)止泻药。如鞣酸蛋白、药用碳等,餐前服用有利于作用的发挥。

(2)胃黏膜保护药。如氢氧化铝或复方制剂、复方三硅酸镁、复方铝酸铋等,餐前服用可充分地附着于胃壁,形成一层保护屏障。

(3)苦味药。如龙胆、大黄等,宜于餐前 10 分钟左右服,可增加食欲和胃液分泌。

(4)促进胃动力药。如甲氧氯普胺、多潘立酮、西沙必利、莫沙必利等,餐前服用有利于促进胃蠕动和食物的排空。

（5）降血糖药。如甲苯磺丁脲、格列本脲、格列吡嗪、格列喹酮等，餐前服用血浆达峰浓度时间比餐中服用短。

（6）滋补药。如人参、鹿茸等与其他对胃无刺激性的滋补药，餐前服用吸收快。

（7）抗生素。如头孢拉定、头孢克洛、氨苄西林、阿莫西林、阿奇霉素、异烟肼、利福平等，餐前服用可减少食物的干扰。

（8）肠用丸剂及活菌制剂类。如双歧杆菌、蜡样芽孢杆菌等，餐前 30 分钟服用，可避免胃酸对菌体的灭活。

（9）利胆药、胃肠解痉药。如小剂量硫酸镁、胆盐、胆道抗感染药（如磺胺脒）等，餐前服用使药品通过胃时不被过分稀释。

（10）其他。如阿托品及其合成代用品、止吐药（如硫乙拉嗪）、内服局麻药（如苯佐卡因）、抗酸药（如碳酸氢钠），餐前服用能使药品有效浓度高，发挥作用快。

3. 宜餐时服用的药品

（1）助消化药。如乳酶生、酵母、胰酶、淀粉酶等，宜在餐中服用，既发挥酶的助消化作用，又避免被胃液中的酸破坏。

（2）降血糖药。如阿卡波糖、伏格波糖就餐时随第一、二口食物服用疗效更好；二甲双胍，餐后 0.5～1 小时或餐中服用，可以减少对胃肠道的刺激。

（3）抗真菌药。如灰黄霉素等，难溶于水，与脂肪餐同服后，便于吸收。

（4）非甾体抗炎药。如舒林酸与食物同服，可使镇痛的作用更持久；吡罗昔康、依索昔康、氯诺昔康、美洛昔康、奥沙普嗪等，与食物同服，可减少胃黏膜刺激。

（5）治疗胆结石和胆囊炎药。如熊去氧胆酸等，于早、晚进餐时服用，可减少胆汁中胆固醇的分泌，有利于结石中胆固醇的溶解。

4. 宜餐后（餐后 15～30 分钟）服用的药品

（1）刺激性药品。包括阿司匹林、水杨酸钠、保泰松、吲哚美辛（消炎痛）、布洛芬（芬必得）、盐酸奎宁、硫酸亚铁、金属卤化物（如碘化钾、氯化铵、溴化钠等）、呋喃丙胺、醋酸钠、多西环素、盐酸小檗碱等，餐后服可避免对胃产生刺激。

（2）维生素类。如核黄素（维生素 B_2）等，餐后服有利于吸收。

（3）其他。如呋喃妥因、普萘洛尔、苯妥英钠、螺内酯、氢氯噻嗪等，餐后服利于吸收。

5. 宜睡前服用的药品

（1）催眠药。各种催眠药如水合氯醛、咪达唑仑、司可巴比妥、艾司唑仑、异戊巴比妥、地西泮、硝西泮、苯巴比妥等，睡前服用可促进睡眠。

（2）平喘药。哮喘多在凌晨发生，如沙丁胺醇、氨茶碱、二羟丙茶碱等，睡前服用平喘效果更好。

（3）降血脂药。肝脏合成脂肪的峰期多在夜间，如洛伐他汀、辛伐他汀、普伐他汀、氟伐他汀等，睡前服用有助于提高疗效。

（4）抗过敏药。有中枢抑制作用的抗过敏药如苯海拉明、异丙嗪、氯苯那敏、特非那定、赛庚啶、酮替芬等，睡前服用较安全且有助于睡眠。

（5）缓泻药。如酚酞、比沙可啶、液体石蜡等，服后于次日晨起排便。

（三）用药方法及用药剂量

1. 服药姿势　最科学的服药姿势是站立，使食管呈自然垂直状态，有利于药物下行滑到胃内,便于尽快吸收。坐着尤其是躺着服药,易使药物粘在食管壁上,使药物难以在短时间内到胃部,而且对食管壁还会产生刺激、腐蚀等损害。

2. 服药用水

(1)服药一般用温开水送服为好。切忌用茶水、牛奶、酒、果汁、可乐等饮料服药,如喝牛奶最好间隔2～3个小时再服药,以免影响药效。

(2)有些药物服用要少饮水。如润喉片,止咳糖浆类如急支糖浆、复方甘草合剂、蜜炼川贝枇杷膏等;胃黏膜保护药如复方铝碳酸镁颗粒、氢氧化铝凝胶、蒙脱石散等在服用时要少饮水。

(3)有些药物服用要多饮水。如解热镇痛药、盐类泻药、平喘药、磺胺类药、喹诺酮类药、抗痛风药、抗病毒药(阿昔洛韦、万乃洛韦等)、抗肿瘤药(如甲氨蝶呤、环磷酰胺等),服用时应多饮水,防止不良反应的发生。

(4)有些药物服用时水温不宜过高。如助消化药(多酶片、酵母片等)、维生素C、止咳糖浆类等。另外,脊髓灰质炎减毒活疫苗糖丸宜用凉开水送服。

(5)有些不宜用茶水服药。通常不用茶水送服药物,尤其是中药。因为茶叶含有大量鞣酸,很容易与中药中的生物碱发生反应产生不溶性沉淀,降低药效;茶叶中的鞣酸具有收敛作用,会阻止人体对蛋白等营养物质的吸收。但也有极个别的药物可用茶水送服,如治疗偏头痛的名方"川芎茶调散",用清茶送服药末或煎汤与茶同服。

知识链接

川芎茶调散

川芎茶调散,具有疏风止痛之功效。主治风邪头痛,或有恶寒、发热、鼻塞等。服时以清茶调下,取其苦凉之性,既可上清头目,又能制约风药的过于温燥与升散。诸药合用,共奏疏风止痛之效。

---

3. 服药方式

(1)有些药物嚼碎后服用效果好。①嚼碎服用可使药效尽快地释放发挥作用。如异丙肾上腺素、色羟丙钠、二甲硅油等;②嚼碎后服用有利于在消化道的吸收,如助消化药(乳酸菌素、干酵母)、治疗便秘药(酚酞)等;③嚼碎后含服可保护黏膜,如镇咳祛痰药(复方甘草片)、抗酸药(复方氢氧化铝、硫糖铝、铝碳酸镁)等;④嚼碎服用可减轻胃肠负担,如多种钙制剂(氧化钙、碳酸钙、葡萄糖酸钙)等。

(2)有些药物不宜嚼碎服用。①嚼碎服用可能造成消化道黏膜损伤,如镇咳药(苯佐那酯、苯丙哌林、普诺地嗪)、抗心律失常药(普罗帕酮)、调节电解质平衡药(阿仑磷酸钠、氯化钾)、抗菌消炎药(米诺环素)、解热镇痛药(阿司匹林、吲哚美辛)、抗癫痫药(丙戊酸钠)、抗生素(红霉素类);②嚼碎服用可被胃液破坏而失效,如多酶片、胰酶片、菠萝蛋白酶等;③一些特殊固体制剂不宜嚼碎,包括缓释片、控释片、肠溶片、胶囊等。

(3)特殊包装的药品,有特殊的使用方法。如利福平滴眼剂内附药片,须先溶解再滴眼;噻托溴铵粉吸入剂,其附带的胶囊须放到吸入装置内刺破吸入,而不能直接吞服;有的药品包装内有干燥剂或抗氧剂,须提示不能内服。

4. 常用剂型的使用方法

(1)滴丸。使用剂量不能过大,温开水送服,也可直接含于舌下,保存中不宜受热。

(2)泡腾片。用凉开水浸泡至溶解或气泡消失后再饮用,严禁直接服用或口含。

(3)舌下片。于舌下含5分钟,不能咀嚼或吞咽,含后30分钟内不宜吃东西或饮水。

(4)咀嚼片。咀嚼时间宜充分,咀嚼后可用少量温开水送服。

常用剂型的使用方法

(5)软膏剂和乳膏剂。涂药前应将皮肤清洗、擦干,破损、有渗出处一般不涂。

(6)含漱剂。幼儿、恶心呕吐者不宜使用。按说明书要求稀释浓溶液,含漱后不宜咽下或吞下,不要马上饮水、进食,以保持口腔药物浓度。

(7)滴眼剂和眼膏剂。清理眼内分泌物后滴1~2滴;药瓶嘴不可以接触到睫毛或眼睛;一般白天用滴眼剂,睡前用眼膏剂;打开和连续用1个月后不要再用;同时用两种药液宜间隔10分钟。

(8)滴耳剂。头侧向一边,患耳朝上滴入5~10滴,保持原体位几秒钟。

(9)滴鼻剂。头向后倾滴药,鼻适当吸气,成人2~3滴,儿童1~2滴,保持1分钟。

(10)鼻用喷雾剂。头部稍向前倾,先吸气,喷雾剂塞入鼻孔,用手堵住另一鼻孔并闭上嘴,挤压阀门喷药,一次1~2揿。

(11)栓剂。栓剂因使用腔道的不同,分为直肠栓、阴道栓和尿道栓。①阴道栓剂。患者仰卧床上,双膝屈起并分开,将栓剂尖端部向阴道口塞入,保持仰卧姿势约20分钟,在给药后1~2小时内尽量不排尿,以免影响药效。②直肠栓。用前宜将其置入冰水或冰箱中10~20分钟,待其基质变硬。患者取侧卧位,把栓的尖端向肛门插入,深度距肛门口幼儿约2cm、成人约3cm,保持15分钟,用药后1~2小时不解大便。

(12)气雾剂和粉吸入剂。使用气雾剂前尽量让患者将痰液咳出,口腔内的食物咽下。气雾剂摇匀,喷嘴贴近双唇,于深呼吸的同时揿压气雾剂阀头,屏住呼吸10~15秒后,用鼻子呼气,用温水清洗口腔或用0.9%氯化钠溶液漱口,喷雾后及时擦洗喷嘴。

(13)膜剂。膜剂可供口服、口含、舌下给药,也可用于阴道内或皮肤外用。外用时视患处大小将膜剂裁剪成合适的面积和形状,贴于患处,必要时用胶布或绷带将四角固定。

(14)透皮贴剂。用前将所要贴敷部位的皮肤清洗干净,并稍稍晾干;勿贴于破损、溃烂渗出处与皮肤红肿处、皱褶处、四肢下端或紧身衣下。

5. 用药剂量 用药剂量是保证安全有效使用药物的重要因素。在选择用药剂量时,既要保证药物能达到治疗目标,又要避免因患者个体差异而引起毒性反应。一般用药剂量应按《中华人民共和国药典》(简称《中国药典》)或药品说明书的规定,除非必要,不应超过极量用药,否则引起医疗事故,应负法律责任。

用药剂量应视患者具体情况不同而异。60岁以上的老年人,由于机体各器官功能有一定程度的下降,一般可用成人剂量的3/4。小儿由于各器官功能发育还不完善,对药物也比较敏感,通常用药剂量比成人小,可按年龄折算、按体重计算、按体表面积计算或按成人剂量折算后等方法计算给药剂量。

案例

患儿，女，1岁9个月，体温为38.6℃，其他症状暂不明显。患儿母亲来药店欲购买阿司匹林泡腾片给其退热。可以吗？如果可以，用多少剂量，如何使用呢？

案例分析及指导

发热是机体的一种防御性反应，不同的热型又可作为疾病诊断的主要依据。因此，一般轻微的低热（38.5℃以下）是不需要用药的。建议先给小孩采取物理降温，如体温还持续不退，最好用对乙酰氨基酚或布洛芬制剂，安全性更好。

内服制剂可用布洛芬混悬液，1～3岁（10～15kg），一次用量3ml，若发热或疼痛不缓解，可每隔4～6小时重复用药1次，24小时不超过4次。或者用泰诺林（对乙酰氨基酚口服混悬液），1～3岁儿童（10～15kg）每次1～1.5ml。若持续高热或疼痛不缓解，可间隔4～6小时重复用药1次，24小时内不超过4次。

而巴米尔泡腾片就是阿司匹林，一般6岁以上可使用，6岁以下用药最好在医师的指导下使用。如果使用巴米尔泡腾片，应放入温开水中充分溶解后再口服。

特别注意：不能同时服用其他含有解热镇痛药的药品（如某些复方抗感冒药）；用于解热时连续使用不超过3天；若症状不缓解，及时带孩子去医院就诊。

（四）注意事项及不良反应

每种药物使用时都存在出现不良反应的可能，只是反应的程度和发生率不同。相当一部分不良反应是由于不合理用药引起的，甚至引起药源性疾病。药师应向患者说明在用药过程中可能遇到的一些问题及处理办法。

1. 注意患者病史　要了解患者既往史，以便有针对性地选择用药。如高血压患者需低钠饮食；糖尿病患者则应避开含糖药品；胃肠道痉挛合并青光眼的患者，应避免使用阿托品，因其可使青光眼加重。大部分药品在肝脏代谢、肾脏排泄，肝肾功能不良者，应慎重使用药物。

2. 注意个体差异性　大多数患者对同一药物的反应是相近的，但也有少数人会出现性质和数量的显著差异反应，如高敏性反应、低敏性反应、特异质反应等。特别是对作用强、安全范围小的药物，应根据患者情况及时调整剂量，实施个体化给药方案。

3. 注意慎重使用新药　使用新药应先参阅有关资料，注意观察疗效及远期、近期毒性反应。对某些新药，还须注意观察是否致癌、致畸、成瘾性、过敏反应等。用量一般应从小剂量开始，然后根据临床经验调整剂量，但不可超过规定的极量，以确保用药安全。

4. 注意解释异常状况　有些药物在使用过程中，会引起机体的异常反应，如服用铋制剂后舌苔、大便可呈灰褐色；服用利福平后尿液、泪液可呈橙红色；服用吲哚美辛可使粪便呈绿色；服用铁剂的患者大便会呈褐色；服用维生素 B_2 小便呈黄色等。应向患者说明这些现象对机体没有损害，停药后会消失，避免患者恐慌。

5. 注意不良反应的防范　如有些高血压患者在服用血管紧张素转换酶抑制剂（卡托普利）时，会发生干咳，要告知患者这是该类药物最常见的不良反应，不必惊慌，如果干咳不很明显，建议不要换药，如果干咳很严重，甚至影响睡眠，则应在医师指导下更换其他药物；服用氟喹诺酮类的药物,应避免过多暴露于阳光中,因为有可能发生光敏反应,一旦发生光敏反应须立即停药。

6. **注意防止蓄积中毒**　对排泄较慢而毒性较大的药物,应及时调整剂量,并严格按规定疗程用药,避免用于肝肾功能不全的患者,防止蓄积中毒。

(五)服用药品特殊提示

1. **酒对药物作用的影响**　酒是一种含乙醇饮料,有抑制中枢、扩张血管等作用,可对一些药物的作用产生影响,主要表现:一是可以降低药物的疗效;二是可以增加不良反应的发生率。

用药特殊提示

案例

马先生因细菌性痢疾用抗菌药头孢曲松输液,药师提醒他不能喝酒。晚上,马先生跟朋友外出,忍不住喝了一杯啤酒,马上出现满脸通红、呼吸急促、眩晕、心悸、头痛、恶心等症状,朋友赶紧送他去医院。

案例分析与指导

这是由于头孢类抗菌药与乙醇发生的相互作用,引起了"双硫仑样反应"。应告诫患者在服用头孢类、呋喃唑酮、甲硝唑等抗菌药物时,严格禁酒。否则,可能会引起严重不良后果。

知识链接

双硫仑样反应

双硫仑样反应是由于应用某些药物后,饮酒或含有乙醇的饮品,导致体内"乙醛蓄积"引发的中毒反应。其严重程度与用药剂量、饮酒量成正比,表现为胸闷、气短、喉头水肿、口唇发绀、呼吸困难、心率增快、血压下降、四肢乏力、面部潮红、头痛、恶心、呕吐、幻觉、恍惚,甚至可发生休克,并伴有意识丧失。

双硫仑是一种戒酒药物,服用该药后即使饮用少量的酒,身体也会产生严重不适,从而达到戒酒的目的。

---

(1)饮酒可降低药物的疗效。①抗痛风药,如别嘌醇,酒中所含乙醇可加重痛风;②抗癫痫药,如苯妥英钠、卡马西平,乙醇可加速药物代谢,诱发癫痫;③维生素 B_1、维生素 B_2、烟酸、地高辛、甲地高辛,乙醇可使吸收显著减少,影响疗效;④平喘药,如茶碱、茶碱缓释片,乙醇可使其吸收加快、破坏缓释系统;⑤助消化药,如胃蛋白酶、胰蛋白酶、多酶片等,乙醇的蛋白变性作用会使消化酶失活。

(2)饮酒可增加不良反应的发生率。①酒与阿司匹林和水杨酸类同服,可诱发溃疡发生并增加胃出血的危险性,还能增加对乙酰氨基酚的肝毒性;②与头孢类、呋喃唑酮、呋喃妥因、氯霉素、酮康唑、甲硝唑、替硝唑等抗菌药物同服,可抑制乙醇的代谢,引起"双硫仑样反应";③与镇静催眠药、精神安定药和抗过敏药,如地西泮、硝西泮、三唑仑、氯丙嗪、异丙嗪、奋乃静、氯苯那敏、赛庚啶、苯海拉明等同服,可增强中枢抑制作用,轻则引起昏昏欲睡,重则导致血压降低、呼吸抑制而死亡;④与格列本脲、二甲双胍、胰岛素等降糖药同服,可抑制糖的吸收,引起血糖下降过快,出现头晕、心悸、出冷汗、手发抖等低血糖反应,严重者可发生低血糖昏迷,甚至有生命危险;⑤乙醇有扩张血管、抑制交感神经及血管运动中枢、减弱心肌收缩力的作用,与降压药同服,可引起血压骤降,出现体位性低血压或昏厥;⑥与抗抑郁药丙米嗪、多塞平等同服,可降低药效,还可导致脂肪在肝脏的沉积,使小肠蠕动减弱,甚至发生肠麻痹;⑦与抗结核药异烟肼、利福平等同服,会增加乙醇的肝脏毒性,引起肝功能减退;⑧与雌激素类药同服,可使雌激素长期处于过高水平,增加乳腺癌发病危险性;⑨与抗震颤麻痹药金刚烷胺同服,可加强中枢神经系统的不良反应,如头昏、头重脚轻、晕厥、精神错乱及循环障碍;与溴隐停合用可影响药物在肝脏的代谢,出现恶心、低血压、腹部不适、昏厥甚至休克等中毒症状;⑩与西咪替丁、甲氧氯普安合用,易导致乙醇中毒。

2. 茶与咖啡对药物作用的影响

(1)茶叶中含有大量的鞣酸、咖啡因、儿茶酚、茶碱。鞣酸与四环素类、大环内酯类等合用可影响抗菌活性,与生物碱(麻黄碱、阿托品、可待因、奎宁等)、苷类(洋地黄、地高辛、人参、黄芩等)会形成沉淀;咖啡因与催眠药(地西泮、硝西泮、水合氯醛、苯巴比妥等)有拮抗作用;茶碱可干扰利福平等的吸收,影响阿司匹林等的镇痛作用;咖啡因、茶碱与单胺氧化酶抑制剂(抗抑郁药等)合用,可导致过度兴奋、血压升高等。

(2)咖啡中的成分也能影响机体的功能。如大量饮用咖啡可导致过度兴奋,出现紧张、失眠、心悸、目眩、四肢颤抖等症状,还可刺激胃液、胃酸分泌,诱发和加重溃疡;长期饮用咖啡易导致缺钙,引起骨质疏松等。

3. 脂肪或蛋白质对药物作用的影响

(1)脂肪性食物可促进灰黄霉素、脂溶性维生素(维生素 A、维生素 D、维生素 E、维生素 K)或维 A 酸的吸收,使疗效增强;但脂肪性食物可减少铁的吸收,因此,缺铁性贫血患者在服用硫酸亚铁时,应少食脂肪性食物。

(2)异烟肼可干扰鱼类蛋白质的分解,使酪胺和组胺在体内聚集,发生中毒反应。因此,服用异烟肼时,不宜食用富含组胺的鱼类食物。

(3)高蛋白食物可阻碍左旋多巴的吸收,使药效降低,还可以降低华法林的抗凝效果。

(4)肾上腺皮质激素可影响糖、蛋白、脂肪和水盐代谢,用药期间宜低盐、低糖、高蛋白饮食。

4. 醋对药物作用的影响　醋含有大量的酸性物质,有些药物与醋同服可产生相互作用。如醋与碱性及中性药物(碳酸氢钠、碳酸钙、氢氧化铝、红霉素、胰酶等)同服时,可发生酸碱中和,使药物疗效降低或失效;醋与磺胺类、氨基苷类、抗痛风等药物同服,可加重不良反应。

5. 吸烟对药物作用的影响　吸烟可降低药物效应,增加不良反应。

(1)烟草中含有的多环芳烃类化合物是肝酶诱导剂,可加快对药物的代谢速度。在药动学上与吸烟存在相互作用的药物主要包括:①抗凝血药,如华法林、肝素;②H_2 受体阻断剂,如西咪替丁等;③中枢兴奋药,如咖啡因;④拟胆碱药,如他克林;⑤平喘药,如茶碱;⑥抗心律失常药,如利多卡因、美西律;⑦苯二氮䓬类药,如地西泮、阿普唑仑;⑧精神治疗药,如氯丙嗪、氯氮平等。

（2）吸烟可促进儿茶酚胺释放,使周围血管收缩,减少对胰岛素的吸收,并使拮抗胰岛素作用的内源性物质释放增加,降低胰岛素的作用。

（3）烟碱可增加氨茶碱的排泄,使其平喘作用减退、维持时间缩短。

（4）吸烟可使人对麻醉药、镇痛药、镇静药和催眠药的敏感性降低,使其疗效降低。

（5）吸烟可使 β 受体阻断剂的降压及心率控制作用减弱。

（6）吸烟可增加口服避孕药的心血管不良反应。

6. 葡萄柚汁对药物作用的影响　葡萄柚汁是肝药酶抑制剂,可影响许多药物的作用。

（1）对二氢吡啶类钙通道阻滞剂如尼索地平、尼莫地平、硝苯地平、普拉地平、尼卡地平等都有明显的相互作用,而对尼卡地平、尼群地平影响不显著,对氨氯地平无影响。

（2）使羟甲戊二酰辅酶 A 还原酶抑制剂引起肌痛、肌炎及平滑肌溶解等严重不良反应。

（3）可增加口服三唑仑、咪达唑仑、地西泮的疗效,对阿普唑仑无影响。

（4）其他。可影响特非那定、沙奎那韦、蒿甲醚、西沙必利等药物的血药浓度;与奥美拉唑同服时,可使其代谢物奥美拉唑砜的曲线下面积减少。

（六）药品储存保管方法

绝大多数药品很容易受到环境因素如光线、湿度和温度等的影响而发生物理、化学变化发生变质,轻则药效降低或无效,重则影响患者健康或加重病情。因此,应向患者说明药品贮藏保管的方法。

1. 密闭保存　有些药品久置空气中易于风化,如硼砂、硫酸镁、枸橼酸等;有些药品长期接触空气会被氧化,如维生素 C、鱼肝油滴剂等;有些药品易挥发,如红花油、碘酒及其他含乙醇的制剂。应将药品放在玻璃瓶内,瓶口封严,密闭保存。

2. 避光保存　有些药品如氨茶碱、维生素 C、硝酸甘油及各种注射剂,在光线作用下,会发生变质,应放置在棕色瓶中并置于暗处保存。

3. 防潮保存　有些药品在潮湿的空气中,易吸收空气中的水分而潮解,出现溶化、发霉、发酵、粘连等,如阿司匹林、酵母片、维生素 B₁、葡萄糖酸钙,以及胶囊剂、含糖多的糖衣片等。此类药物应放在密闭的小瓶内,置于干燥处保存。

4. 冷藏保存　凡温度过高会变质或变形的药品应放在 2～8℃ 的低温环境中保存。家庭中宜放在冰箱中冷藏,如各种生物制剂、栓剂、血液制品、活菌制剂等。特别要注意胰岛素注射剂的保存方法,未开启包装时应置于 2～8℃ 保存,开始使用后不要存放于冰箱中,可在室温下（不超过 25℃）存放 4 周。

5. 室温保存　大部分液体制剂在室温下保存即可。如一般止咳糖浆、抗过敏糖浆等,温度过低会降低药物成分的溶解度,使糖浆中的糖析出结晶,导致浓度与原先不符;大部分抗生素类,以粉末状盛装在容器的药品,在室温下保存期限按标示执行,但一旦加水后就应该放置在冰箱的冷藏室;眼药水一般放在室温下即可,有特别提示的需放在冰箱中冷藏;雾剂类药品应存放在室内较温暖的地方,以免在使用时发生喷药不畅、药物不匀的现象;乳膏剂保存温度过低可引起基质分层,影响软膏的均匀性与药效。

6. 注意有效期　注意药物的有效期。过期的药物,即使保存得当,也不宜再使用。

案例

李先生患了感冒。他找出家中常备的感冒药,冲服了1包。没想到,感冒症状不但没有缓解,反而有加重的感觉,还伴有严重腹泻。李先生连忙到医院就诊,诊断为药物中毒。李先生十分纳闷,自己服用的是最常用的感冒药,以前也服过,并没有异常情况发生,这次怎么会药物中毒呢?回家后,他拿出药品仔细一看,发现所服药品已经过期很长时间了。

案例分析与指导

药品的有效期是经过专业部门严格的科学实验确定的。在有效期内保存得当,能够保证其质量和治疗效果。但药品过期后,会发生性质和作用的改变,不但疗效降低,甚至会引起其他疾病的发生。因此,家中储备常用药品时,一定要注意低温、避光、干燥,并且要密闭保存。此外,服用前一定要检查药品的有效期,仔细检查药品有无色泽、形态、气味的改变,如发现异常,坚决不可服用。

（张　虹）

第二节　药品说明书的指导作用

药品说明书是药品生产单位对药品主要特性及部分质量标准的介绍,主要包括药品的安全性和有效性两个方面的内容。药品说明书是医师、药师、护士、患者合理用药的科学依据,是宣传合理用药和普及医药知识的法定指南。药品说明书主要包括化学药品和治疗用生物制品说明书、预防用生物制品说明书以及中药、天然药物处方药说明书。

一、化学药品和治疗用生物制品说明书

1. 说明书的内容　说明书应包括下列项目,按如下顺序排列。

核准日期和修改日期;专用标识(特殊药品、外用药品、非处方药品标识);注册商标;药品说明书标题;忠告语;警示语;药品名称(通用名、汉语拼音、英文名称、商品名);成分;性状;处方组成;适应证;规格;用法用量;不良反应;禁忌证;注意事项;妊娠期及哺乳期妇女用药;儿童用药;老年患者用药;药物相互作用;药物过量;临床试验;药理毒理;药代动力学;贮藏;包装;有效期;执行标准;批准文号;生产企业(企业名称、生产地址、邮政编码、电话和传真号码、网址或电子信箱)等。

注意:①如果说明书中某些项目不适宜,可以省略,如用于老年疾病药物说明书中的儿童用药项;②说明书核准日期和修订日期,应放置在说明书的显著位置。

2. 说明书格式　化学药品和治疗用生物制品药品说明书格式,见图2-1。

核准日期：×年×月×日　　　　　　　　　　　　　　　　　专用标识
修订日期：×年×月×日
　注册商标

××××说明书

请仔细阅读说明书并在医师指导下使用

警示语

【药品名称】

【成分】

【性状】

【适应证】

【规格】

【用法用量】

【不良反应】

【禁忌证】

【注意事项】

【妊娠期及哺乳期妇女用药】

【儿童用药】

【老年患者用药】

【药物相互作用】

【药物过量】

【临床试验】

【药理毒理】

【药代动力学】

【贮藏】

【包装】

【有效期】

【执行标准】

【批准文号】

【生产企业】

企业名称：

生产地址：

邮政编码：

电话号码：

传真号码：

网址：

图 2-1　化学药品和治疗用生物制品说明书格式

二、预防用生物制品说明书

1. 说明书的内容　说明书应包括下列项目，按如下顺序排列。

核准日期和修订日期；药品说明书标题；警示语；药品名称；成分和性状；接种对象；作用与

用途;规格;免疫程序和剂量;不良反应;禁忌证;注意事项;贮藏;包装;有效期;执行标准;批准文号;生产企业。

2. 说明书格式 预防用生物制品说明书格式,见图 2-2。

```
核准日期:×年×月×日
修订日期:×年×月×日
                    ××××说明书
                        警示语

    【药品名称】
    【成分和性状】
    【接种对象】
    【作用与用途】
    【规格】
    【免疫程序和剂量】
    【不良反应】
    【禁忌证】
    【注意事项】
    【贮藏】
    【包装】
    【有效期】
    【执行标准】
    【批准文号】
    【生产企业】
    企业名称:
    生产地址:
    邮政编码:
    电话号码:
    传真号码:
    注册地址:
    网  址:
```

图 2-2 预防用生物制品说明书格式

三、中药、天然药物处方药说明书

1. 说明书的内容 说明书应包括下列项目,按如下顺序排列。

核准日期和修订日期;专用标识(特殊药品、外用药品、非处方药品标识);注册商标;药品说明书标题;忠告语;警示语;药品名称(通用名、汉语拼音);成分;性状;药理作用;功能与主治;规格;用法用量;不良反应;禁忌证;注意事项;妊娠期及哺乳期妇女用药;儿童用药;老年患者用药;药物相互作用;临床试验;药理毒理;药代动力学;贮藏;包装;有效期;执行标准;批准文号;生产企业。

2. 说明书格式 中药、天然药物处方药说明书格式,见图 2-3。

核准日期:×年×月×日   专用标识

修订日期:×年×月×日

  注册商标

××××说明书

请仔细阅读说明书并在医师指导下使用

警示语

【药品名称】

通用名

汉语拼音

【成分】

【性状】

【药理作用】

【功能与主治】/【适应证】

【规格】

【用法用量】

【不良反应】

【禁忌证】

【注意事项】

【妊娠期及哺乳期妇女用药】

【儿童用药】

【老年患者用药】

【药物相互作用】

【临床试验】

【药理毒理】

【药代动力学】

【贮藏】

【包装】

【有效期】

【执行标准】

【批准文号】

【生产企业】

企业名称:

生产地址:

邮政编码:

电话号码:

传真号码:

网址:

图 2-3 中药、天然药物处方药说明书格式

四、药品说明书总体要求

(一)核准日期和修订日期

核准日期指国家食品药品监督管理局批准该药品注册的时间。修订日期为此后历次修订的时间。多次修订的,仅列最后一次的修订日期;未进行修订的,可不列修订日期。表示方法按照年、月、日的顺序标注,其具体标注格式如下。

核准日期:××××年××月××日或××××.××.××

修订日期:××××年××月××日或××××.××.××。

(×用阿拉伯数字表示)

(二)专用标识

医疗用毒性药品、麻醉药品、精神药品、放射性药品、外用药品、非处方药品等专用标识在说明书首页右上方标注,见图2-4。对于既可内服,又可外用的中药、天然药物,可不标注外用药品标识。

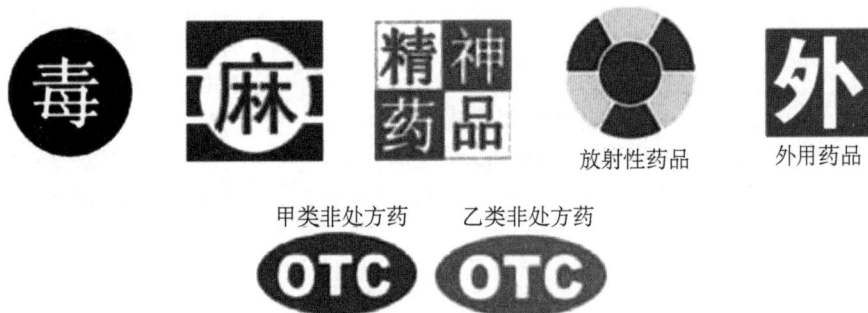

图2-4 特殊药品、外用药品标识

(三)药品说明书标题

标题"××× 说明书"中的"×××"是指该药品的通用名。

(四)忠告语和警示语

进入药品流通领域的处方药和非处方药,其相应的警示语或忠告语应由生产企业醒目地印制在药品包装或药品使用说明书上。

处方药:"必须凭执业医师或执业助理医师处方才可调配、购买和使用!"

非处方药:"请仔细阅读药品使用说明书,并按说明使用或在药师指导下购买和使用!"

警示语是对药品严重不良反应及潜在的安全性问题的警告,可以包括药品禁忌、注意事项及剂量过量等须提示用药人群特别注意的事项。如含有化学药品(维生素类除外)的中药复方制剂,应注明"本品含×××(化学药品的通用名)。"无该方面内容的,可不列此项。

(五)药品名称

药品名称按通用名、商品名、英文名称、汉语拼音顺序列出。

通用名:《中国药典》收载的品种,其通用名应当与药典一致;《中国药典》未收载的品种,其名称应当符合药品通用名命名原则。

商品名:未批准使用商品名的药品不列该项。

英文名:无英文名的药品不列该项。

案例

患儿,男,5岁,出现鼻塞、流涕、干咳、发热等症状。经血常规检查和听诊,医师诊断为有细菌感染指征的上呼吸道感染。开具的处方中有罗红霉素分散片,家长在某药店买到标有"严迪"的罗红霉素分散片,在另一家药店看到的是标有"新卡罗"的罗红霉素分散片,家长咨询药师,它们是否一样?

案例分析与指导

药品名称通常可分为商品名、通用名和化学名。通用名和化学名世界通用,应是同一名称,一般以英文和译文表示。而商品名每个生产企业可以不同。因此,相同成分的药品,或是化学名相同的药品,可能有多个商品名。如下为"严迪"药品说明书中的【药品名称】。

【药品名称】

通用名:罗红霉素分散片

商品名:严迪

英文名:Roxithromycin Dispersible Tablets

汉语拼音:Luohongmeisu Fensan Pian

本品主要成分:罗红霉素。化学名称:9-{O-[(2-甲氧基乙氧基)-甲基]肟基}红霉素。

结构式:

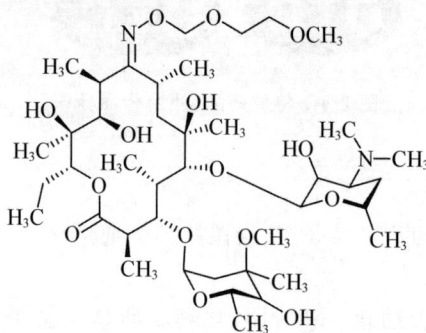

分子式:$C_{41}H_{76}N_2O_{15}$

分子量:837.03

通过阅读说明书会发现这位家长提到的"严迪""新卡罗"是商品名,其通用名都是罗红霉素,它们只是生产企业不一样。

(六)成分

药品成分排序应与国家批准的该品种药品标准一致,辅料列于成分之后。对于处方已列入国家秘密技术项目的品种以及获得中药一级保护的品种,可不列此项。

1. 化学药品和治疗用生物制品

(1)列出活性成分的化学名称、化学结构式、分子式、分子量,并按下列方式书写。

化学名称:

化学结构式：

分子式：

分子量：

（2）复方制剂可以不列出每个活性成分化学名称、化学结构式、分子式、分子量内容。本项可以表达为"本品为复方制剂，其组分：×××"。组分按一个制剂单位（如每片、粒、支、瓶等）分别列出所含的全部活性成分及其量。

（3）多组分或者化学结构尚不明确的化学药品或者治疗用生物制品，应当列出主要成分名称，简述活性成分来源。

（4）处方中含有可能引起严重不良反应的辅料的，该项下应当列出该辅料名称。

（5）注射剂应当列出全部辅料名称。

2. 预防用生物制品 包括该制品的主要成分（如生产用毒株或基因表达提取物等）和辅料、生产用细胞、制备工艺、成品剂型和外观等。冻干制品还应增加冻干保护剂的主要成分。

3. 中药和天然药物 应列出处方中所有的药味或有效部位、有效成分等。注射剂还应列出所用的全部辅料名称；处方中含有可能引起严重不良反应的辅料的，在该项下也应列出该辅料名称。成分排序应与国家批准的该品种药品标准一致，辅料列于成分之后。

（七）性状

包括药品的外观、臭、味、溶解度以及物理常数等。

（八）适应证

应当根据该药品的用途，采用准确的表述方式，明确用于预防、治疗、诊断、缓解或者辅助治疗某种疾病（状态）或者症状。

1. 化学药品和治疗用生物制品 适应证必须注明：①本药适用于某已知疾病或状态的治疗、预防或诊断，如青霉素用于治疗由敏感的肺炎球菌引起的肺部感染；②本药适用于某已知疾病或状态的重要症候的治疗、预防或诊断，如氢氯噻嗪用于充血性心力衰竭水肿的治疗；③本药适用于与某已知疾病或状态相关的症状缓解，如马来酸氯苯那敏（扑尔敏）用于缓解鼻炎鼻塞症状；④本药辅助用于某些疾病或状态的治疗。

2. 中药和天然药物 该项用【功能与主治】表述。

（1）功能是根据药品的处方组成、中医药理论和临床试验结果，用中医药术语表述的药物作用。

（2）主治项下注意下列问题。①中医病名、西医病名、中医证候、中西医临床症状和体征的规范表述；②用于疾病治疗、证候治疗和症状治疗在表述上的区别；③区分疾病治疗、缓解或减轻症状、辅助治疗、联合用药的不同；④药品作用特点的说明，如用于缓解急性发作或降低发作频率等。

（九）规格

规格是指每支、每片或其他每一单位制剂中含有主药（或效价）的重量或含量及装量。生物制品应标明每支（瓶）有效成分的效价（或含量及效价）及装量（或冻干制剂的复溶后体积）。

表示方法一般按照《中国药典》要求规范书写，有两种以上规格的应当分别列出。如诺氟沙星胶囊制剂规格为每粒100mg，指每粒含诺氟沙星100mg；某某大蜜丸，每丸重3g、6g、9g等。

案例

一名脑血栓患者的家属拿着两份阿司匹林肠溶片说明书来咨询,两者能否替换使用?

阿司匹林肠溶片说明书一

【适应证】 用于预防一过性脑缺血发作、心肌梗死、心房颤动、人工心脏瓣膜、动静脉瘘或其他手术后的血栓形成。也可用于不稳定型心绞痛。

【规格】 25mg

阿司匹林肠溶片说明书二

【适应证】 用于普通感冒或流行性感冒引起的发热,也用于缓解轻至中度疼痛如头痛、关节痛、偏头痛、牙痛、肌肉痛、神经痛、痛经。

【规格】 0.3g

案例分析与指导

适应证是根据药品的药理作用及临床应用情况,将使用本品确有疗效的疾病列入适应证范围。规格是指该药每片或每支的含量。阿司匹林的规格有 0.3g、25mg、50mg、75mg。用于解热、镇痛,每次 0.3～0.6g,每天 3 次;用于抗风湿,每天 3～5g,分 4 次口服;用于抑制血小板聚集,防治心脑血管疾病,主张应用小剂量,每次 50～150mg,每天 1 次。因此,两份阿司匹林肠溶片规格不一样,所以适应证也不一样,不能相互代替。

(十)用法用量

包括用法和用量两部分。须按疗程用药或者规定用药期限的,必须注明疗程、期限。应当详细列出该药品的用药方法,准确列出用药的剂量、计量方法、用药次数以及疗程期限,特别注意与规格的关系。用法上有特殊要求的,应当按实际情况详细说明。

1. 用法用量

(1)用量。包括常用剂量、常用剂量范围及剂量上限,有些还有每个适应证的用药剂量。

(2)给药途径。包括口服、皮下注射、肌内注射、静脉注射、静脉滴注、外用、喷雾吸入、肛门塞入等。不同适应证需采用不同的给药途径。

(3)给药方式。有冲服、泡服、含服等。中药如需要药引,应予以说明。使用穴位给药,需要说明选穴原则和具体操作方法。

(4)用药时间、用药间隔、常用的治疗周期,以及特殊人群用药剂量的调整。

(5)药品的稀释、配制方法及其用法(如肠外给药的速率);药品配制后的稳定性、储存条件及配伍禁忌等。

(6)对于放射性药品,受药患者和投药人员放射量测定的信息。

2. 药物剂量及用药次数表示方法

(1)一般表示方法为:"一次××(或者××～××)(重量或容量单位,如 g、mg、µg 或 L、ml、µl 等),一日×次"。

(2)如该药品为注射液、注射用无菌粉末、片剂、胶囊剂、丸剂、颗粒剂、冲剂、口服溶液剂、膜剂或栓剂等,则需在重量或容量单位后以括号注明相应的计数(如片、粒、包、支、安瓿等)。

(3)如该药的剂量需按体重或体表面积计算时,以"按体重一次××/kg(或者××～××/kg),一日×次(或者×～×次)",或者以"按体表面积一次××/m²(或者××～××/m²),一日×次(或者×～×次)"来表述。

3. **注意事项**　临用前需配制溶液或加入溶剂静脉输液的,必须列出所用溶剂的名称和用量以及滴注速度。

案例

一名急性扁桃体炎患者和一名尿道炎的患者,前来咨询阿奇霉素片说明书中的【用法用量】项下:口服,在饭前1小时或饭后2小时服用。成人用量:①沙眼衣原体或敏感淋病奈瑟菌所致性传播疾病,仅需单次口服本品1.0g;②对其他感染的治疗:第一日,0.5g顿服,第二至五日,一日0.25g顿服;或一日0.5g顿服,连服3日。

尿道炎患者咨询问题:"单次口服本品1.0g"指的是一次1.0g,还是一天1.0g? 急性扁桃体炎患者的问题:"0.5g顿服"是每顿饭后服0.5g吗?

案例分析与指导

药品用法用量常注明一日几次,每次多少量;用药方法有口服、肌内注射、静脉用药、外用及饭前服、饭后服、睡前服等表述。患者应严格按照说明书注明的方法用药。

阿奇霉素片说明书中的"仅需单次口服本品1.0g"是指一次服下1.0g,只需服用1次。

顿服就是一天服一次。支原体感染一般首日服0.5g,以后每日0.25～0.3g,一般5天为一个疗程。"第一日,0.5g顿服"指将一天的用药量一次服下,以达到最佳的治疗效果。

比如0.25g一片的阿奇霉素,第一天一次服用2片,第二至五天,服用1片。

(十一)不良反应

按不良反应的严重程度、发生的频率或症状的系统性,实事求是地详细列出该药品不良反应。

1. **不良反应发生率的书写要求**　不良反应一般按发生率的降序列出,较严重的不良反应列在前面;如果没有来源于充分的临床研究的不良反应发生率数据,按不良反应发生的严重程度的降序列出;尚不清楚有无不良反应的,可在该项下以"尚不明确"来表述。

2. **不良反应发生率的表示方法**

(1)国际医学科学组织委员会(CIOMS)推荐以分数或百分率表示:很常见($\geq 1/10$)、常见($\geq 1/100$,$< 1/10$)、少见($\geq 1/1000$,$< 1/100$)、罕见($\geq 1/10000$,$< 1/1000$)、非常罕见($< 1/10000$)。

(2)无法用频度表示的,可以采用个案报道的形式。如:①常见的不良反应是……(列出不良反应),其发生率为……;②少见的不良反应是……(列出不良反应),其发生率为……;③罕见的不良反应是……(列出不良反应),其发生率为……。

(十二)禁忌证

列出禁止应用该药品的人群或者疾病情况。包括:①已知对本药过敏者;②由于年龄、性别、协同治疗或其他情况,使用本药时易造成危害者;③继续用药将面临不能接受的危险不良反应者。

尚不清楚有无禁忌证的,以"尚不明确"来表述。

(十三)注意事项

列出使用时必须注意的问题,包括需要慎用的情况(如肝、肾功能的问题),影响药物疗效的因素(如食物、烟、酒),用药过程中需观察的情况(如过敏反应,定期检查血象、肝功能、肾功能)及用药对于临床检验的影响等。滥用或者药物依赖性内容可以在该项目下列出。

(1)一般注意事项主要包括药品安全性和有效性的问题。

(2)如用药前需进行过敏试验,应在本项说明过敏试验的方法、过敏试验用制剂的配制方法及过敏试验结果的判定方法。

(3)实验室检查中,哪些项目有助于疗效随访,哪些项目有助于发现可能的不良反应。

(4)如已知药品会对实验室检查产生干扰,应简要地说明该干扰作用。

(5)药物滥用和药物依赖应包括以下内容。①药品管制范围品种;②滥用类型和药品不良反应;③导致的生理性依赖和精神性依赖的特征,引起耐受或(和)依赖的药量。

(6)提供患者须知的用药安全性和有效性信息,如与驾驶有关的注意事项以及协同用药可能产生损害作用相加的相关信息。

(7)说明药品处方中含有可能引起严重不良反应的成分或辅料。

(8)对《国家非处方药目录》中注明使用疗程期限的药品,注明如在××日症状未缓解或未消除,请咨询医师。

(9)尚不清楚有无注意事项的,以"尚不明确"来表述。

(十四)妊娠期及哺乳期妇女用药

着重说明该药品对妊娠、分娩及哺乳期母婴的影响,并写明可否应用本品及用药注意事项。未进行该项试验且无可靠参考文献的,应当在该项下予以说明。

1. **妊娠期妇女用药**　①致畸作用,对胎儿危险性的类型和对儿童随后的生长、发育以及功能成熟的影响;②非致畸作用,如戒断症状或低血糖症。仅当药品不能全身吸收且没有资料说明药品对胎儿产生潜在的间接性危害时,该部分内容可省略。

2. **分娩**　如果公认本药可用于分娩或生产,应包括药品对下述因素的影响。①母亲和胎儿;②产程;③需要产钳引产、需要其他干预措施、需要新生儿复苏的可能性;④儿童随后的生长、发育以及功能成熟。如果缺乏相应的信息,应说明"尚不明确"。

3. **哺乳期妇女用药**　应注意下列问题。

(1)如果药品能全身吸收,应包括药品是否从人乳汁中分泌以及药品对哺乳婴儿影响的有关信息。

(2)如果药物全身吸收且从人乳汁中分泌,必须包括以下一种。①如果药物与严重不良反应相关,或已知具有潜在的致癌性,应进行如下声明:"如药品有引起哺乳婴儿不良反应的潜在可能性,或动物实验、人体试验提示其具有潜在的致癌性,应结合考虑药品对母亲的重要性,而决定是否用药或中止哺乳";②如果药品与不良反应无关,也没有已知的潜在的致癌性,应进行如下声明:"哺乳期妇女用药应慎重"。

(3)如果药物能全身吸收,但不清楚是否从人乳汁中分泌,必须包括以下一种。①如果药物与严重不良反应相关,或已知具有潜在的致癌性,本项应进行如下声明:"目前尚不清楚本药是否从人乳汁中分泌,但由于很多药物从乳汁中分泌,且因为药物与严重不良反应相关(或已知有潜在的致癌性),应结合考虑药品对母亲的重要性,而决定中止哺乳或停药";②如果药品与不良反应无关,也没有已知的潜在的致癌性,本项应进行如下声明:"哺乳期妇女用药应慎重"。

(十五)儿童用药

主要包括儿童由于生长发育的关系,该药品在药理、毒理或药代动力学方面与成人的差异,并写明可否应用本品及用药注意事项。未进行该项实验且无可靠参考文献的,应当在该项下予以说明。

(十六)老年患者用药

主要包括老年人由于机体各种功能衰退的关系,该药品在药理、毒理或药代动力学方面与成人的差异,并写明可否应用本品及用药注意事项。未进行该项实验且无可靠参考文献的,应当在该项下予以说明。

(1)对于老年患者专有的适应证,可摘引对老年人适应证的限制、特定的监护需要、与老年患者用药相关的危险性的信息,以及其他与用药有关的安全性和有效性信息。

(2)如果本药主要经肾脏排泄,可标明"已知本药主要经肾脏排泄,对肾功能损害的患者而言,其产生毒性作用的危险性更大。因为老年患者易出现肾功能减退,应注意剂量调整,对肾功能进行监测"。

(3)如果老年患者应用本药可能导致危险性,必须在"禁忌证"或"警告""注意事项"中声明。

(十七)药物相互作用

列出与该药产生相互作用的药品或者药品类别,并说明相互作用的结果及合并用药的注意事项。未进行该项试验且无可靠参考文献的,应当在该项下予以说明。对于非处方药尚需注明"如正在服用其他处方药,使用本品前请咨询医师"。

(十八)药物过量

详细列出过量应用该药品可能发生的毒性反应、剂量及处理方法。未进行该项试验且无可靠参考文献的,应当在该项下予以说明。

(1)与药物过量有关的症状、体征、实验室检查阳性发现及并发症。

(2)与毒性或致死性相关的体液中的药物浓度;生理状态改变对药物排泄的影响,如尿pH;影响药物量效关系的因素,如耐受性。

(3)与药物过量症状有关的单药剂量或可能致命的单药剂量。

(4)药物过量时采用一般治疗措施和支持重要器官功能的特殊措施,如有效的解毒剂、催吐、洗胃和强制性利尿等。药物是否能经透析或其他血液净化方法清除。

(十九)临床试验

为本品临床试验概述,应当准确、客观地进行描述。包括临床试验的给药方法、研究对象、主要观察指标、临床试验的结果(包括不良反应等)。没有进行临床试验的药品不书写该项内容。

(二十)药理毒理

药理作用为临床药理中药物对人体作用的有关信息。也可列出与临床适应证有关或有助于阐述临床药理作用的体外试验和(或)动物实验的结果。复方制剂的药理作用可以为每一组成成分的药理作用。

毒理研究所涉及的内容是指与临床应用相关,有助于判断药物临床安全性的非临床毒理研究结果。应当描述动物种属类型,给药方法(剂量、给药周期、给药途径)和主要毒性表现等重要信息。复方制剂的毒理研究内容应当尽量包括复方给药的毒理研究结果,若无该信息,应当写入单药的相关毒理内容。

未进行该项试验且无可靠参考文献的,应当在该项下予以说明。

(二十一)药代动力学

药代动力学包括药物在体内吸收、分布、代谢和排泄的全过程及其主要的药代动力学参数,以及特殊人群的药代动力学参数或特征。说明药物是否通过乳汁分泌、是否通过胎盘屏障及血脑屏障等。应以人体临床试验结果为主,如缺乏人体临床试验结果,可列出非临床试验的结果,并加以说明。未进行该项试验且无可靠参考文献的,应当在该项下予以说明。

(二十二)贮藏

具体条件的表示方法按《中国药典》要求书写,并注明具体温度。生物制品应当同时注明制品保存和运输的环境条件,特别应明确具体温度。

药品贮藏条件是对药品贮存与保管的基本要求。主要包括以下要求。

(1)遮光是指用不透光的容器包装,如棕色容器或黑纸包裹的无色透明、半透明容器。

(2)密闭是指将容器密闭以防止尘土及异物进入。

(3)密封是指将容器密封以防止风化、吸潮、挥发或异物进入。

(4)熔封或严封是指将容器熔封或用适宜的材料严封,以防止空气与水分的侵入并防止污染。

(5)贮藏温度:阴凉处,不超过 20℃;凉暗处,避光并不超过 20℃;冷处,2～10℃;常温,10～30℃。

(6)干燥处是指贮存和保管药品的处所不潮湿,没有水分或水分很少,即药品贮藏处的相对湿度应在 45%～75%。

案例

某患者在使用乙型肝炎基因工程疫苗时,发现该药品有可摇散的轻微沉淀。前来咨询是否可以使用、疫苗是否可以放在常温柜子里保存等问题。

案例分析与指导

上述问题在乙型肝炎基因工程疫苗说明书中的【性状】【注意事项】和【贮藏】表述如下。

【性状】 本品为乳白色液体,有可摇散的轻微沉淀。

【注意事项】 ①如安瓿破裂、有摇不散的块状物不得使用;②注射前应充分摇匀;③患有发热、急性或慢性严重疾病及过敏体质者禁用;④应备有肾上腺素,以防偶有过敏反应发生时使用。

【贮藏】 于 2～8℃避光保存和运输,严防冻结。

1. 关于轻微沉淀 按照说明书规定,如果轻微沉淀可摇散,则可正常使用,注射前应充分摇匀;如出现有摇不散的凝块及异物,安瓿有裂纹或有异物者,则不可以使用。另外,还应查看药品是否在有效期内,超过有效期则不可使用。

2. 关于药品贮存 乙型肝炎基因工程疫苗属于生物制剂,在高温下易变质,冻结后失去活性。因此,不可以存放在常温柜子里,必须放置在 2～8℃的冷藏室中保存。

（二十三）包装

包括直接接触药品的包装材料与容器及包装规格，按该顺序表述。如××胶囊为铝塑泡罩包装，18粒/板×1板/盒、18粒/板×2板/盒、12粒/板×2板/盒、12粒/板×3板/盒。

（二十四）有效期

有效期是指该药品在一定的储存条件下，能够保持质量不变的期限。有效期的标注以月为单位表述。如"有效期至××××年××月"或"有效期至××××.××."。

（二十五）执行标准

列出执行标准的名称、版本，如《中国药典》2015年版一部。或者药品标准编号，如WS－10001（HD-0001）－2002。

（二十六）批准文号

批准文号是指国家批准的该药品的药品批准文号、进口药品注册证号或者医药产品注册证号。麻醉药品、精神药品、蛋白同化制剂和肽类激素还需注明药品准许证号。

药品批准文号格式：国药准字＋1位字母＋8位数字。

试生产药品批准文号格式：国药试字＋1位字母＋8位数字。

其中，"H"代表化学药品；"Z"代表中药；"B"代表保健药品；"S"代表生物制品；"T"代表体外化学诊断试剂；"F"代表药用辅料；"J"代表进口分包装药品。

（二十七）生产企业

国产药品该项内容应当与《药品生产许可证》载明的内容一致，进口药品应当与提供的政府证明文件一致。并按下列方式列出。

企业名称、生产地址、邮政编码、电话和传真号码（须标明区号）、网址（如无网址可不写，此项不保留）。

（张　虹）

第三节　特殊人群用药教育与指导

特殊人群指生理状态不同于健康成年人的人群或处于特殊时期、从事特殊职业的健康人群。一般包括小儿、老年人、妊娠及哺乳期妇女、更年期妇女、肝肾功能不全、特殊精神状态或特异质的患者，以及从事特殊职业（驾车司机、高空作业者、精密仪器操作者、运动员等）的人员等。

特殊人群用药教育与指导

一、老年人

明确老年人的诊断是治疗的基础，在就诊或购药时，要详细询问患者既往史和用药史，特别是药物过敏史，切不可随意用药。对老年人用药指导注意以下问题。

1. 用药品种不宜多　许多老年人患有多种疾病，接受多种药物治疗，同时服用多种药物容易因药物的相互作用而增强毒性反应。故老年人服药应以单一品种为好。

2. 用法用量要规范　要切实按照药品说明书或遵照医嘱使用。一般情况下，60～80岁的老年人，其用药量为成人量的3/4～4/5；80岁以上的老人，其用药量为成人量的1/2；部分特殊药品如强心苷类,用药量仅为成年人的 $1/4\sim1/2$ 。

3. 慎用某些药物 有些药物对老年人生理功能有较大影响,因此,老年人要慎用这些药物。如长期使用苯二氮䓬类可致耐受及依赖性;大剂量或间隔时间太短使用解热镇痛药,易引起大量出汗,导致虚脱;长期用泻药导泻,易发生结肠痉挛,排便更加困难,还可导致体内钙和维生素的缺乏;使用含伪麻黄碱的抗感冒药,对患有前列腺增生的患者,易引起尿痛、尿闭,甚至血压升高;使用胃肠解痉药如溴丙胺太林、氢溴酸山莨菪碱(654-2)等,可加重青光眼、前列腺增生等。

二、妊娠期和哺乳期妇女

1. 妊娠期妇女

(1)要了解不同药物在妊娠期对胎儿的影响,选用对孕妇及胎儿安全的药物。妊娠期用药时间宜短不宜长,剂量宜小不宜大。

(2)要谨慎使用可引起子宫收缩的药物,如垂体后叶素、缩宫素等。此类药物小剂量即可使子宫阵发性收缩,大剂量可使子宫强直收缩,易导致流产等不良后果。

(3)要慎重使用抗菌药,对疑有感染的孕妇,必须进行详细的临床检查及细菌学检查,最好是根据药敏试验结果选药,同时考虑对患者的利弊,并注意对胎儿的影响。

2. 哺乳期妇女

(1)哺乳期选药要权衡利弊,选择对母亲和婴儿危害和影响小的药物;尽量选用短效药物和单剂量疗法,避免使用长效药物和多种药物联合应用,对可用可不用的药物尽量不用。

(2)用药疗程不要过长,剂量不要过大。用药过程中要注意观察不良反应。

(3)避免在乳母血药浓度高峰期间哺乳,应在乳母用药前哺喂婴儿;如果乳母必须使用某种药物进行治疗,而此种药物对婴儿会带来危害时,可考虑暂时采用人工喂养。

三、儿童

1. 谨慎选择用药品种 儿童用药不可简单地用成人的药品直接减量服用,最好选用儿科专用药品,否则可能引起严重不良后果。如儿童使用成人用的去痛片,易出现再生障碍性贫血和紫癜;感冒通可造成儿童血尿;四环素可引起牙釉质发育不良和牙齿着色变黄;喹诺酮类药物可引起骨关节组织的损伤、干扰骨骼生长;氨基糖苷类抗生素可致儿童永久性耳聋及肾脏损害。新生儿使用氯霉素和磺胺类可引起灰婴综合征和溶血,使用阿司匹林易引起胃黏膜糜烂等。

2. 严格掌握用药剂量及给药次数 儿童要严格按照药品说明书的规定计算给药剂量、控制给药间隔时间,切不可给药剂量过大,给药次数过多、过频。

3. 选择适合的剂型及给药途径 儿童主要使用的剂型有糖浆剂、颗粒剂、咀嚼片剂、冲剂、滴剂、混悬液等。一般来说,尽量采用口服给药。选择其他给药途径应注意以下问题。①婴幼儿皮肤、黏膜的相对面积较大,且黏膜娇嫩,皮肤角质层薄,药物很易透皮吸收,容易引起中毒,因此,外用药物不可涂得过多、过厚,用药时间不宜过长;②婴幼儿皮下容量较小,药物可损害周围组织且吸收不良,故不适用于肌内注射;③婴幼儿静脉给药,一定要按规定速度滴注,切不可过快、过急,防止药物渗出引起组织坏死。

4. 避免滥用营养药 儿童生长发育中需要的微量元素和维生素应当主要从食物中均衡

吸收,饮食正常的儿童一般不可滥用营养药。

四、肝功能异常患者

肝脏是药物代谢的重要器官,严重肝功能不全时,肝脏对药物的生物转化率减慢,使药物作用加强,持续时间延长,用药时要严格遵守药品说明书规定或医嘱。

(一)肝功能不全患者用药原则

(1)明确诊断,合理用药。

(2)由肝脏清除,对肝脏无毒的药物,必要时减量用。

(3)经肝或相当药量经肝清除,对肝脏有毒的药物,避免用。

(4)肝、肾两条途径清除的药物,减量用。

(5)经肾排泄的药物,不经肝排泄,可正常用。

(6)初始剂量宜小,必要时进行 TDM,做到给药方案个体化。

(7)定期监测肝功能,及时调整治疗方案。

(二)避免或慎重使用的药物

(1)肝功能减退时应避免使用对肝脏有损害或能加重肝脏损害的药物,如巴比妥类药、氯丙嗪、苯妥英钠、吲哚美辛、吡嗪酰胺、甲睾酮、某些抗肿瘤药及氯霉素、氨苄西林酯化物、红霉素酯化物、利福平、异烟肼、两性霉素 B、四环素类、磺胺药、酮康唑、咪康唑等抗生素。

(2)患严重肝病时,应减量使用美洛西林、哌拉西林、头孢哌酮、头孢曲松、头孢噻肟、头孢噻吩等抗生素。

五、肾功能异常患者

肾脏是药物排泄的重要器官,严重肾功能不全时,主要经肾脏排泄的药物的排除减慢,血浆半衰期延长。因此,应减少用药剂量或延长给药的间隔时间,以防蓄积中毒。

(一)肾功能不全患者用药原则

(1)明确诊断,合理选药。

(2)避免或减少使用肾毒性大的药物。

(3)注意药物相互作用,特别应避免与有肾毒性的药物合用。

(4)肾功能不全而肝功能正常者可选用双通道(肝肾)排泄的药物。

(5)根据肾功能的情况调整用药剂量和给药间隔时间,必要时进行 TDM,设计个体化给药方案。

(6)定期监测肾功能,及时调整治疗方案。

(二)避免使用的药物

肾功能不全时应避免使用氨基糖苷类、一代头孢霉素、多黏菌素、四环素类、两性霉素 B、万古霉素、磺胺类抗菌药、非甾体类抗炎药、X 线造影剂、抗肿瘤药物、利尿药等。

六、驾驶员

1. 谨慎使用药物　开车前 4 小时慎用可引起驾驶员嗜睡、眩晕或幻觉、视物模糊或辨色困难、出现定向力障碍、多尿或多汗等药物,或服药后休息 6 小时再开车。

2. 关注制剂成分　注意复方制剂中有无对驾驶能力有影响的成分。

3. 选择替代药品　对易产生嗜睡的药物,服用的最佳时间为睡前半小时。白天改用替代药,如过敏时选用对中枢神经抑制作用小的抗过敏药如咪唑斯汀、氯雷他定、地洛他定;感冒时选用不含镇静药和抗过敏药的日片等。

4. 防止不良反应　如患糖尿病,在注射胰岛素和服用降糖药后稍事休息,如血糖过低或头晕、眼花、手颤,可进食少量食物或巧克力、水果糖。

七、运动员

运动员参赛时禁用兴奋剂,因其能起到增强或辅助增强自身体能或控制能力,提高比赛成绩的作用。

目前,国际奥委会的禁用药物目录已达100余种,分为6类。①精神刺激剂,如麻黄素、可卡因、苯丙胺等;②合成类固醇,如甲睾酮、苯丙酸诺龙等;③利尿药,如呋塞米、依他尼酸、螺内酯(安体舒通)等;④麻醉镇痛剂,如可待因、哌替啶、芬太尼等;⑤β受体阻滞剂,如普萘洛尔等;⑥肽激素类,如人生长激素、人促红细胞生成素(EPO)或重组人促红细胞生成素(rhEPO)、促性腺激素等。

八、透析患者

透析可清除或部分清除一些药品,影响药品的血浆浓度和治疗效果,对经透析可清除的药品,可依据参数适当调整给药剂量,以保持药物的有效治疗浓度。

(张　虹)

第四节　健康教育与慢性疾病管理

目前,我国疾病谱从传染性疾病向慢性非传染性疾病的流行模式快速转变。恶性肿瘤、心脑血管疾病、代谢性疾病和精神性疾病等各种慢性疾病发病率逐年增高,病死率日益增高,成为我国人民健康的最主要威胁。开展健康教育与管理,通过对患者和重点人群进行针对性的教育,让广大公众加强对健康知识的了解和掌握,增加对疾病的知晓率,增强自我保健意识,从而达到"治未病"的目的,是提高公众整体保健能力的重要手段,也是防治慢性疾病的有效策略。

一、健康教育

(一)健康教育的概念及目的

1. 健康教育的概念　健康教育是通过有计划、有组织、有系统的社会教育活动,使人们自觉地采纳有益于健康的行为和生活方式,消除或减轻影响健康的危险因素,预防疾病,促进健康,提高生活质量,并对教育效果做出评价。

研究表明,在影响人类寿命的因素中,生活方式占60%、遗传因素占15%、社会因素占10%、医疗占8%、环境因素占7%,可见生活方式对于健康长寿起到了决定性作用,远超过医疗。健康教育的核心是教育人们树立健康意识、促使人们改变不健康的行为生活方式,养成良好的行为生活方式,以降低或消除影响健康的危险因素。通过健康教育,帮助人们了解影响健康的因素有哪些,并自觉地选择有益于健康的行为生活方式。

2. 健康教育的目的　健康教育的目的在于增强人们的体质,提高和维护个人和群体的健康;预防疾病、残疾的发生和非正常死亡;增强自我保健能力,使人们破除迷信,摒弃陋习,养成良好的卫生习惯以及倡导文明、健康、科学的生活方式;增强人们的健康理念,从而理解、支持和倡导健康政策、健康环境。

(二)健康教育的内容

1. 合理膳食的健康教育 合理膳食可以提供营养,满足人体生长、发育和完成各种生理活动的需要。但膳食中高糖、高脂肪、高盐、低钾、低钙等则是糖尿病、高血压、高血脂、冠心病等疾病的重要原因。特别是随着生活水平的不断提高,肥胖、高血压、冠心病、脑卒中、糖尿病等慢性疾病发病率在不断上升,且相互促进。因此,开展合理膳食的健康教育,为公众设计个性化的合理膳食结构,是预防和控制慢性疾病的有效防控措施。

2. 生活方式的健康教育 研究显示,吸烟、酗酒、过度营养、缺乏体力劳动、精神过度紧张等不良生活方式是引起许多慢性疾病的危险因素。如吸烟、饮酒、精神长期过度紧张等能直接或间接影响血压、血糖和血脂水平,可加快高血压、心脑血管疾病、糖尿病等的发生。只有通过健康教育,提高人们的健康意识,改变人们的生活态度和行为方式,才是预防和控制慢性疾病的有效手段。

3. 适量运动的健康教育 现阶段,由于生活方式和工作方式的改变,工作和业余生活中的体力活动不断减少,加之缺乏户外锻炼,使脂肪堆积、体重增加、血压升高、血糖升高等产生恶性循环。因此,提倡体育锻炼,开展运动形式及锻炼方式的教育,促进慢性疾病危险因素的行为干预,是增强人民体质、全面推动心脑血管疾病与糖尿病等慢性疾病预防控制工作的重要举措。

4. 保持心理平衡的健康教育 精神紧张和情绪剧烈变化,且性情孤僻、应变能力和心理适应能力差等是慢性疾病发作的危险因素,也是导致慢性疾病死亡的重要心理因素。加强精神因素的健康教育,让患者保持心理平衡,培养良好的适应和自控能力,是提高慢性疾病患者的生活质量,减少家庭及社会负担的有力保证。

5. 提高知晓率、定期体检的健康教育 目前,我国对慢性疾病的管理工作还很薄弱,对慢性疾病的宣传、随访力度不够,民众对慢性疾病的知晓率不高,防范意识不强,健康体检率更低,从而错过了疾病的早期发现、早期治疗。因此,加强慢性疾病的宣传,提高民众对慢性疾病的认识,特别将对慢性疾病的知晓率放在教育的首位,对促进民众自觉地定期进行健康体检,做到早发现、早诊断、早治疗具有重要的意义。

二、慢性疾病管理

(一)慢性疾病管理的概念

(1)慢性疾病主要指以心脑血管疾病(高血压、冠心病、脑卒中等)、糖尿病、恶性肿瘤、慢性阻塞性肺疾病、慢性气管炎、肺气肿等和精神异常、精神病等为代表的一组疾病,同时还包含一系列心理疾病,如抑郁症、焦虑症、恐惧症、自闭症、强迫症、失眠症等。慢性疾病是个漫长的过程,具有"病程长、病因复杂、健康损害和社会危害严重"等特点。如果控制不好,患者在患病过程中会经历越来越多的痛苦,还为家庭、社会增加很多经济负担。因此,加强对慢性疾病患者的日常管理尤为重要。

(2)慢性疾病管理是指组织慢性疾病专科医师、药师及护理人员,为慢性疾病患者提供全面的、连续的、主动的管理,以达到促进康复、延缓慢性疾病进程、减少并发症、降低伤残率、延长寿命、提高生活质量并降低医药费用的一种科学管理模式。慢性疾病管理具有"系统性、干预性、专业性"等特点。

(二)慢性疾病管理的实施

慢性疾病管理服务是以患者为中心,为其提供用药教育指导与病患追踪,同时收集与评估慢性疾病患者的服药依从性与健康生活形态,进行慢性疾病风险分级,依据不同患者情况,制订不同的慢性疾病改进计划,以及进行不同的追踪与干预。

1. 收集个人信息　使用问卷或健康检测等方式,询问患者疾病情况和生活方式,包括心脑血管疾病、吸烟、饮酒、运动、饮食摄入情况等,对患者的慢性疾病信息进行评估。

(1)询问患者个人基本信息与用药信息,以及家族病史、药物过敏情况等。

(2)了解患者的疾病症状和机体基本状况,包括血压、血糖、体重等,对患者进行慢性疾病症状检查与评估。

(3)了解患者服药情况,对患者服药依从性进行评估。

(4)调查患者个人运动、饮食、营养、抽烟、喝酒、睡眠、压力等生活状况,对患者健康生活形态进行评估。

2. 建立个人档案

(1)将所收集的个人慢性疾病信息汇总整理,建立个人慢性疾病档案。

(2)分析个人慢性疾病信息,将症状、依从性以及健康生活形态给予评分。在此基础上,对患者进行风险分级。

3. 制订个人管理计划　按照患者的风险分级,制订个人慢性疾病管理计划。主要包括以下内容。

(1)服药依从性改进计划。

(2)"健康体重""血压管理""血糖管理"等适宜技术和日测量(记录)依从性改进计划。

(3)以控制慢性疾病危险因素为核心,制订健康生活改进计划。

4. 开展追踪与干预　慢性疾病追踪与干预的实施,随患者风险等级不同而不同。风险较高的病患,干预与追踪的频率要高;风险较低的患者,干预与追踪频率可以低一点。

(1)定期回访追踪患者。一般高血压、糖尿病患者每季度随访一次,高危患者每半年随访一次。主要核查是否按时服药,是否每日检测(记录)血压、血糖等,是否改进健康生活习惯,并继续给予相关的指导。

(2)定期对患者进行慢性疾病症状的检查与询问。了解患者危险因素控制、干预及效果评价情况,再度进行疗效与生活质量评估,重新进行风险评估与分级。

(3)加强患者依从性的教育。对落实服药、测量(记录)、健康生活改进计划完成较好的患者,给予赞赏与激励。

(三)慢性疾病管理的方法及目标

1. 慢性疾病管理的方法　要实现慢性疾病管理的目标,必须能够根据不同患者的情况采取不同的策略,影响和激励患者,促使其顺利完成改变。药师影响患者达成目标的能力越强,慢性疾病管理能力就越强。

(1)有效地影响患者去做出改变。如帮助患者制订作息计划、标明用药时间、提醒测量(记录)等,改变未按时服药的习惯,改变没有天天测量(记录)血压或血糖的不良习惯,改变不良的生活形态。

(2)激励患者实施改变行动。除告诉患者如何做外,还要告诉患者改变后的成功案例和不改变对机体造成的损害,增强患者对改变的重视度,促进患者主动实施改变的行动。

2. 慢性疾病管理的目标

(1)提升患者的依从性,使患者能够按时服药,每日测量(记录)血压或血糖,保持良好的健康生活形态。

(2)提升患者的疗效,使患者无疾病表征症状、血压稳定、血糖稳定等。

(3)提升患者的生活质量,让慢性疾病患者保持积极、自信、热情的心理状态。

(张　虹)

第三章 药学服务基本技能训练

第一节 药学服务的礼仪

药学服务礼仪是药学工作者的行为规范,用以指导和协调药学工作的行为过程,是药学工作者素质、修养、行为、气质的综合反映。

一、药学服务礼仪的基本原则

1. 平等原则 对患者不论贵贱贫富、长幼妍媸、怨亲善友,均应一视同仁。
2. 敬人原则 在服务过程中,要敬人之心常存,待患者如亲人,急患者之所急。
3. 真诚原则 言行一致,表里如一。在服务过程中诚实守信,不虚伪、不做作。
4. 宽容原则 豁达大度,有气量,体谅他人、理解他人、容忍他人。
5. 适度原则 服务过程中把握分寸,既要彬彬有礼,又不能低三下四;既要热情大方,又不能轻浮献媚,做到自尊不自负,坦诚不粗鲁,信人不轻信,活泼不放纵。
6. 从俗原则 坚持入乡随俗,尊重患者的风俗习惯和禁忌,与绝大多数人的习惯做法保持一致。

二、药学服务的礼仪要求

(一)仪容仪表

(1)目视前方,面带微笑,情绪饱满热情,精力集中、持久,兴奋适度、谨慎。

(2)头发整洁,发型美观大方,适合工作场所的要求。男性头发不宜过长,应养成每日剃须的习惯。

(3)指甲不宜太长,不得涂指甲油;制剂室人员应按规定剪甲,且不得佩戴戒指,药房窗口人员不得戴手套调配和发药。

(4)工作时间不能咀嚼口香糖,上班前不能喝酒或吃有异味的食品。

(5)提倡女士化淡妆。化妆应给人清新、淡雅和自然的形象,工作场合不宜浓妆,不宜佩戴耳环和使用香味浓烈的香水。

(二)服饰

(1)着工作服上岗,保持服装干净整洁,按规定佩戴胸卡。

(2)工作服、衬衣熨烫平整。提倡男士佩戴领带,领带以素色较为适宜,不得有污损或歪斜松弛。

(3)保持鞋袜清洁,工作时间不得穿拖鞋。

(三)举止仪态

(1)站姿。两脚跟着地,脚尖微向外,腰背胸腔自然挺直,头微向下,两臂自然下垂,不耸肩,身体重心在两脚中间。不得把手交叉抱在胸前。

(2)坐姿。坐姿端正,双腿平行放好,要移动椅子时,应先把椅子放好位置,然后再坐。

(3)发药。发放药品时,动作宜轻柔,应将药品轻轻摆放整齐,正面向上、文字正向对方,切不可将药品随意丢给患者甚至扔向对方。

(四)语言

(1)一切言语行动均应以尊重患者为出发点,做到礼貌、客气,称谓准确、恰当,禁止使用让人感觉不尊重的命令式和无称谓的语句。

(2)必须使用"您""请""对不起""谢谢"等文明用语。任何场合,都要热情耐心地回答患者的问题,不允许说"不知道""不清楚"。如果患者提出的问题自己确实不了解,应善意地提示患者到相关的部门去询问。

(3)接打电话时,要认真倾听对方讲述,并记下要点。通话应简明扼要,不得在电话中聊天。无特殊情况不得接打私人电话。

案例

一中年女性患者来药店购买新康泰克,咨询药师:"我以前没吃过这种药,想问一下这个药怎么个吃法啊?"此时药师嘴里嚼着口香糖,正在忙着写什么,头都没抬,就对患者说:"说明书上都有,你自己看一下就知道了。"患者又问:"这种药有副作用吗?"药师回答:"药物多多少少都有点副作用的,具体的我也不清楚,你看一下说明书。"

案例分析与指导

该案例中药师在患者咨询时,并没有放下手头的事情,仔细聆听患者的叙述,更没有与患者进行深入的交流,并且对患者的态度比较冷漠,没有做到礼貌、客气、尊重患者。药师正确的做法如下。

当患者过来咨询时,药师应放下手中的一切事情,专心与患者交流。

药师:"您好,请问有什么需要我帮助的?"

患者:"我前几天着凉了,有点感冒,过来买感冒药,别人向我推荐了新康泰克。"

药师:"请问您有什么症状?"

患者:"我有点鼻塞、打喷嚏,还有点咳嗽。"

药师:"您的这些症状持续多久了?"

患者:"两三天。"

药师:"您有没有头疼、发热的现象?"

患者:"有点头疼,没有发热。"

药师:"您咳嗽有没有痰?"

患者:"有点。"

药师:"痰是什么颜色的? 稠还是稀?"

患者:"白色的,不稠。"

药师:"从您的症状看,您这是一个普通的风寒感冒。新康泰克是可以吃的,口服,一天两粒,早晚各一粒。"

患者:"那有没有什么副作用呢?"

药师:"这种药服用后会引起困倦、乏力、口干、胃不舒服、头晕、大便干燥等轻微的不良反应。所以每天服药不要超过两粒,服用时间别超过 7 天。感冒症状消失后就要停止用药。若 7 天后症状仍不见好转,请去医院就诊。"

患者:"好的,我知道了。"

药师:"如果用药过程中还有什么问题,请再来咨询。祝您早日康复,请慢走。"

(王松婷)

第二节 顾客接待技能

药师的素质是营业的基础,而具备良好的工作技巧和医药专业知识是成为优秀药师的关键。药师每天要面对许许多多的顾客,必须懂得如何做好上岗的准备;必须明了营业服务的沟通技巧和专业术语;必须能够透彻地掌握并熟练地运用顾客接待与服务流程等,从而给顾客带来满意的服务。

一、销售准备

销售专家总结说:"销售是 90% 的准备加 10% 的推荐。"顾客到店里来,主要是来购买药品的,药师在销售前做好精心准备,在销售时才会胸有成竹,在运用各项业务技术时才游刃有余,才能尽快地进入工作角色之中。

(一)个人方面的准备

1. 优化形象礼仪 形象礼仪是呈现在他人面前的一种"无声"的语言,直接影响着与顾客的交流。应保持整洁美观的容貌,新颖大方的着装,表现出稳重高雅的言谈举止,用优雅的气质感染顾客,可促使顾客产生购买的欲望,同时也塑造了个人职业影响力。

2. 要保持良好的工作情绪 药师在上班的时间要有饱满的热情、充沛的精力,始终保持乐观、向上、积极、愉快的心理状态,微笑面对顾客。决不允许把不好的情绪带到工作中,既会伤害顾客又会损害企业的利益。

3. 要注意行为礼仪 药师的言谈举止会直接影响顾客的情绪。应做到言谈清晰明确、举止大方得体、态度热情持重、动作干净利落,使顾客感到亲切、愉快、轻松、舒适。

4. 要强化电话礼仪 电话沟通是药店服务的重要内容之一,应在电话沟通中融入服务意识,注意电话沟通技巧。电话礼仪包括微笑服务、声音的亲和力、表达内容清晰度等。在交流过程中,要有始有终,让对方清楚我们是谁,是否了解了对方的情况,接下来会怎么做,何时回复等。

(二)销售方面的准备

1. 备齐药品 药师要检视柜台,看药品是否齐全,及时将缺货补齐;对于需要拆包、开箱的药品,要事先拆开包装;要及时剔除残损和近效期的药品;认真检查商品质量,如发现破损、霉变、污染的商品,及时按照《药品经营质量管理规范》(GSP)规定处理。

2. 检查标签　在整理药品的同时,必须逐个检查标签,要求做到货价相符、标签齐全、货签对位。对各种原因引起的药品变价要及时调整标价,标签要与药品的货号、品名、产地、规格、单位、单价相符。

3. 熟悉药品　药师要对店内药品信息了如指掌,能够准确地说出顾客询问的药品信息。要掌握与销售药品相关的知识,如常见病症的病理、表现、药物选用原则以及药物作用、联合用药的知识,还要掌握食疗、理疗、按摩保健等知识。只有这样,才能建立顾客对药师、药店的信任感。

4. 整理环境　药店开门前,药师要做好下列工作:清洁卫生,保持干净整洁、店面明亮;药品摆放整齐;劳动工具放到顾客看不到的地方;店里无刺激性气味、无噪声、无杂音。使顾客一进门就有整洁一新的感觉,为顾客营造一个舒适方便的购物环境,提供细致周到的服务。

二、顾客接待与服务流程

接待与服务顾客,是药师每天最基本的工作之一。优质的接待和服务是在激烈的竞争局面中制胜的根本。只有认真接待好每一位顾客,熟练地掌握并运用接待技巧,为顾客提供满意的服务,才能赢得顾客的信任,为企业创造更好的效益。

(一)顾客接待

案例

一位顾客准备长途旅游,临行前打算买几种常用药以备急用。他来到一家开架式药店,刚进去,药店里的药师就跟了过来,只要顾客的眼光稍作停留,药师就马上问:"您要这种消炎药吗?""您看这种止泻药行吗?"问得这位顾客心烦意乱,他只回了一句:"我还没有想好呢,改日再来看看吧。"说完就逃也似地奔出这家药店。身后还隐约传来药师的抱怨:"这人怎么回事?看了这么久还不买!"

案例分析与指导

在上面这个例子中,顾客本来是有强烈的购买意图的,但是由于药师不了解接待操作技巧,结果使得顾客芒刺在背,不得不速速离开,到其他药店购买。

顾客接待是一门很深奥、很微妙的学问,是药房每一个人的基本工作。药师必须熟练掌握接待技巧,正确自如地接待每一位顾客,以热情的态度和巧妙的语言艺术引导顾客,满足顾客需要,完成销售任务。

1. 主动热情,善待顾客　在销售中,要以顾客为中心,将主动热情接待贯穿在为顾客服务的整个过程中。当顾客进入店内,药师要微笑着向顾客行注目礼。当顾客临近柜台时,药师应微笑点头以示招呼。也可用语言"您好,欢迎光临,有什么可以帮助您的吗?"等打招呼。服务要耐心,做到问不烦、拿不厌,这样顾客会越来越多。

2. 研究心理,区别接待　要善于观察不同顾客的购买心理,适时地、有针对性地采取恰当的方法接待。接待习惯型顾客,要在"记"字上下功夫,尊重顾客的用药习惯,满足他们的要求;

接待经济型顾客,要在"拣"字上下功夫,让他们挑到满意的商品;接待冲动型顾客,要在"快"字上下功夫,同时还要细心介绍该医药商品性能、特点和作用,提醒顾客注意考虑和比较;泼辣型顾客性情开朗、活泼好动、选购随和,接待他们要在"讲"字上下功夫,要多做介绍,宣传解释,指导消费;接待犹豫型顾客,要在"帮"字上下功夫,耐心介绍,当好顾客参谋,帮助他们选购商品。

> **案例**
>
> 有一顾客在柜台前挑选皮肤药品问:"请问治疗慢性湿疹,是用达克宁还是铍宝?哪一种药膏更好一些?"
>
> **案例分析与指导**
>
> 药师在询问了顾客的情况后,对上述两药品进行了比较,对患者说:"我看铍宝比较适合您,达克宁主要对真菌性的癣症效果比较好,而铍宝的功效为杀菌收湿止痒,可用于癣症、湿疹、脚气、疥疮等多种皮肤病。"
>
> 顾客点头称是:"有道理,那就铍宝吧。我家孩子常起痱子,皮肤发痒,还想给孩子买种皮肤护理产品,您看那种好呢?"药师拿出一支蛇脂维肤膏,亲切地说:"蛇脂维肤膏由天然成分组成,有杀菌、消炎、止痒、清热解毒的功效,而且作用温和、气味芳香,小孩子用比较适合。"顾客说:"听你的,开两盒吧。"

3. **营业繁忙,有序接待** 在顾客多、业务繁忙的情况下,要保持头脑清醒,沉着冷静,忙而不乱地做好接待工作。①按先后次序,依次接待;②采用"接一顾二招呼三"的方法接待,必要时采用交叉售货;③眼观六路,耳听八方,眼、耳、脑、嘴、手、脚协调配合,既准确快速地接待顾客,又要避免出现差错。

(二)服务流程

顾客接待与服务流程是药师针对性地接待顾客、为顾客提供优质服务、满足顾客需求的保证。只有熟练运用营业操作技术,遵循营业服务的基本程序,循序渐进,才能给顾客带来满意的服务,不断提升服务水平。顾客接待与服务流程每个药店各有千秋,主要的内容有以下几个方面。

1. **进店招呼** 打招呼的目的是让顾客知道我们欢迎他们的到来。随着药店开放式货架的推广,可方便顾客接触药品,同时通过分区、布局和陈列的设计引导顾客在店内多走动、多接触药品。进店招呼应根据顾客的实际情况而定,给顾客创造在店内多走动和多接触商品的机会。因此,如果与顾客在2米以内时可以用这种方式打招呼:"您好,里面请!""您好,欢迎光临!"如果在2米以外,也可以向顾客点头示意一下,挥手招呼。

2. **顾客接触** 接触顾客要讲究方式方法。一般在和顾客打招呼之后,可以一边理货一边观察,营造一个随意自由的购物氛围,让顾客更加放松,也会接触更多商品。在顾客需要的时候再出现在顾客的身边:如顾客在一组货架面前来回踱步时;顾客在一组货架前把一个商品拿起来又放下,又看另一个商品时;当顾客在某个货架面前驻足不动时;顾客在一组货架面前看了半天然后忽然抬头张望时。这时可以走过去说:"您好,需要帮忙吗?"同时为顾客解答问题,讲解产品,提供选择建议。

3. **产品导购** 在顾客主动提出要购买某种药品时,应该先了解具体病因,引导顾客到产品陈列的区域,通过产品对比,为顾客提供合理化的用药方案,引导顾客做出购买决定。

4. 用药指导　在为顾客导购产品后,需要进行详细的用药指导,告诉顾客用法用量及注意事项,再为顾客提供一些简单的生活建议及健康嘱托,发现顾客其他需求以展开关联销售。

5. 关联销售　围绕顾客需求为顾客提供完整的用药方案,保证为顾客更好地解决问题。如一个顾客因为严重腹泻而进店购药,应该首先了解患者发病原因、症状特点等,判断腹泻的性质,如果发现是细菌感染引起的,就可以按照感染性腹泻的治疗原则为顾客提供导购,可推荐诺氟沙星治疗细菌感染,推荐蒙脱石散缓解腹泻症状,推荐益生菌类产品重建肠道菌群平衡,最后推荐维生素矿物质调节电解质平衡、解决腹泻脱水问题。

6. 邀请加入会员　向顾客提示会员权益,邀请加入会员。为顾客建立信息数据库,邀请顾客加入微信会员,与顾客建立高效的互动沟通渠道。

7. 收银结账　收银台是与顾客接触最多的功能区,要提示顾客核对商品和金额,保证收银工作准确无误,以避免纠纷。要面带微笑,帮助顾客将购物篮上的商品放到收银台。询问顾客有没有会员卡,介绍促销活动,边录入商品边报出商品名称、数量、价格,要唱收唱付。也可以在收银台布置一些关联商品,如漱口水、维生素 C 泡腾片、小儿喂药器等,根据顾客已购产品了解顾客的需求,有针对性地向顾客推荐关联产品。

8. 送别顾客　其基本要求是亲切自然,用语恰当。完成以上所有程序以后,当顾客准备离开时,提醒顾客带好随身携带的物品,送至门口,有礼貌地送别顾客"谢谢您,请慢走!"。

三、沟通技巧与销售话术举例

(一)沟通技巧

药品销售工作主要是与顾客进行面对面的沟通和交流,并在此基础上建立与顾客的良好关系,让顾客能够充分信任销售人员。因此,掌握开放型的沟通技巧,可发掘顾客的需求特点与问题,促使顾客了解产品,创造兴趣与需要,对引导与协助顾客做出决策是十分必要的。

1. 引起好奇与注意　销售的目的是满足顾客的需求。销售沟通的"第一句话"很重要,一般以问话开始,首先要引起顾客的好奇与注意,并探索顾客的需求及疑问,同时让顾客感受到关怀与重视,使顾客乐意接下来谈话。切勿在对话的一开始提及产品的名称,避免引起顾客对推销的防御心理与反感。

> **案例**
>
> 顾客:我最近经常胃痛,请问吃什么药比较好?
> 药师:您以前服用过什么胃药?
>
> **案例分析与指导**
>
> 通过药师与顾客的交流,可以判断出该顾客看中的是药品的疗效,而非价格。因此,在接下来的推荐里,基本明确推荐何种药品可以满足顾客需求。
>
> 问话是销售成功的要件,在"第一句话"中通过询问顾客的症状、症状持续的时间、曾经服用过的药物及通过介绍某产品的特性了解顾客的需求,并使顾客有所认知,提升信任度。

2. **创造兴趣与需求** 药师应将店内各类主推产品的特性列出,并牢记与这些特性有关联的相关利益。在与顾客沟通过程中,向顾客介绍产品的特性及给顾客带去的利益,通过效果好、不良反应少、价格便宜、使用方便的产品来满足顾客的需求、激发顾客的兴趣、发掘顾客的需求。

3. **注意使用探索问句** 针对不同的顾客,在不同的谈话阶段应使用不同的问话沟通模式,特别是注意使用探索问句。探索问句主要有闭锁式问句与开放式问句两种。

在检验顾客是否了解产品、基本同意药师论点、要求购买以及限制顾客的回答等情形下使用闭锁式问句。一般情况下,在问句的最后加上"有没有""对不对""是不是""同意吗"等结尾,通常希望顾客简短地、明确地、快速地回答。

当要探索顾客的需要、意见、问题及让其自由发表意见时,可运用开放式问句。使用这一类型的问句,通常会询问顾客"您觉得如何""怎么做"等,使顾客能提供更多的讯息,从而更专业地解决顾客的需求。在沟通中,交叉运用开放式与闭锁式问句,让顾客参与,双向沟通与交流。

4. **正确处理反对意见** 在与顾客沟通过程中,常常会遭遇顾客的反对意见。此时,不能紧张,不能情绪激动,更不能与顾客发生口角。顾客提出反对意见,表明其注意双方间的谈话,有兴趣做出进一步的了解。因此,应积极面对顾客的反对意见,有时应主动询问顾客是否有意见,然后进一步说明药品的特性,如该药品多了某种成分、效果比较强、不良反应少、使用方便等,找出可让顾客认同的论点,逐步让顾客从反对态度转换为认同态度。

5. **注重沟通辅助因素的应用** 药师与顾客交谈时,注意聆听,抓住谈话中的关键点。在顾客说话时,要经常使用表示兴趣的语言,如"对""是的""我也这样认为"等,始终表示出对顾客的关心、关怀的态度;善用自身的肢体语言,如始终保持微笑,眼睛亲切地看着顾客,使举止言行与谈吐符合顾客的期望;要充满自信,在沟通过程中充分展现出能够为顾客解决问题的能力。

(二)常用销售话术举例

对于零售药店而言,"说话"是体现服务的重要方式。因此,应针对不同的场景设计标准的服务用语,打招呼时要让顾客宾至如归,介绍商品时要热情诚恳,成交时要谦逊有礼等。

1. **接待顾客基本规范用语** 接待顾客的规范用语很多,在不同场景应使用不同用语,目的是以礼貌、友善、亲切的心态竭诚为顾客服务。如顾客进店应使用"欢迎光临";对面向自己的顾客,应主动点头,并说"您好";被顾客呼唤时,应说"好的";只要发生让顾客等待的情况就要说"请您稍等",并可以简短地阐述让顾客等候的理由;将药品交给顾客的时候,要说"让您久等了"或"很抱歉,让您久等了";对顾客的要求无法做到时,用"对不起"表示歉意;顾客即将离开药店时,要用表示感谢与再次欢迎的话语,如"谢谢您的惠顾"。在接待顾客过程中的任何时候使用"谢谢您",这句话可对同一顾客使用多次。

2. **接待顾客的服务禁忌** 接待顾客服务用语和行为方式均能直接体现药店的服务水平。服务用语用得好、行为举止得体,顾客会产生愉悦的购物体验,反之则会引起顾客的反感。因此,一定要禁止使用下列语言和举止:不是、不知道、不可能、不行、不懂、没有等否定语;你、你们、到那儿去、到这儿来等不礼貌不明确的话语;对顾客大喊大叫;将顾客支来支去;用手指尖端指引顾客等。

案例

场景一：顾客进门时。

药师："您好，欢迎光临，您需要什么帮助？"

场景二：顾客想看某种药时。

药师："稍等，您看是这种药吗？"

场景三：顾客付完款后取药时。

药师："这是您的药，请您拿好。"然后向顾客交代用法用量、注意事项。

如正在接待其他顾客，可说："请您稍等，马上给您拿药。"

场景四：当不能回答顾客的提问时。

药师："对不起，这个问题我不太清楚，请其他药师为您解答好吗？"

场景五：顾客感谢药师时。

药师："不用谢，这是我们应该做的。"

场景六：没能及时接待顾客时。

药师："对不起，让您久等了。"

场景七：遇到不属于自己的工作范畴时。

药师："对不起，我请示一下经理再给您答复，好吗？"

场景八：当没能满足顾客的需求时。

药师："对不起，由于我们的失误，给您带来了麻烦。"

场景九：接听顾客的电话时（铃响 3 声之内必须接听）。

药师："您好！××店×××为您服务。"

（王松婷）

第三节　体重、体温、血压、血糖的测量技能

一、体重的测量

（一）体重的概念及正常值

体重为裸体或穿着已知重量的工作衣称量得到的身体重量。对于成年人，常用体重指数（BMI）来衡量，BMI＝体重（kg）/身高^2（m^2）：BMI＜18.5kg/m^2 为体重过低，BMI 18.5～24kg/m^2 为体重正常，BMI 24～28kg/m^2 为超重，BMI≥28kg/m^2 为肥胖。

知识链接

BMI 指数

BMI 指数即身体质量指数，也称体质指数或体重指数，英文为 Body Mass Index，简称 BMI。BMI 是目前国际上常用的衡量人体胖瘦程度以及是否健康的一个标准。中国肥胖问题工作组分析报告表明：BMI 指数增高，冠心病和脑卒中发病率也会随之上升，超重和肥胖是冠心病和脑卒中发病的独立危险因素。BMI 指数每增加 2kg/m^2，冠心病、脑卒中、缺血性脑卒中的相对危险分别增加 15.4％、6.1％和 18.8％。一旦 BMI 指数达到或超过 24kg/m^2 时，患高血压、糖尿病、冠心病和血脂异常等严重危害健康的疾病的概率会显著增加。

(二)体重的测量方法

1. 成人体重的测量　用杠杆秤或电子体重计测量。测量前用标准砝码检验和校对杠杆秤或电子体重计的准确度和灵敏度,准确度要求误差不超过 0.1%,并调节指针到零点。测量时,杠杆秤或电子体重计应放在平坦地面上,被测量者赤足,站在秤台中央。男性受试者身着短裤,女性受试者身着短裤、短袖衫。读数以千克为单位,精确到小数点后一位。

2. 婴儿体重的测量　用电子托盘秤或载重 10～15kg 盘式杠杆秤测量。将清洁布铺在秤盘上,调节指针到零点,脱去婴儿衣服及尿布,将婴儿轻放于秤盘中央称重,准确读数至 10g。天气寒冷时,或测量体温偏低及病重婴儿时,应先称出婴儿的衣服、尿布、毛毯的重量,然后给婴儿穿衣,包好毛毯再测量,所测体重减去衣物重量即得婴儿体重。

3. 儿童体重的测量　1～3 岁的幼儿用载重 20～30kg 坐式杠杆秤测量,待小儿坐稳后,观察并记录重量,准确读数至 50g;3 岁以上的儿童用站式杠杆秤或电子体重计测量,小儿站立于秤台中央,两手自然下垂,准确读数至 100g。称量前必须校正,称量时小儿不可摇动或接触其他物体。不合作者或病重不能站立的患儿,由护理人员或家长抱着小儿一起称重,称后减去患儿衣服、毛毯重量及成人体重即得小儿体重。

二、体温的测量

(一)体温的概念及正常值

体温是指机体内部的温度。正常人的口腔温度是 37℃ 左右,直肠内温度比口腔高 0.3～0.5℃,腋下温度则比口腔温度低 0.2～0.4℃。正常体温在一昼夜可以稍有变动,但不应超过 1℃。体温低于 36℃ 称为体温过低,37.5～38℃ 为低热,39℃ 以上称为高热。

(二)体温的测量方法

1. 体温的测量工具——体温计　测量体温常用体温计,又称体温表。体温表有口表和肛表两种,它们都由玻璃制成,其一端有汞柱,汞柱遇热上升达到的刻度就是体温度数,其中口表应用最多。测体温前,应将汞柱甩到 35℃ 刻度以下。

2. 体温测量的方法

(1)测腋温时,应擦去腋窝部的汗液,将体温表的汞柱端放到腋窝中央,紧贴皮肤,嘱咐被测者屈臂过胸夹紧体温表,防止掉落。测量 5～10 分钟后取出。

(2)测口温时,将体温表的汞柱端置于舌下,闭紧口唇,但牙齿不要咬合,3 分钟后取出。如进食、饮水或吸烟,须隔半小时后测温。

(3)测肛温时,应先在汞柱端涂少许润滑油(食用油、液体石蜡均可),再慢慢将汞柱端插入肛门内约 3cm 深,3 分钟后取出,用乙醇棉签擦净。测温期间最好握住体温表的上端,以防脱落折断,有腹泻、直肠、肛门疾患者不宜采用肛门测温。

三、血压的测量

(一)血压的概念及正常值

血压是指血管内血液对于单位面积血管壁的侧压力。心室收缩时,主动脉压急剧升高,在收缩期的中期达到最高值,这时的动脉血压值称为收缩压;心室舒张时,主动脉压下降,在心舒末期动脉血压的最低值称为舒张压。单位常用千帕斯卡(kPa)或毫米汞柱(mmHg)表示,见表 3-1。

表 3-1　血压水平的分类

分类	收缩压(mmHg)		舒张压(mmHg)
正常血压	＜120	和	＜80
正常高值	120～139	和(或)	80～89
高血压	≥140	和(或)	≥90
1 级高血压(轻度)	140～159	和(或)	90～99
2 级高血压(中度)	160～179	和(或)	100～109
3 级高血压(重度)	≥180	和(或)	≥110
单纯收缩期高血压	≥140	和	＜90

注:当收缩压和舒张压分属于不同级别时,以较高的分级为准。

(二)血压的测量方法

1. **血压的测量工具——血压计**　目前常用的血压计有汞柱式、气压表式和电子血压计,而以汞柱式血压计测量的结果为佳,其他两种血压计必须经常与标准的汞柱式血压计进行校准。

2. **血压测量的方法(以汞柱式血压计为例)**

(1)被测量者测量前至少安静休息 5 分钟,在测量前 30 分钟内禁止吸烟和饮咖啡,排空膀胱。

(2)被测量者一般取坐位,裸露右上臂。伸直肘部,手掌平放向上并轻度外展,使肱动脉与心脏处于同一水平。将袖带紧贴缚在被测者上臂,袖带下缘应在肘窝上 2.5cm,松紧适宜,以能插入一指为宜。将听诊器的探头置于肘窝肱动脉处。

(3)测量时快速充气,气囊内压力应达到使手腕桡动脉搏动消失并再升高 30mmHg,然后以恒定速率(2～6mmHg/秒)缓慢放气。心率较慢时放气速率也较慢。在放气过程中一边注意看刻度,一边注意听脉搏搏动声,以听到第一个响声时汞柱凸面高度的刻度数值作为收缩压;以声音消失时的读数为舒张压。获取舒张压读数后快速放气至零。

(4)应相隔 2 分钟重复测量,取两次读数的平均值记录。如果 2 次测量的收缩压或舒张压读数相差大于 5mmHg,则相隔 2 分钟后再次测量,然后取 3 次读数的平均值。

四、血糖的测量

(一)血糖的概念及正常值

血液中的糖分称为血糖,绝大多数情况下都是葡萄糖。一般空腹血糖为 3.9～6.1mmol/L(70～110mg/dl),饭后血糖可以暂时升高,但不超过 11.1mmol/L(200mg/dl)。

(二)血糖的测量方法

1. **血糖的测量工具——血糖仪**　血糖仪从采血方式上有两种,一种是抹血式,另一种是吸血式。抹血式血糖仪一般采血量比较大,患者比较痛苦。如果采血偏多,还会影响测试结果;如果采血量不足,操作就会失败,浪费试纸,这种血糖仪多为光电式的。吸血式血糖仪,试纸自己控制血样计量,不会因为血量的问题出现结果偏差,操作方便,用试纸点一下血滴就可以了。

2. 血糖测量的方法

(1)检查血糖仪功能是否正常,试纸是否过期,试纸编码是否与血糖仪相符。

(2)将采血针安装到位。

(3)将双手彻底清洁,反复揉搓准备采血的手指,使其血液充沛、便于采血。

(4)用75%乙醇溶液消毒指腹,待干。打开血糖仪开关,如用吸血式血糖仪,就取一条试纸插入机内;如用抹血式血糖仪,就取一条试纸拿在手上。

(5)采血笔紧挨指腹,按动弹簧开关,针刺指腹。

(6)用吸血式血糖仪,就将血吸到试纸专用区域后等待结果;用抹血式血糖仪,就将一滴血抹到试纸测试区域后将试纸插入机内等待结果。

(7)用棉签按压手指10秒至不出血为止。

(8)检测值出现后记录,关机。

(王松婷)

第四节　药历书写技能

药历是客观记录患者用药史和药师为保证患者用药安全、有效、经济所采取的措施,是药师以药物治疗为中心,发现、分析和解决药物相关问题的技术档案,也是开展个体化药物治疗的重要依据。

一、建立药历的主要对象

(1)药物使用可能存在问题的患者,如老年人、小儿、孕妇与哺乳期妇女、肝肾功能不全者、过敏体质者等。

(2)有药品不良反应史的患者。

(3)药物治疗方案复杂、同时使用多种药物或应用治疗窗较窄药物的患者。

(4)病情危重或药物治疗效果欠佳的患者。

(5)使用新上市药品需实施药学监护的患者。

(6)依从性差的患者及其他需要重点药学监护的患者。

二、药历书写要求

(1)药历书写应当客观、真实、准确、及时、完整。

(2)药历书写应当文字工整、字迹清晰、表述准确、语句通顺、标点正确。当书写出现错误时,应当用双线划掉,在旁边书写正确内容并签名,不得采用刮、粘、涂等方法掩盖或去掉原来的字迹。

(3)药历书写应当使用规范的医学、药学术语。药品名称应当使用通用名。

三、药历的主要内容和格式

(一)SOAP药历模式

SOAP药历是美国卫生系统药师协会推荐的药历书写格式。

1. S(Subjective)　患者的主诉信息,包括病症和病史、过敏史、药品不良反应史、既往用药情况、家族病史、个人习惯、是否吸毒等情况。

2. O(Objective)　对患者检查的客观记录,包括生命体征、生化指标、血药浓度、影像学检查结果、血和痰培养结果、检查和治疗费用等。

3. A(Assessment)　医师的临床诊断。

4. P(Plan)　治疗方案,包括药物用法用量、服药时间、发药数量、用药指导及应对患者继续观察的项目。

> **案例**
>
> S:女性糖尿病患者,胆囊切除术后5天。曾因低血糖晕厥。体温高,现有大量黏液状浓痰。既往患有充血性心力衰竭和慢性阻塞性肺疾病,有吸烟史。
>
> O:体温高(38.5℃),脉搏快(130次/分),呼吸快(30次/分)。胸部听诊:左肺底部有浊音,肺左侧干性啰音。胸透:左肺下叶少量胸腔积液。白细胞计数升高(中性粒细胞高、淋巴细胞低)。血气分析:pH 7.42,PaO_2 61mmHg,$PaCO_2$ 38mmHg。尿培养:1×10^2CFU/ml葡萄球菌。血和痰培养无阳性结果。痰革兰染色:大量G^-杆菌,中度G^+链球菌群、G^+杆菌,少量G^-双球菌,少量白细胞,中度表皮细胞。
>
> A:①吸入性肺炎(院内感染);②糖尿病(原有);③胆囊切除术后。
>
> P:①氨基糖苷类抗生素+噻吩类抗生素,或头孢类抗生素+林可霉素;②吸氧;③监测血气、白细胞、胸部X线片、血压、血糖;④抗生素治疗疗程10～14天。

(二)中国药学会医院药学专业委员会推荐药历模式

2006年初,中国药学会医院药学专业委员会发布了国内药历的推荐格式(表3-2),如下。

1. **基本情况**　患者姓名、性别、年龄、体重或BMI指数、出生年月、病案号或病区病床号、医保和费用支付情况、生活习惯和联系方式。

2. **病例摘要**　既往史、体格检查、临床诊断、非药物治疗情况、既往用药史、药物过敏史、主要实验室检查数据、出院或转归。

3. **用药记录**　药品名称、规格、剂量、给药途径、起始时间、停药时间、联合用药、进食与嗜好、药品不良反应与解救措施。

4. **用药评价**　用药问题与指导、药学干预内容、药物监测数据、药物治疗建设性意见、结果评价等。

案例

表 3-2　中国药学会医院药学专业委员会推荐药历模式举例

基本情况	姓名：×××　性别：男　出生日期：1956 年 8 月 6 日　籍贯：安徽省芜湖市 身高：180cm　体重：90kg　BMI 指数：27.8kg/m^2　血型：AB 型 联系方式：　　　　　住院号：　　　　　住院时间：2015 年 10 月 10 日 不良嗜好：吸烟史 10 年，20 支/天，饮酒史 20 年
病例摘要	既往史：高血压 1 年半 既往用药史：曾服替米沙坦（40mg　q.d.　p.o.）半年 体格检查：血压：200/140mmHg，神清言明，脑神经查体无阳性体征，四肢肌力、肌张力 　　正常，病理征未引出，感觉对称，右上肢共济运动差。头 MRI 示右侧小脑半球新鲜腔梗灶 临床诊断：1. 脑梗死；2. 高血压 过敏史：否认药物、食物等过敏史 药品不良反应及处置史：否认药品不良反应史 家族史：否认家族传染性及遗传性疾病史
用药记录	0.9%氯化钠注射液 100ml＋依达拉奉注射液（必存）30mg　q.d.　iv.gtt. 　　（2015.10.10－2015.10.21） 硝苯地平控释片（拜新同）30mg　q.d.　p.o.　　　　　（2015.10.10－2015.10.21） 5%葡萄糖注射液 250ml＋疏血通注射液 6ml　q.d.　iv.gtt. 　　（2015.10.10－2015.10.21） 5%葡萄糖注射液 250ml＋银杏达莫注射液（亿新威）20ml　q.d.　iv.gtt. 　　（2015.10.10－2015.10.21） 0.9%氯化钠注射液 250ml＋巴曲酶注射液 10BU　st.　iv.gtt.　　　　2015.10.10 5%葡萄糖注射液 250ml＋乌拉地尔注射液（利喜定）50mg　st.　iv.gtt.　　2015.10.10 盐酸氟桂利嗪胶囊（奥力保克）10mg　q.d.　p.o.　（2015.10.11－2015.10.21） 养血清脑颗粒 4g　t.i.d.　p.o.　　　　　　　　　（2015.10.11－2015.10.21） 0.9%氯化钠注射液 100ml＋巴曲酶注射液 5BU　st.　iv.gtt. 2015.10.12、2015.10.15 阿司匹林肠溶片（拜阿司匹灵）100mg　q.d.　p.o.　（2015.10.17－2015.10.21）
用药评价	患者入院时处于脑梗死急性期，高血压（高危组），住院期间经过降纤、抗血小板聚集、改善脑血液循环、脑保护、控制血压等对症支持治疗，出院时，患者无头晕、头痛。查体：右上肢共济基本正常 所有药物中，巴曲酶注射液用于降纤治疗，依达拉奉注射液用于脑保护治疗，疏血通注射液和银杏达莫注射液用于改善脑血循环，阿司匹林肠溶片用于抗血小板凝聚，乌拉地尔注射液和硝苯地平控释片用于控制血压，盐酸氟桂利嗪胶囊用于改善头晕，养血清脑颗粒用于改善头痛及失眠，以上临床用药，选药合理，用药（给药剂量、给药次数、给药途径）合理 对患者及家属进行了适宜的用药教育，告知各治疗药物（尤其是口服药物，如硝苯地平控释片、盐酸氟桂利嗪胶囊）的用药目的、用法用量、用药注意事项，以提高患者用药依从性

(三)其他药历模式

1. TITRS 模式 包括主题(title)、诊疗介绍(introduction)、正文(text)、建议(recommendation)和签字(signature)。

2. PH-MD-ROME 模式 包括患者简介(patient intruduction)、健康问题(health problem)、治疗药物(medication)、药学诊断(pharmaceutical diagnosis)、推荐医嘱(recommended orders)、理想结果(desired outcome)、监测(monitoring)、患者咨询和教育(patient counseling and education)。

3. 英格兰模式 药历以表格为主,包括了患者基本情况、住院信息、相关非药物治疗情况、临床处理(诊断和药学需求)、治疗药物、药学监护计划、实验室数据和治疗药物 TDM,分别设计成表格来体现。

(王松婷)

第五节 药学计算技能

一、给药剂量的计算

(一)老幼剂量的换算

1. 老年人用药剂量的调整 老年人年老体衰,各个组织器官都发生退行性变化,对药物耐受性差,易造成药物蓄积中毒等不良反应,因此,老年人用药剂量应酌减。60 岁以上老年人,一般给予成人剂量的 1/2～3/4。使用时可根据患者年龄、体质、肝肾功能、药物性质等多方面因素酌情决定。

2. 儿童用药剂量的计算 儿童生长发育迅速,各系统、各器官尚未成熟,抵抗力较弱,易患疾病,且病情变化较多,故儿童用药须更加慎重。目前,有下列几种常用方法将成人药物剂量折算成儿童剂量。

(1)根据儿童年龄计算。此方法对患儿的个体因素、生长发育等特点未加考虑,临床上较少被儿科医师采用,但对某些剂量不需要十分精确的药物(如镇咳药、助消化药等)仍可以按年龄计算。

弗利(Fried's)公式(适用于婴儿):婴儿药物剂量=月龄×成人剂量/150

杨氏(Young's)公式(适用于 2～12 岁小儿):小儿药物剂量=(年龄×成人剂量)/(年龄+12)

(2)根据儿童体重计算。若已知儿童的每千克体重剂量,直接乘以体重即可。若不知儿童每千克体重剂量,可按下式计算:小儿剂量=成人剂量/70×小儿体重(kg)。

在不方便称体重的情况下,一般按年龄来推算体重:1～6 个月小儿体重(kg)=月龄×0.6+3;7～12 个月小儿体重(kg)=月龄×0.5+3;1 岁以上小儿体重(kg)=年龄×2+8。

(3)根据体表面积计算。若已知儿童每平方米表面积剂量,直接乘以个人的体表面积即可。若不知儿童每平方米体表面积的剂量,可按下式计算:儿童剂量=成人剂量×儿童体表面积(m²)/1.73(m²)。

小儿体表面积=体重(kg)×0.035+0.1(体重小于或等于 30kg 者)

小儿体表面积=[体重(kg)-30]/5×0.1+1.15(体重大于 30kg 者)

案例

一8岁女童(体重25kg)患小儿慢性细菌性痢疾,医师开处方药呋喃唑酮,患儿家长咨询药师用药剂量?已知呋喃唑酮成人剂量为每次100mg。

案例分析与指导

根据年龄(Young's公式)计算的结果为每次40mg,根据体重计算的结果为每次35.7mg,根据体表面积计算的结果为每次56.4mg。

用3种方法计算出来的儿童用药剂量之间有一定的差距。但从临床观点看,儿童用药剂量应随机体生长、发育而异。而儿童的生长、发育主要表现在体表面积的改变。因此,用体表面积计算出来的药物剂量是最为合理的。

知识链接

药师提示

按公式计算出来的儿童药物剂量(特别是较陌生的药物)仍应谨慎使用,并应视患儿体质情况及对药物的反应程度适当加以调整。

(二)药品规格与计量单位换算

在药品标识物的剂量单位表示上,主要可进行换算的重量单位有5级。即千克(kg)、克(g)、毫克(mg)、微克(μg)和纳克(ng)。可进行换算的容量单位有3级。即升(L)、毫升(ml)、微升(μl)。因此,在服药前应教会患者如何计算剂量。

案例

一中年患者来药店购买琥乙红霉素片,看到说明书中标明用药剂量为一次口服0.25g或0.5g,仍不知道具体用量,前来咨询。

案例分析与指导

琥乙红霉素片标识的每片的单位规格是250mg,按其之间的关系换算即250mg＝0.25g、500mg＝0.5g,因此可服1片或2片。

告诉患者一次可服用1片或2片,具体的服用剂量需咨询医师。

二、给药浓度的计算

(一)百分浓度

1. **重量比重量百分浓度** 系指100g溶液中所含溶质的克数,以符号％(g/g)表示。

重量比重量百分浓度[％(g/g)]＝[溶质重量(g)/溶液重量(g)]×100％

2. **重量比体积百分浓度** 系指100ml溶液中所含溶质的克数,以符号％(g/ml)表示。

重量比体积百分浓度$[\%(g/ml)]=[$溶质重量$(g)/$溶液体积$(ml)]\times100\%$

3. 体积比体积百分浓度　系指100ml溶液中所含溶质的毫升数,以符号$\%(ml/ml)$表示。

体积比体积百分浓度$[\%(ml/ml)]=[$溶质体积$(ml)/$溶液体积$(ml)]\times100\%$

(二)高浓度向低浓度稀释的计算

$$V_{浓}=(C_{稀}\times V_{稀})/C_{浓}$$

式中,$V_{浓}$为需用高浓度液体的体积;$C_{稀}$为所需稀释低浓度;$V_{稀}$为所需要稀释的体积;$C_{浓}$为高浓度液体的浓度。

案例

临床急需70%乙醇400ml,需用95%乙醇配制,请问需取多少毫升95%乙醇?

案例分析与指导

高浓度溶液向低浓度溶液稀释时$V_{浓}=(C_{稀}\times V_{稀})/C_{浓}$。所以,$V_{95\%乙醇}=(70\%\times400)/95\%=295ml$。因此,需取295ml95%乙醇。

(三)两种浓度混合的换算

可应用交叉法计算:

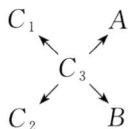

C_1为浓溶液浓度;C_2为稀溶液浓度;C_3为混合溶液浓度;A为浓溶液体积;B为稀溶液体积。其中$A=C_3-C_2,B=C_1-C_3$。交叉公式表示:浓度C_1、体积A的浓溶液与浓度C_2、体积B的稀溶液混合后,可得浓度为C_3的溶液,其体积为$A+B$。

案例

某医院临床急需10%葡萄糖注射液500ml,需用50%和5%的葡萄糖注射液混合配制,问这两种溶液各需要多少毫升?

案例分析与指导

用交叉法计算,$A=10-5=5,B=50-10=40$,表示5ml 50%葡萄糖注射液加40ml 5%葡萄糖注射液可得45ml 10%葡萄糖注射液。则按比例换算,配制500ml 10%葡萄糖注射液需要55.6ml 50%葡萄糖注射液和444.4ml 5%葡萄糖注射液。

(四)摩尔浓度的换算

1. 不用密度进行换算的公式

(1)百分浓度$[\%(g/ml)]$和摩尔浓度(mol/L)的换算。

$$摩尔浓度(mol/L)=[\%(g/ml)\times1000]/[摩尔质量\times100]$$

(2)百分浓度$[\%(g/ml)]$与比例浓度$(1:x)$间的换算。

$$1:x=1:100/[\%(g/ml)]$$

2. 需用密度进行换算的公式

(1)各种百分浓度之间的换算。

$$\%(g/ml)=\%(g/g)\times d\,溶液(溶液密度)$$

$$\%(g/ml)=\%(ml/ml)\times d\,溶质(纯溶质密度)$$

$$\%(g/g)\times d\,溶液=\%(ml/ml)\times d\,溶质$$

(2)重量百分浓度[%(g/g)]和摩尔浓度(mol/L)的换算。

$$摩尔浓度(mol/L)=[1000\times d\,溶质\times\%(g/g)]/[摩尔质量\times100]$$

案例

某单糖浆由85g蔗糖加水溶解至100ml制得,求该单糖浆的重量比重量百分浓度,已知单糖浆的密度为1.314g/ml。

案例分析与指导

已知单糖浆由85g蔗糖加水溶解至100ml制成,则其重量比体积百分浓度为85%(g/ml)。依据%(g/ml)=%(g/g)×d(溶液密度),则该单糖浆的重量比重量百分浓度=85%/1.314=64.7%(g/g)。

(五)等渗浓度的计算

注射液、滴眼剂、滴鼻剂等经血管、黏膜组织给药的液体药剂的渗透压应与血浆、泪液等液体的渗透压相等。否则将造成疼痛、刺激等,有时也能产生溶血及红细胞皱缩等不良后果。调制等渗溶液时,常用冰点降低数据法、氯化钠等渗当量法来计算。

1. **冰点降低数据法**　根据物理化学原理,任何溶液冰点降到血浆和泪液的冰点值($-0.52℃$)时,即与血浆或泪液等渗。当某药的1%溶液的冰点下降值已知时,计算配制等渗溶液所需的药量的公式如下:$W=0.52\times V/(100\times b)$。其中,$W$为所需加入的药量,$V$为需配制等渗溶液的体积,$b$为该药的1%冰点下降值。

当某药溶液为低渗溶液时,需加入其他药物调节等渗,可按以下公式计算:$W=(0.52-b\times c)\times V/(100\times b')$。其中$W$为需添加的其他药物的量,$b$为主药的1%冰点下降值,$c$为主药百分浓度,$V$为所配制溶液的体积,$b'$为所添加药物的1%冰点下降值。

2. **氯化钠等渗当量法**　氯化钠等渗当量是指与1g药物呈等渗效应的氯化钠的量。配制等渗溶液所需的药物可按下式计算:$W=0.009\times V/E$。其中,W为配制等渗溶液需加入的药量,V为所配制溶液的体积,E为1g药物氯化钠等渗当量。等渗调节剂的用量可用下式计算:$W=(0.9-C\times E)\times V/100$。其中,$W$为配制等渗溶液需加入的氯化钠的量,$C$为溶液中药物的百分浓度,$E$为1g药物氯化钠等渗当量,$V$为溶液的体积。

案例

已知"1%(g/ml)盐酸麻黄碱溶液冰点下降值为0.16℃,1%氯化钠冰点下降值为0.58℃,应用冰点降低数据法计算配制2%(g/ml)盐酸麻黄碱滴鼻剂500ml需要多少氯化钠。

案例分析与指导

根据冰点降低数据法计算公式,需加入的氯化钠质量$W=(0.52-b\times c)\times V/(100\times b')=(0.52-0.16\times2)\times500/(100\times0.58)=1.72g$。

三、抗生素及维生素质量单位的换算

(一)抗生素效价与质量的换算

抗生素的剂量常用重量和效价来表示。效价是指某一物质引起生物反应的功效单位。

(1)理论效价是指抗生素纯品的质量与效价单位的折算比例,多以其活性部分的 $1\mu g$ 作为 1IU(国际单位)。如链霉素、红霉素、土霉素等以纯游离碱 $1\mu g$ 作为 1IU。少数抗生素则以其某一特定盐的 $1\mu g$ 或一定重量作为 1IU,如青霉素 G 钠盐以 $0.6\mu g$ 为 1IU,青霉素 G 钾盐以 $0.6329\mu g$ 为 1IU,盐酸四环素和硫酸依替米星以 $1\mu g$ 为 1IU。

(2)由于抗生素原料在实际生产中极易混入杂质,所以抗生素在实际使用时并不要求达到理论值的高纯度。具体效价需在标签上注明,并在调配中进行换算。

(二)维生素类药物常用单位与质量的换算

《中国药典临床用药须知》规定,食物中的维生素 A 含量用视黄醇当量(RE)表示,1U 维生素 A=$0.3\mu g$ 维生素 A=0.3RE。维生素 E 多以生育酚当量(alpha TE)表示,维生素 E 1U 相当于 1mg d-α 生育酚酰醋酸,相当于 0.7mg dl-α 生育酚,相当于 0.8mg d-α 生育酚酰醋酸。

四、肠外营养的能量配比计算

肠外营养是从静脉内供给营养作为手术前后及危重患者的营养支持。肠外营养的途径有周围静脉营养和中心静脉营养。营养物包括热量(碳水化合物、脂肪乳剂)、必需和非必需氨基酸、维生素、电解质及微量元素。肠外营养的目的是使患者在无法正常进食的状况下仍可以维持营养状况、体重增加和创伤愈合,幼儿可以继续生长、发育。

1. 葡萄糖、脂肪、氨基酸与热量 1g 葡萄糖提供 4kcal 热量,1g 脂肪提供 9kcal 热量,1g 氨基酸提供 4kcal 热量。

2. 葡萄糖、脂肪、氨基酸的配比

(1)葡萄糖和脂肪是提供能量的主要物质,其提供的能量称为非蛋白热量(NPC)。一般情况下,70%的 NPC 由葡萄糖提供,另 30%由脂肪乳剂提供。当处于创伤等应激状态时,血糖浓度增高,机体对糖利用下降,而脂肪廓清加快,两者可各提供 50%的能量。

(2)热氮比是指 NPC 和氮的比值,一般为 150kcal:1gN。当创伤应激严重时,应增加氮的供给,可将热氮比调整为 100kcal:1gN,以满足代谢支持的需要。

(王松婷)

第六节 处方调配和审核技能

一、处方调配

(一)处方的种类与结构

1. 处方的种类 处方按其性质分为 3 种,即法定处方、医师处方、协定处方。

(1)法定处方。主要指《中国药典》《国家食品药品监督管理总局国家药品标准》收载的处方,具有法律约束力。

(2)医师处方。指医师为患者诊断、治疗和预防用药所开具的处方。

(3)协定处方。医院药剂科和临床医师双方根据治疗需要共同协商制定,并经批准的本院常规处方,仅限于在本单位使用。

根据实际用药需要,按处方印刷颜色将处方分为普通处方、急诊处方、儿科处方、麻醉药品处方。

(1)普通处方。印刷用纸为白色。

(2)急诊处方。印刷用纸为淡黄色,右上角标注"急诊"。

(3)儿科处方。印刷用纸为淡绿色,右上角标注"儿科"。

(4)麻醉药品和第一类精神药品处方。印刷用纸为淡红色,右上角标注"麻、精一"。

(5)第二类精神药品处方。印刷用纸为白色,右上角标注"精二"。

2. 处方的结构　处方由以下 3 个部分组成。

(1)处方前记。包括医疗机构名称、费别、患者姓名、性别、年龄、门诊或住院病历号、科别或病区和床位号、临床诊断、开具日期等。可添列特殊要求的项目。麻醉药品和第一类精神药品处方还应当包括患者身份证号,代办人的姓名与身份证号。

(2)处方正文。以 Rp 或 R(拉丁文 Recipe"请取"的缩写)标示,分列药品名称、剂型、规格、数量、用法用量。

(3)处方后记。医师签名或者加盖专用签章,药品金额以及审核、调配、核对、发药药师签名或者加盖专用签章。

(二)处方调配方法

提供正确的处方审核、调配、核查和发药,并进行用药指导是对药物治疗最基础的保证,也是药师所有工作中最重要的内容。药师应当按照操作规程调剂处方药品,要认真审核处方,准确调配药品,正确书写药袋或粘贴标签,向患者进行用药交代与指导。

1. 处方调配程序　处方调配是指从收方到发药、用药指导的全过程,见图 3-1。

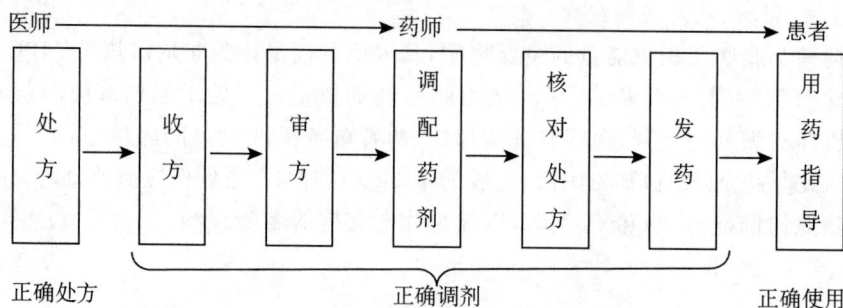

图 3-1　处方调配流程

2. 处方审核　处方审核是处方调配中的重要环节,药师应对医师处方进行认真审核,确定处方内容正确无误后,方可进行调配。

3. 处方调配　药师必须按照处方要求进行调配,对处方所列药品不得擅自更改或代用。在销售处方药登记本上进行登记、签字或盖章,处方及相关的登记本要按有关规定保存备查。处方调配的基本要求如下。

(1)按照处方上药品顺序逐一调配。

（2）同一患者持 2 张以上处方时，应逐张调配，以免发生差错。

（3）对贵重药品及麻醉药品等，须按规定专册登记。

（4）对需要特殊条件存放的药品，加贴醒目标签提示患者注意。

（5）有条件时，应在每种药品外包装上分别贴上标签，内容包含：姓名、用法、用量、贮存条件、有关服用注意事项（如餐前、餐后、冷处保存、驾车司机不宜服用、需振荡混合后服用等）、调剂日期等。

（6）调配好的中药饮片包装袋均应注明患者姓名、剂数、煎煮方法、注意事项等内容。

（7）调配中药饮片时，分剂量应当按"等量递减""逐剂复戥"的方法。先煎、后下、包煎、冲服、烊化、另煎等应当另行单包并注明用法。

（8）住院患者一般采取每天发放长期医嘱药品的方式。口服药按每次用药包装，包装上应注明患者姓名和服药时间。

（9）调配药品时应检查药品的批准文号，并注意药品的有效期，以确保使用安全。

药品调配齐全后，与处方逐一核对药品名称、剂型、规格、数量和用法，准确规范地书写标签。

4. 核查　为确保调配的处方和发出的药品准确无误，处方药品调配完成后，必须对处方进行核查。《处方管理办法》中明确提出，调配处方必须做到"四查十对"：查处方，对科别、姓名、年龄；查药品，对药名、剂型、规格、数量；查配伍禁忌，对药品性状、用法用量；查用药合理性，对临床诊断。核查无误后准确书写标签，并在处方上签字。

5. 发药及用药指导　发药是处方调配工作的最后环节，调配的药品经核对后才能发药。发药时应核对取药患者姓名、将处方中药品按顺序逐个发给患者或患者家属，并运用综合知识、简单易懂的语言按处方医嘱（必要时可参考药品说明书）指导患者正确使用药品。特别说明药品的使用用量、适宜用药时间、药物剂型的正确使用。个别药品要说明不良反应、注意事项、禁忌证、药品贮存要求等。

二、处方管理

1. 处方权　限注册执业医师在执业地点享有相应的处方权。所有有处方权的医师应当在注册的医疗机构药学部门签名留样或者专用签章备案后，方可开具处方。签名留样或者专用签章不得任意改动，否则应当重新登记留样备案。

执业医师经过麻醉药品和精神药品使用知识和规范化管理的培训，并考核合格后可取得麻醉药品和第一类精神药品的处方权，但不得为自己开具该类药品处方。

2. 处方书写要求

（1）处方前记、正文和后记填写清晰、完整规范。患者一般情况和临床诊断填写清晰、完整，并与病历记载相一致；处方日期有效。

（2）每张处方限于一名患者的用药。

（3）字迹清楚，不得涂改；如需修改，应当在修改处签名并注明修改日期。

（4）患者年龄应当填写实足年龄，新生儿、婴幼儿写日龄、月龄，必要时要注明体重。

（5）药品名称应当使用经药品监督管理部门批准并公布的药品通用名、新活性化合物的专利药品名称和复方制剂药品名称。没有中文名称的可以使用规范的英文名称书写；医疗机构或者医师、药师不得自行编制药品缩写名称或者使用代号。

（6）书写药品名称、剂量、规格、用法、用量要准确规范，处方用法以 Sig. 作标示，也可用中文。

药品用法可用规范的中文、英文、拉丁文或者缩写体书写，见表3-3。但不得使用"遵医嘱""自用"等含糊不清的字句。药品用法用量应当按照药品说明书规定的常规用法用量使用，特殊情况需要超剂量使用时，应当注明原因并再次签名。

表3-3　处方中常用拉丁文缩写用法标示

拉丁文缩写	中文含义	拉丁文缩写	中文含义	拉丁文缩写	中文含义
aa.	各			inspir	吸入
ad. ,add	到、加至	q.h.	每1小时	i.m.	肌内注射
a.c.	饭前	q.4h	每4小时	i.v.	静脉注射
a.m.	上午，午前	h.s.	睡觉时	i.v.gtt.	静脉滴注
a.p.	午饭前	b.i.d.	每日2次	p.o.	口服
p.c.	饭后	t.i.d.	每日3次	us.int	内服
p.m.	午后	q.i.d.	每日4次	us.ext	外用
q.s.	适量	q.o.d.	隔日1次	qn	每晚
stat. ;st	立即	feb.urg.	发热时	O.D.	右眼
p.r.n.	必要时	prim.vic	首次服用	O.L.	左眼
s.o.s	需要时	h.	小时	O.S.	左眼
Co.	复方的、复合的	gtt.	滴	O.U.	双眼
Sig.	标记、用法	R. ,Rp.	取，取药	SS,ss	一半，半量
q.d.	每天	i.h.	皮下注射		

（7）药品剂量与数量用阿拉伯数字书写。剂量应当使用法定剂量单位，如重量以克（g）、毫克（mg）、微克（μg）、纳克（ng）为单位；容量以升（L）、毫升（ml）为单位；国际单位（IU）、单位（U）；中药饮片以克（g）为单位。

片剂、丸剂、胶囊剂、颗粒剂分别以片、丸、粒、袋为单位；溶液剂以支、瓶为单位；软膏及乳膏剂以支、盒为单位；注射剂以支、瓶为单位，应当注明含量；中药饮片以剂为单位。

（8）西药和中成药可以分别开具处方，也可以开具一张处方。西药、中成药处方每一种药品应当另起一行，每张处方不得超过5种药。

中药饮片应当单独开具处方，处方顺序应当按照"君、臣、佐、使"正确排列，调剂、煎煮的特殊要求明确注明在药品右上方，并加括号，如布包、先煎、后下等；对饮片的产地、炮制有特殊要求的，应当在药品名称之前写明。

（9）开具处方后的空白处画一斜线以示处方完毕。

（10）处方医师的签名式样和专用签章应当与院内药学部门留样备查的式样一致，不得任意改动，否则应当重新登记留样备案。

（11）医师通过计算机开具、传递普通处方时，应同时打印出纸质处方，其格式与手写处方一致；打印的纸质处方经签名或加盖签章后有效。药师核发药品时应当核对打印的纸质处方，无误后发给药品，并将打印的纸质处方与计算机传递处方同时收存备查。

3. 处方药物总量　处方药物总量一般不得超过7日用量；急诊处方药物总量一般不得超过

3 日用量；对于某些慢性疾病、老年病或特殊情况，处方用量可适当延长，但医师应当注明理由。

医疗用毒性药品、放射性药品的处方用量应当严格按照国家有关规定执行。医疗用毒性药品每次处方剂量不得超过 2 日极量。麻醉药品、第一类精神药品处方应当按照国家卫健委制定的麻醉药品和精神药品临床应用指导原则开具。

4. 处方有效期限　处方 24 小时有效。特殊情况下需延长有效期的，由开具处方的医师注明有效期限，但有效期最长不得超过 3 天。

5. 处方保存期限　处方由调剂处方药品的医疗机构妥善保存。普通处方、急诊处方、儿科处方保存期限为 1 年，医疗用毒性药品、第二类精神药品处方保存期限为 2 年，麻醉药品和第一类精神药品处方保存期限为 3 年。

处方保存期满后，经医疗机构主要负责人批准、登记备案，方可销毁。

6. 处方点评制度　医疗机构应当建立处方点评制度，填写处方评价表，对处方实施动态监测及超常预警，并建立错误处方登记制度，发现差错，及时予以干预，立即查明原因并纠正。登记内容包括：日期、医师姓名、患者姓名、处方摘要及错误要点、处理方式、负责药师。

三、处方审核的内容

处方审核是处方调配中的重要环节，主要由执业药师负责。处方审核的内容主要包括处方合法性审核、处方规范性审核、用药适宜性审核 3 个方面。

（一）处方合法性审核

处方合法性审核是确保患者用药安全有效的前提。处方合法性审核的具体内容如下。

（1）处方来源是否合法。必须使用加盖医疗机构公章的专用处方。

（2）医师是否为药剂科备案登记的执业医师。

（3）处方类别是否使用正确。按临床需要，急诊处方、儿科处方、麻醉药品、精神药品、毒性药品的处方必须使用规定的专用处方笺书写，并在处方右上角以文字注明。

（4）处方报销方式是否正确。

（二）处方规范性审核

处方规范性审核是一项技术性和专业性很强的工作，药师应认真逐项检查，并确认处方的规范性。处方规范性审核主要内容如下。

（1）处方前记是否完整、清晰，不应有缺项。

（2）处方正文的药品名称、剂型、规格、数量、用法用量等书写或印制是否清晰、完整，是否符合《处方管理办法》的相关规定。

（3）抗菌药物的处方是否按照抗菌药物临床应用管理规定开具。

（4）处方后记的医师签字或签章等是否规范。无医师签字或签章的处方为无效处方。

（三）用药适宜性审核

处方用药适宜性审核包括以下内容。

1. 规定必须做皮试的药品是否注明过敏试验及结果的判定　如果处方中有《中国药典临床用药须知》规定须做皮试药物（表 3-4），则必须注明"皮试"。皮试阴性者，在处方上注明"皮试阴性"，同时写明皮试所用药品的详细批号，方可收方。皮试阳性反应者禁用，由医师考虑改用其他药品。

表 3-4 《中国药典临床用药须知》规定须做皮试药物一览表

序号	药品名称	序号	药品名称
1	细胞色素 C 注射剂	15	胸腺素注射剂
2	降纤酶注射剂	16	白喉抗毒素注射剂
3	青霉素钠注射剂	17	破伤风抗毒素注射剂
4	青霉素钾注射剂	18	多价气性坏疽抗毒素注射剂
5	青霉素 V 钾片剂	19	抗蛇毒血清注射剂
6	普鲁卡因青霉素注射剂	20	抗炭疽血清注射剂
7	苄星青霉素注射剂	21	抗狂犬病血清注射剂
8	苯唑西林钠注射剂	22	肉毒抗毒素注射剂
9	氯唑西林钠注射剂、胶囊、颗粒	23	青霉胺片剂
10	氨苄西林钠注射剂、胶囊	24	玻璃酸酶注射剂
11	阿莫西林片剂、胶囊、注射剂	25	α-糜蛋白酶注射剂
12	羧苄西林钠注射剂	26	鱼肝油酸钠注射剂
13	哌拉西林钠注射剂	27	左旋门冬酰胺酶
14	磺苄西林钠注射剂		

2. 处方用药与临床诊断是否相符　处方用药必须与临床诊断密切相符。处方用药与临床诊断不相符的情况有以下几种。

(1)无适应证用药。如日常生活中部分患者咳嗽或感冒,本无感染诊断(血常规显示:白细胞计数不高,C反应蛋白也正常)但处方中含有青霉素类或大环内酯类抗生素;临床诊断中无高血压但处方中有降压药物。

(2)超适应证用药。用药超出药品说明书的适应证范围。有些药品名称相同,药品规格不同,其适应证也不一样。如市售的阿司匹林肠溶衣片规格有 25mg、50mg、100mg、300mg 等,而心血管疾病患者的处方中错误地选用了规格为 300mg 的阿司匹林,每次 1 片、每日 3 次;还有些患者为了使症状减轻或尽早恢复,往往在还没有得病以前提前服用一些不具有预防作用的药物。如季节交替时,体质弱的人提前使用抗感冒药预防感冒,这些都属于超适应证用药。

(3)有禁忌证用药。如伴高血压的感冒患者用含有伪麻黄碱的复方感冒药,易导致高血压危象;伴有青光眼、前列腺增生的消化系统疾病患者用抗胆碱药,可导致眼内压升高、尿失禁;伴有尿潴留、前列腺增生的抑郁症患者用抗抑郁药司来吉兰,可加重排尿困难等。

(4)特殊生理期女性用药。正常情况下性别对大多数药物的影响不大,但妇女在月经、妊娠、哺乳等特殊生理期应予以注意。如月经期用泻药,会引起月经过多;不规律使用雌激素,会引起月经紊乱等。妊娠头 3 个月,使用抗肿瘤药、抗癫痫药、性激素、四环素类抗生素、抗结核病药、抗精神失常药、磺胺类药,以及利巴韦林(病毒唑)、甲硝唑、替硝唑等,可能对胎儿产生不良影响。哺乳期妇女在用药时要考虑对乳母和婴儿的双重影响,禁用磺胺类药物、抗甲状腺类药、四环素类抗生素、抗癌药以及卡那霉素、抗凝剂、麦角制剂等。

3. 剂量、用法和疗程是否正确　不同年龄的患者对药物的吸收、分布、代谢和排泄方面具有明显的差异。一般所用药品的常用量是适用于 18～60 岁成人的平均剂量,应特别注意婴幼儿、老年人及肝肾功能不良患者用药的剂量与用法。

(1)婴幼儿。婴幼儿的胃肠道处于发育阶段,口服吸收率与成人不同,体表面积与体重之比较成人大，而且皮肤黏膜较薄，药物局部外用可因较多吸收而引起严重反应；血浆蛋白含量较低，故游离型药物浓度较成人高；其血脑屏障功能较差，肝微粒体氧化酶活性低，使药物代谢缓慢、半衰期长，尿中排泄的多为药物原形。因此，小儿用药绝不是单纯地将成人剂量缩减，必须严格按照说明书用药，如果说明书上无小儿用量，则可根据小儿年龄、小儿体表面积或小儿体重，以成人的剂量换算。

（2）老年人。老年人由于肝肾功能减退，对药物的代谢能力下降，使药物排泄速度减慢，用药剂量应比普通成人有所减少。一般60～80岁老年人用药剂量在普通成人用量的3/4以下；80岁以上的老年人用药剂量为普通成人用量的1/2。

（3）肝肾功能不良的患者。对于肝肾功能不良患者的处方，在保证治疗的同时，采用减少药物剂量或延长给药间隔时间，可减少药品的不良反应。

4. 选用剂型与给药途径是否合理　正确的给药途径是保证药品发挥治疗作用的关键之一。药物剂型选择与临床疗效密切相关，而药物剂型与给药途径也密切相关。不同的剂型、不同的给药途径，直接影响药物作用的快慢和强弱，药物作用性质也会产生变化。如果使用不当，不但达不到应有的治疗目的和效果，甚至可能导致严重的后果。根据临床治疗需要，应选择适宜药物剂型和给药途径。

5. 是否有重复给药现象　由于存在同一通用名的药品有多种不同的商品名、不同的复方制剂中常常含有相同的药物成分等现象，在临床用药中容易出现同一药物同时或先后使用，导致剂量叠加。这种重复用药，容易导致药物过量甚至引起中毒。重复用药有如下几种表现。

（1）同一种药物重复使用。如不同商品名或不同剂型的同一种药物合用。

（2）复方制剂与其所含成分相同的化学药物合用。

（3）同一类药物或作用机制相同的药物重复使用。

6. 是否有潜在临床意义的药物相互作用和配伍禁忌　药物相互作用既可能产生对疾病治疗有益的结果，使疗效协同或毒性降低；也可能产生对疾病治疗有害的结果，使疗效降低、毒性增强，甚至危及生命。

（1）药物相互作用对药效学的影响。

1）作用相加或增加疗效。①药物作用不同的靶位，产生协同作用。如磺胺甲噁唑（SMZ）与甲氧苄啶（TMP）分别作用于二氢叶酸合成酶和二氢叶酸还原酶，使细菌的叶酸代谢受到双重阻断；硫酸阿托品与胆碱酯酶复活剂（碘解磷定、氯解磷定）联用，产生互补作用，提高疗效；普萘洛尔与美西律联用，对室性早搏及室性心动过速有协同作用，应酌减用量。②保护药品免受破坏，增加疗效。如亚胺培南和西司他丁钠，后者为肾肽酶抑制剂，保护亚胺培南在肾脏中免受破坏；阿莫西林/克拉维酸钾、替卡西林/克拉维酸钾、氨苄西林/舒巴坦/头孢哌酮/舒巴坦、β-内酰胺酶抑制剂（克拉维酸钾、舒巴坦）可抑制 β-内酰胺酶，使青霉素、头孢菌素免受破坏，增强疗效。③促进吸收，增加疗效。如铁剂与维生素 C 联合应用，维生素 C 作为还原剂可促使铁转变为 2 价铁，从而促进铁的吸收。④延缓或降低抗药性，以增加疗效。如抗疟药青蒿素与乙胺嘧啶、磺胺多辛联合应用，磷霉素与 β-内酰胺类、氨基糖苷类、大环内酯类、氟喹诺酮类药物联合应用。⑤其他。如苄丝肼或卡比多巴与左旋多巴合用，前者为芳香氨基酸类脱羧酶抑制剂，抑制外周左旋多巴脱羧转化为多巴胺，使左旋多巴进入脑中的量增多。

2）减少药品不良反应。如阿托品与吗啡合用，可减轻平滑肌痉挛而加强镇痛作用；普萘洛尔与硝酸酯类合用抗心绞痛，可产生协同作用，并抵消或减少各自的不良反应；普萘洛尔与硝苯地平联用,可提高抗高血压疗效;普萘洛尔与阿托品合用,可消除普萘洛尔所致的心动过缓和阿托品所致的心动过速。

3)敏感化作用。一种药物可使组织或受体对另一种药物的敏感性增强,产生敏感化作用。如排钾利尿药可使血浆钾离子浓度降低,从而使心脏对强心苷药敏感化,容易发生心律失常;利血平或胍乙啶能导致肾上腺素受体发生超敏感现象,使拟肾上腺素药升压作用增强。

4)拮抗作用。两种药物在同一或不同作用部位或受体上发生拮抗即为拮抗作用,可分为竞争性、非竞争性拮抗作用。①竞争性拮抗发生在同一部位或受体,如甲苯磺丁脲的降糖作用是促进胰岛β细胞释放胰岛素的结果,可被噻嗪类药物拮抗;吗啡拮抗剂纳洛酮、纳屈酮可拮抗阿片类药的作用,用于吗啡中毒的解救等。②非竞争性拮抗发生在不同作用部位或受体,且拮抗现象不被药物的剂量加大所影响。

5)增加毒性或药品不良反应。如肝素钙与阿司匹林、非甾体抗炎药、右旋糖酐、双嘧达莫合用,有增加出血的危险;氢溴酸山莨菪碱与哌替啶合用时可增加毒性;甲氧氯普胺与吩噻嗪类抗精神病药合用可加重锥体外系反应;氨基糖苷类抗生素与依他尼酸、呋塞米或万古霉素合用,可增加耳毒性和肾毒性。

(2)药物相互作用对药动学的影响。

1)影响吸收。如抗酸药,其复方制剂组分中通常含有 Ca^{2+}、Mg^{2+}、Al^{3+}、Bi^{3+},与四环素类同服,可形成难溶性的络合物,不利于吸收;具有抗 M 胆碱作用的药物如阿托品、颠茄、丙胺太林等可延缓胃排空、抑制肠蠕动,从而增加药物的吸收;促进胃排空的药物如甲氧氯普胺、多潘立酮等能使药物吸收提前,减少药物在肠道中滞留时间,影响药物吸收。

2)影响分布。药物与血浆蛋白结合率的大小是影响药物在体内分布的重要因素。合并用药时,与血浆蛋白结合力较小的药物易被血浆蛋白结合力高的药物置换,使游离型的药物增多,作用和毒性反应增强。如香豆素类抗凝药或口服磺酰脲类降血糖药易被阿司匹林等药置换,容易发生出血或低血糖反应。

3)影响代谢。药物代谢相互作用主要包括酶诱导相互作用和酶抑制相互作用。肝药酶诱导剂如苯巴比妥、利福平、苯妥英钠及香烟、酒等,能加快药物在肝内的代谢,而使药效减弱,合并用药时底物剂量应适当增加;肝药酶抑制药如异烟肼、氯霉素、西咪替丁、咪唑类抗真菌药、大环内酯类抗生素等,能减慢药物的代谢,而使药效加强,合并用药时底物剂量应酌减。

知识链接

药物代谢酶

药物代谢是依赖于酶的催化作用实现的。其中一类代谢酶如胆碱酯酶、单胺氧化酶等是代谢乙酰胆碱和单胺类药物的专一性药酶。药物代谢最主要的是存在于肝细胞内质网中的另一类非专一性酶,肝微粒体混合功能氧化酶系统,称为肝药酶或药酶。肝药酶主要指细胞色素 P_{450} 酶系(cytochrome P_{450},CYP),CYP 具有许多同工酶,如 CYP1A2、CYP3A4、CYP2C9、CYP2C19、CYP2D6、CYP2E1 等。肝药酶的活性个体差异大,如遗传、年龄、营养、机体状态和疾病等均可影响酶的活性。另外,肝药酶的活性可被部分药品所增强或灭活。

4)影响排泄。药物通过竞争性抑制肾小管的排泄、分泌和重吸收等功能,可增加或减缓排泄。如丙磺舒、阿司匹林、吲哚美辛、磺胺类药可减少青霉素自肾小管的排泄,使青霉素的血浆药物浓度增高,血浆半衰期延长。碱化尿液可加速酸性药物自肾排泄,减慢碱性药物自肾排泄;反之,酸化尿液可加速碱性药物排泄,减慢酸性药物排泄。如巴比妥类药物中毒,静脉注射碳酸氢钠抢救,可促进其排泄。

(3)配伍禁忌是指药物在体外配伍时发生的物理或化学性相互作用,出现浑浊、变色、沉淀、分解等现象,以致药效降低、失效或毒性增强。如青霉素在葡萄糖溶液中不稳定,其代谢产物易引起过敏反应;红霉素在生理盐水中易析出结晶沉淀,只能配成葡萄糖溶液静脉滴注;肾上腺素、去甲肾上腺素在碱性溶液中易氧化而失效。因此,在配制药物或配伍用药时应认真查对"药物配伍禁忌表",以免产生配伍禁忌。

7. 其他用药不适宜情况

四、处方审核结果及处理

处方审核结果分为合理处方和不合理处方。对不合理处方应按规定进行处理。

1. 处方审核结果

(1)有下列情况之一的,应当判定为不规范处方。

1)处方的前记、正文、后记内容缺项,书写不规范或者字迹难以辨认的。

2)医师签名、签章不规范或者与签名、签章的留样不一致的。

3)药师未对处方进行适宜性审核的(处方后记的审核、调配、核对、发药栏目无审核调配药师及核对发药药师签名,或者单人值班调剂未执行双签名规定)。

4)新生儿、婴幼儿处方未写明日龄或月龄的。

5)西药、中成药与中药饮片未分别开具处方的。

6)未使用药品规范名称开具处方的。

7)药品的剂量、规格、数量、单位等书写不规范或不清楚的。

8)用法、用量使用"遵医嘱""自用"等含糊不清字句的。

9)处方修改未签名并注明修改日期,或药品超剂量使用未注明原因和再次签名的。

10)开具处方未写临床诊断或临床诊断书写不全的。

11)单张门、急诊处方开具超过 5 种药品的。

12)无特殊情况下,门诊处方超过 7 日用量、急诊处方超过 3 日用量,以及慢性疾病、老年病或特殊情况下需要适当延长处方用量未注明理由的。

13)开具麻醉药品、精神药品、医疗用毒性药品、放射性药品等特殊管理药品处方未执行国家有关规定的。

14)医师未按照抗菌药物临床应用管理规定开具抗菌药物处方的。

15)中药饮片处方药物未按照"君、臣、佐、使"的顺序排列,或未按要求标注药物调剂、煎煮等特殊要求的。

(2)有下列情况之一的,应当判定为用药不适宜处方。

1)适应证不适宜的。

2)遴选的药品不适宜的。

3)药品剂型或给药途径不适宜的。

4)无正当理由不首选国家基本药物的。

5)用法、用量不适宜的。

6)联合用药不适宜的。

7)重复给药的。

8)有配伍禁忌或者不良相互作用的。

9)其他用药不适宜情况的。

(3)有下列情况之一的,应当判定为超常处方。

1)无适应证用药。

2)无正当理由开具高价药的。

3)无正当理由超说明书用药的。

4)无正当理由为同一患者同时开具2种以上药理作用机制相同药物的。

2. 不合理处方的处理　处方经药师审核后,发现处方中有不利于患者用药或存在其他疑问时,应当联系处方医师进行干预,请其改正并签字确认后,方可调配;药师发现严重不合理用药、严重药品滥用或者用药错误,应当拒绝调剂,及时告知处方医师,做好记录,并按照有关规定报告。

(王增仙)

第七节　用药交代与用药指导

对患者或者家属进行用药交代与用药指导,使其了解药物的正确用法、用量、不良反应等,可以提高患者接受治疗的依从性,是药物治疗安全有效的重要保证。

一、用药方法

正确的用药方法是保证药效的前提。如缓控释制剂及肠溶制剂须整片吞服,不能掰开或压碎服用,否则将失去缓控释或肠溶效果;硝酸甘油片须舌下含服,吞服无效;混悬液必须在用前摇匀;肛门栓剂应塞入距离肛门2cm处,以避免首过效应。对于一些特殊用法的药物如气雾剂、胰岛素笔芯注射剂等,患者若不能掌握正确的使用方法,治疗的效果就会受到相应的影响。

用药交代与用药指标

案例一

有一老年女性高血压患者,凭医师处方来药店购买硝苯地平控释片,3天后来药店咨询,提出"服药后整片药片随大便排出"的问题,怀疑此药没有效果。

案例分析与指导

硝苯地平控释片属于渗透泵控释制剂,由药物活性成分和渗透泵骨架组成。服药后,药物活性成分在胃肠道中完全释放,而渗透泵骨架则以不溶的外壳形式随大便排出。

药师应考虑到患者的文化程度,耐心地用通俗易懂的语言向患者解释清楚:"这种药片像似一个蜂窝,里边的蜂蜜就是有效成分,服药后,蜂蜜慢慢地被人体吸收了,剩下的蜂窝排出体外。发现整片药片随大便排出是正常的现象,不要有所顾虑"。另外,还需提醒患者,该药片一定要整片吞服,切不可掰开、研碎或嚼碎服用。

知识链接

药师提示

一般的缓控释制剂不可咀嚼或碾碎后服用,否则将破坏用于控制药物释放的包衣膜、骨架或渗透泵结构,从而造成药物快速释放,从而可能引起不良反应,严重的会危及生命。不过,现在很多厂家已经研发了可掰开服用的缓释制剂,这些药在表面有一划痕,对照说明书可以沿划痕掰开服用。

案例二

一位男性患者来药店购买鲑鱼降钙素鼻喷剂,经药师询问后表示这是自己第一次使用鼻喷剂。

案例分析与指导

鼻腔给药是多肽和蛋白质类药物除注射给药以外最常用的给药途径。虽然鼻喷剂比注射剂等剂型使用起来更加方便,但患者在第一次使用时往往不清楚使用方法,需耐心地向患者讲解其使用方法及注意事项。

鲑鱼降钙素鼻喷剂的使用方法如下。

(1)取下胶盖。

(2)第一次使用时,握住鼻喷瓶向下按住直到出现"咔嗒"声,按压至指示器显示绿色,说明鼻喷瓶已准备好可以使用了。

(3)将鼻喷瓶放入一侧鼻孔,方向保持垂直,使劲快速按压,使喷液呈雾状进入鼻腔,深呼吸以免药液流出。动作完成时,指示器上会显示"1"字,表示已给药1次。

注意事项如下。

(1)药品第一次使用之前,应置2～8℃冰箱内冷藏。一旦开启使用后,可于室温保存,保持药瓶直立,在规定的时间内使用完毕。

(2)由于喷口非常精细,有时患者可能感觉不到药液喷出,这仅仅是一种错觉。

二、服药时间

口服给药是最常用的给药途径,给药时间的恰当与否,直接影响药物的作用效果。如:调节血脂药阿托伐他汀、辛伐他汀等,宜睡前服,因为肝脏合成胆固醇的时间多在夜间;抗高血压药物氨氯地平宜于清晨服用,可有效控制血压;磺酰脲类降糖药主要刺激胰岛分泌胰岛素,应于餐前服用。

案例一

一位胃溃疡患者购买了硫糖铝混悬液和埃索美拉唑片,看说明书后发现这两种药都须饭前服用,但硫糖铝混悬液说明书中提到服用硫糖铝前半小时内和后 1 小时内不能使用制酸剂,故向药师询问这两种药正确的服用时间。

案例分析与指导

硫糖铝需在酸性环境下解离出硫酸蔗糖复合离子,复合离子聚合成不溶性的带负电荷的胶体,才能与溃疡面带正电荷的蛋白质渗出物相结合,形成一层保护膜覆盖于溃疡面,促进溃疡愈合。而埃索美拉唑为肠溶片,胃内 pH 的改变对其吸收和药效影响较小。

建议患者于餐前 1 小时服用硫糖铝,快吃饭时服用埃索美拉唑。

案例二

一位糖尿病患者来咨询:"医师给开了格列齐特和二甲双胍两种降糖药,是否这两种药都应该餐前服用?"

案例分析与指导

格列齐特是促胰岛素分泌剂,餐前服用疗效好。而二甲双胍有较强的胃肠道反应刺激和不良反应,所以餐中服用较为适宜。注意并不是所有的降糖药都应餐前服用。建议其餐前半小时服用格列齐特,而二甲双胍在用餐的同时服用。

三、不良反应

恰当地向患者说明用药后可能出现的不良反应,既可防止发生不良反应,达到安全有效用药的目的,又可避免患者产生疑虑。如服用维生素 B_2 片小便可呈黄色;服用利福平后唾液、汗液、尿液可呈橘红色;吲哚美辛可引起绿色便;铁剂与铋剂可引起黑色便;服用酮替芬后容易嗜睡;服用降压药卡托普利片会有干咳现象等。

案例

一位中年男性患者来药店购买呋喃唑酮片并咨询其不良反应。药师经过询问得知,该男子有每天饮酒的习惯。

案例分析与指导

乙醇在体内经乙醇脱氢酶的作用代谢为乙醛,有些药物如呋喃唑酮、甲硝唑、替硝唑、头孢曲松、头孢哌酮、氯丙嗪等可抑制乙醛脱氢酶的活性,干扰乙醇的代谢,使血中的乙醛浓度增高,出现"双硫仑样反应",表现为面部潮红、头痛、眩晕、腹痛、恶心、呕吐、气促、嗜睡、血压降低、产生幻觉等。

药师应告知患者呋喃唑酮只要按规定剂量服用,不会产生严重的不良反应。但切忌服药期间和停药后5天内饮酒,否则将会出现恶心、呕吐、心悸、呼吸困难等严重的不良反应。

四、药物的储存

某些药物的储存条件较为特殊。如调节肠道微生态的药物双歧杆菌三联活菌(培菲康),最好置于2～8℃冰箱中储存,以免由双歧杆菌三联活菌的失活而失效;还有一些药物,如喹诺酮类抗菌药、氨茶碱、维生素、硝酸甘油等在光线作用下会变质,须避光保存。

案例

夏天时,某患者发现家中药箱里的甘油栓软化,来药店咨询甘油栓应如何保存,软化后还能否使用。

案例分析与指导

栓剂是药物与适宜基质制成的具有一定形状的供人体腔道内给药的制剂。一般的栓剂应贮存于30℃以下,油脂性基质的栓剂应格外注意避热,最好在冰箱中(−2～2℃)保存。

药师应告诉患者夏天天气炎热,甘油栓应放置于家中冰箱的冷藏室保存,以避免其发生软化。已软化的甘油栓可以放入冷藏室,等其变硬后再使用。

(李艳丽)

第八节　药物警戒及不良反应管理技能

一、药物警戒

(一)药物警戒的含义及目的

1. **药物警戒的含义**　药物警戒是发现、评价、理解和预防不良反应或其他任何可能与药物有关问题的科学研究与活动。药物警戒不仅涉及药物的不良反应,还涉及与药物相关的其他问题,如不合格药品、药物治疗错误、缺乏有效性的报告、没有充分科学根据而不被认可的适应证的用药、急慢性中毒的病例报告、与药物相关的病死率的评价、药物的滥用与错用、药物与其他药物和食品的不良相互作用。

药物警戒和不良反应管理

2. **药物警戒的目的**　药物警戒的目的包括:①评估药物的效益危害、有效及风险,以促进其安全、合理及有效地应用;②防范与用药相关的安全问题,提高患者在用药、治疗及辅助医疗方面的安全性;③教育、告知患者与药物相关的安全问题,增加涉及公众用药健康与安全的教育。药物警戒的最终目标为合理、安全地使用药品;对已上市药品进行风险(效益)评价和交流;对患者进行培训、教育,并及时反馈相关

信息。

知识链接

"齐二药"事件

2006年4月,广州中山大学附属三院有65名患者,由于陆续使用齐齐哈尔第二制药有限公司生产的亮菌甲注射液,部分患者出现了肾衰竭等严重症状,其中13名患者最终死亡。同年5月,国家食品药品监督管理总局认定此药为假药,全国进行紧急查封。该事件的发生主要是因为药物辅料的丙二醇被有毒的工业溶剂"二甘醇"替代所致。

（二）药物警戒报告方式

1. 自发呈报 自发呈报是一种国际药物警戒核心数据生成系统,依赖医疗保健专业人员（和某些场合的消费者）识别并向其国家药物警戒中心或药物生产者报告可疑的药品不良反应。

该系统的一个主要缺点就是报告不全,不同国家之间以及关于不良反应的轻重程度上的数据差异也很大。另一个缺点是医药人员呈阅报告的意识不强,如果症状不严重,可能不会完全注意;即使症状严重,也可能不认为是某个药物所引起的。即便如此,自发呈报仍然是国际药物警戒的至关重要的组成部分,并且已成为世界卫生组织数据库的核心。

2. 其他报告方法 有些国家从法律上强制医师自呈报告。在多数国家,要求药物生产者向国家有关当局提供他们从医疗保健机构、供应商等处得到的报告。另外,有些国家把焦点集中在关注新药,或有争议药物上,或有处方权医师（或包括药师）的报告。

二、药品不良反应管理

（一）药品不良反应的含义及类型

1. 药品不良反应的定义 药品不良反应是指合格药品在正常用法用量下出现的与用药目的无关的或意外的有害反应。主要包括副作用、毒性反应、变态反应、后遗效应、继发效应、特异质反应及"三致"（致癌、致畸、致突变作用）。一般是可预知的,但有的是不可避免的,有的则是难以恢复的。

2. 药品不良反应分类 按照世界卫生组织的分类,一般将药品不良反应分为以下几类。

（1）A型药品不良反应（量变型异常）。是由于药品本身的药理作用过强所致。包括副作用、毒性反应、后遗效应、继发反应等。其特点为可以预测,通常与剂量或合并用药有关,停药或减量后症状很快减轻或消失,发生率高,但死亡率低。

（2）B型药品不良反应（质变型异常）。是与正常药理作用完全无关的一种异常反应。包括变态反应、特异质反应等。其特点是与剂量不相关,一般难以预测,常规毒理学筛选不能发现,发生率低,但死亡率高。可分为药物异常性和患者异常性两种。

（3）C型药品不良反应。一般用药后很长一段时间后出现,潜伏期较长,药品和药品不良反应之间没有明确的时间关系,又称为迟发性不良反应。包括致畸、致癌、致突变等。其特点是发生率高、用药史复杂、难以预测、发生的机制大多不清,有待进一步研究。

知识链接

世人震惊的药害事件

(1)氨基比林致粒细胞缺乏。早在1922年起即发现使用此药的患者出现口腔炎、发热、咽喉痛等症,检验结果为白细胞特别是粒细胞减少。经调查证实,氨基比林可导致粒细胞缺乏。至1934年,仅美国就有1981人死于由此引起的疾病,欧洲死亡200余人。

(2)孕激素致女婴外生殖器男性化。孕激素如黄体酮可用于治疗先兆性流产等。1939—1950年在美国发生600余例女婴外生殖器男性化,经调查,其母亲在妊娠期间均曾服用过黄体酮。

(3)非那西丁致严重肾损害。自1953年以来,美国及欧洲许多国家发现用非那西丁致肾损害2000余人、死亡500余人。

(4)"反应停"致"海豹肢畸形"。沙利度胺(反应停)1957年首先在德国上市,因其能治疗孕妇的妊娠呕吐,在欧洲、南美、澳大利亚、日本等国被迅速推广。后经长时间的流行病学调查,证明该药能导致"海豹肢畸形"。

(5)己烯雌酚致少女阴道癌。1966—1969年,美国波士顿妇科医院发现99例少女患阴道癌,原因是患者母亲曾因先兆流产而在孕期服用过己烯雌酚。

(6)全球回收"拜斯亭"事件。2001年8月,由于降脂药物"拜斯亭"引起严重的横纹肌溶解综合征,使得拜耳公司在全球隶属医药公司回收拜斯亭。

(二)药品不良反应的判断

1. 从不良反应出现的时间判断 主要从5个方面判断:①用药后数秒钟至数小时发生的不良反应,如过敏性休克;②服药后0.5~2小时发生的不良反应,如发生恶心、呕吐、胃部不适,则可能是药物引起的胃肠道反应;③用药后1~2周发生的不良反应,如血清病样反应多在首次用药后10天左右发生;④停药后短时间发生不良反应,如长期使用普萘洛尔、可乐定降血压,停药后可出现反跳性高血压;⑤停药后较长时间发生不良反应,如保泰松、氯霉素所致再生障碍性贫血可能在停药后较长一段时间才发生。

2. 以机体症状的表现形式判断 一般而言,药物出现不良反应,其表现不同于原有疾病的症状,如药物过敏性休克、药物性皮疹。也有一些药物所致不良反应与原有疾病症状相同,但是药物使用过程中原疾病症状曾一度缓解,如普萘洛尔治疗高血压,在症状控制后停药而发生反跳性高血压;氢氯噻嗪利尿过程中又出现水肿或使水肿加重;钙拮抗剂治疗过程中心绞痛发作等。此种矛盾现象务必引起高度重视和警惕。

任何药物都有两重性——治疗作用与不良反应。因此,患者应在药师指导下合理用药,出现不适时应考虑到不良反应的发生。

案例

患者，男性，48岁。因咳嗽、咳黄色黏液痰，经X线胸透，诊断为右肺中叶肺炎入院，给予头孢哌酮舒巴坦钠2.0g静脉滴注，用药后第6天自觉胸闷、气短、头晕、无力、寒战、呼吸困难、声嘶及喉部不适。查体：血压80/50mmHg，神清、面部潮红，双肺呼吸音清，停用此药，更换为头孢他啶，静脉滴注后，患者不适症状加重，呼吸更加困难，经耳鼻喉科会诊为喉头水肿。询问患者曾有青霉素、复方新诺明过敏史，近日饮食为海鱼，用料酒烹调。诊断为双硫仑样反应，给予地塞米松10mg静脉滴注，症状逐渐缓解。

案例分析与指导

含有甲基硫基四氮唑结构的头孢类抗生素，能抑制乙醛脱氢酶的活性，与乙醇合用易引起"双硫仑样反应"，患者表现为无力、眩晕、嗜睡、幻觉、全身潮红、头痛、恶心、呕吐、血压下降，甚至休克等症状。除此之外，甲硝唑、呋喃唑酮、甲苯磺丁脲与乙醇合用，均可引起本反应，个别敏感者甚至外用也会引起一定程度的反应。因此，患者用药前后1周内不宜饮酒或者与含乙醇的药物（如环孢素、氢化可的松等）并用。

（三）药品不良反应报告的要求

国家实行药品不良反应报告制度，遵循可疑即报的原则，实行逐级、定期报告制度，必要时可以越级报告，见图3-2。

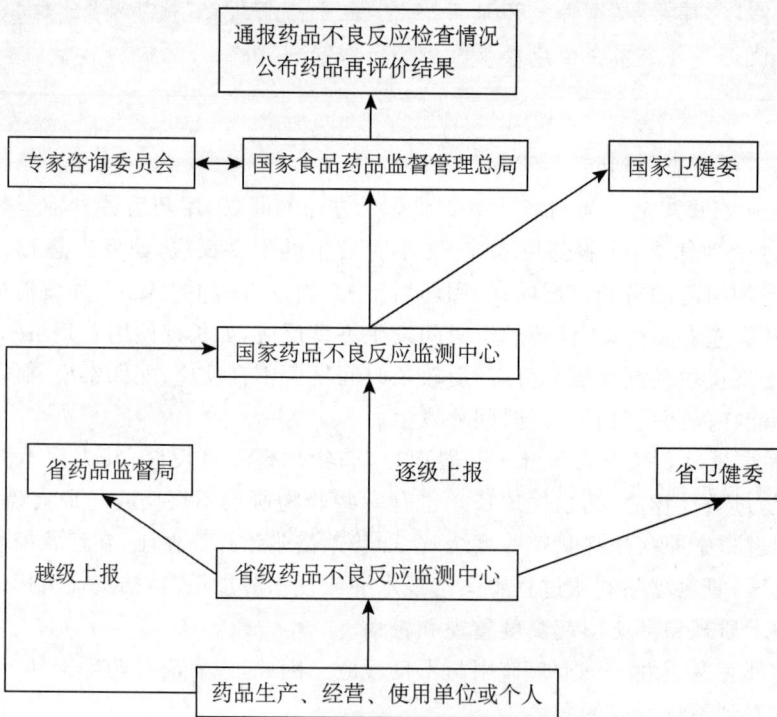

图 3-2　药品不良反应的报告流程

（1）药品生产、经营企业和医疗预防保健机构必须严格监测本单位生产、经营、使用的药品的不良反应发生情况，一经发现可疑不良反应，须进行详细记录、调查，按《药品不良反应/事件报告表》的要求认真填写，并按规定上报药品不良反应监测机构。

（2）药品生产企业重点追踪、收集本企业生产的上市5年以内药品的可疑不良反应病例，每季度向药品不良反应监测机构报告。

（3）药品生产企业、医疗预防保健机构对罕见的、严重或新的不良反应病例，在15个工作日内以最快速度报告药品不良反应监测机构。

（4）个人发现药品引起的可疑不良反应，可以向经治医师报告，也可以向药品生产、经营企业或者当地的药品不良反应监测机构报告，必要时提供相关的病历资料。

（四）药品不良反应报告的内容

根据《药品不良反应报告和监测管理办法》规定，新药须报告所有的不良反应，老药仅报告严重、罕见或新发现的（药品说明书中未记载）不良反应，报告的内容要力求真实、完整、准确。

1. **患者一般信息**　用药患者的姓名、性别、出生日期、民族、体重、家族药品不良反应史、疾病情况、用药原因、联系电话。

2. **药品信息**　药品名称、生产厂家、批号、剂型剂量、用药途径和时间。注意下列问题。

（1）药品名称的填写包括：①药品的商品名。如果没有或者不知道商品名，填写"不详"。②药品通用名。填写完整的药品通用名，不可使用简称。

（2）生产厂家要求填写全名（包括所在省、市），不可填"上五""白云"等；生产企业联系方式应详细填写，出现变更须提交说明。

（3）正确填写药品批号（如2018120001）及药品批准文号（如国药准字H44021518、国药准字Z10890019）等。

（4）描述用法用量和给药途径。例如，5%葡萄糖氯化钠注射液和两性霉素B脂质体25mg缓慢静脉滴注。静脉给药须注明静脉滴注、静脉推注或者"小壶"给药等，对于规定要缓慢静脉注射的药品应注明是否缓慢注射。

（5）用药起止时间指使用药品的同一剂量的开始时间和停止时间。如果用药过程中改变剂量应另行填写该剂量的用药起止时间，并予以注明。用药起止时间大于1年时，填写×××年×月×日－×××年×月×日的格式；用药起止时间小于1年时，填写×月×日－×月×日的格式；如果使用某种药品不足1天，可填写用药持续时间。例如，一次或者静脉滴注1小时。

（6）用药原因应尽可能具体填写，如原发性高血压性心脏病的患者，合并肺部感染而注射氨苄西林引起不良反应，此栏应填"肺部感染"。

3. **不良反应/不良事件信息及评价**　包括不良反应的表现、处理情况及结果。报表包括《药品不良反应/事件报告表》《药品群体不良反应/事件报告表》《药品不良反应/事件定期汇总表》。

（1）不良反应/事件名称要求参照《WHO药品不良反应术语集》填写标准名称。

（2）信息来源如下。

临床——指本企业进行的临床试验中发现的不良反应/事件病例数。

个人——收集的散在的病例报告，包括来自医疗机构和患者投诉的病例报告。

文献——主要指国内文献中的病例报告。

研究——非本企业进行的研究,包括临床试验。

其他——包括国外文献等其他以上未涵盖的来源。

(3)频数是指后面栏目例数之和。

(4)出现药品不良反应/事件总人数、总例数,可能小于频数。

(五)《药品不良反应/事件报告表》的填写方法

案例

患者李某因真菌性败血症(热带念珠菌)于 2009 年 10 月 15 日开始用两性霉素 B 脂质体,于 12:45 予 5‰葡萄糖氯化钠注射液和两性霉素 B 脂质体 25mg 缓慢静脉滴注,于 13:15 结束。13:20 出现寒战,心率增至 160 次/分,血压 160/106mmHg,呼吸加深,至 40 次/分。立即予异丙嗪 25mg,肌内注射,安定、吗啡静脉推注。于 14:00 上述症状缓解。

案例分析与指导

案例用药时间:2009 年 10 月 15 日 12:45。

发生不良反应时间:2009 年 10 月 15 日 13:20。

第一次不良反应出现时的相关症状、体征和相关检查:寒战,心率增至 160 次/分,血压 160/106mmHg,呼吸加深,至 40 次/分。

干预时间:出现不良反应后,"立即"干预。

采取的干预措施:异丙嗪 25mg,肌内注射,安定、吗啡静脉推注。

终止时间:2009 年 10 月 15 日 14:00。

《药品不良反应/事件报告表》是药品安全性监测工作的重要档案资料,填写纸质版时务必要用钢笔。填写的内容和字迹要清楚、整洁;不用不规范的符号、代号,不用草体签名。报告表中选择项画√,叙述项应准确、简明。尽可能详细填写所有项目。无法获得的项目,填写"不详"。空间不够时可附页,并注明"附件"。所有附件应按顺序标明页码,并指出所描述的项目的名称。

1. 新的、严重、一般不良反应 当发生几个不良反应时,有一个是"新的"或"严重"则以"新的"或"严重"上报。"新的"可与"严重"或"一般"复选,而"严重"与"一般"只能二选一。

2. 编码 编码为各级药品不良反应监测机构在网络报告时自动生成。

3. 单位名称 填写发现并报告药品不良反应的单位名称,要求填写全称,如不可填"人民医院",应填写"××省人民医院"," ××省××市人民医院"。

4. 部门 部门应填写标准全称或简称,如"普通外科二病房"或"普外二""质保部"。

5. 电话 电话号码应填写报告部门电话,注意填写区号,如:010-67164979。

6. 报告日期 报告日期应为填写报告日期,如:2009 年 10 月 15 日。

7. 患者姓名 填写患者真实全名。

8. 出生日期 患者的出生日期,出生年应填写 4 位。如无法获得日期,应填写发生药品不良反应时的年龄。

知识链接

药师提示

如何填写患者姓名？

当新生儿被发现有出生缺陷时，如果报告者认为这种缺陷可能与孕妇在怀孕期间服用药品有关，患者为新生儿。

如药品不良反应涉及胎儿(乳儿)或母亲，或者两者均涉及，报告者认为这种缺陷可能与孕妇在怀孕期间服用药品有关时：①如药品不良反应没有影响胎儿(乳儿)，患者是母亲；②如药品不良反应的结果是胎儿死亡或自然流产，患者是母亲；③如只有胎儿(乳儿)出现药品不良反应(除了死亡或自然流产)，患者是胎儿(乳儿)，将母亲使用的可能引起胎儿(乳儿)出现药品不良反应的药品列在可疑药品栏目中；④如胎儿(乳儿)和母亲都有药品不良反应发生，应填写两张表，并注明两张表的相关性。

9. **体重**　注意以千克(公斤)为单位，如果不知道准确的体重，请做一个最佳的估计。

10. **联系方式**　最好填写患者的联系电话。如果填写患者的通信地址，请附上邮政编码。

11. **家族药品不良反应/事件**　根据实际情况在相应方框填入"√"。在填写选择项时应规范使用"√"，不应使用"×"或其他符号，避免理解偏差。如果需要详细叙述，请另附纸说明。

12. **既往药品不良反应/事件情况**　既往药品不良反应/事件情况包括药物过敏史。如果需要详细叙述，请另附纸说明。

13. **不良反应/事件名称**　应填写不良反应中最主要的表现。如案例中患者从 2009 年 10 月 15 日开始用两性霉素 B 脂质体，于 12:45 (用药时间)予 5％葡萄糖氯化钠注射液和两性霉素 B 脂质体 25mg 缓慢静脉滴注，于 13:15 结束。13:20(发生不良反应时间)出现，心率增至 160 次/分，血压 160/106mmHg，呼吸加深至 40 次/分。不良反应名称可填写"过敏样反应"。不良反应/事件名称的选取参考《WHO 药品不良反应术语集》。

14. **不良反应/事件发生时间**　填写不良反应发生的确切时间。

15. **病历号/门诊号**　认真填写患者的病历号(门诊号)以便于对病历详细资料的查找。企业报告时需填写病例发生医院的名称。

16. **不良反应/事件过程描述(包括症状、体征、临床检验等)及处理情况**　在填写不良反应/事件的开始时间和变化过程时，要用具体时间，如案例中 2009 年 10 月 15 日，不要用"入院后第×天""用药后第×天等"。

在填写不良反应/事件的过程时，要求摘要描述。在填写不良反应/事件的表现时要尽可能明确、具体，如为心律失常，要填写是何种心律失常。与不良反应/事件有关的临床检验结果要尽可能明确填写，如怀疑两性霉素 B 脂质体引起心率增加，应填写患者用药前及用药后心率的变化情况，所有检查要注明检查日期。此外，应注意填写与不良反应/事件发生有关的患者病史，如：①高血压、糖尿病、肝/肾功能障碍等；②过敏史、怀孕史、吸烟史、饮酒史、药物滥用史等。

不良反应的处理情况,填写本次发现的不良反应/事件的处理情况,主要针对不良反应/事件而采取的医疗措施,包括为分析因果关系而采取的措施和相应结果,如补做皮肤试验的情况。

17. 怀疑药品　主要填写报告人认为可能是引起不良反应/事件的药品,如认为多种药品均可能,可将情况同时填上。如果有 4 个以上的怀疑药品(含 4 个),可另附纸说明。如果报告人认为药品和医疗器械都可能与不良反应/事件的发生有关,请将被怀疑的医疗器械填报《医疗器械不良事件报告表》,并在两张报告表中注明相关性。

18. 并用药品　不良反应/事件发生时,患者同时使用的其他药品或医疗器械(不包括治疗不良事件的药品),而且报告人并不认为这些药品或医疗器械与不良反应/事件发生有关。

并用药品的信息常常能够发现以前不知道的药品之间的相互作用,或者可以提供不良反应的另外的解释,故请列出与怀疑药品相同的其他信息。

如果有 4 个以上的并用药品(含 4 个),可另附纸说明。

19. 不良反应/事件的结果　不良反应/事件经采取相应的医疗措施后的结果,不是指原患疾病的后果。例如,患者的不良反应/事件已经痊愈,后来又死于原患疾病或与不良反应/事件无关的并发症,此栏仍应填"治愈"。

不良反应经治疗后明显减轻,在填写报告表时没有痊愈,但是经过一段时间可以痊愈时,选择"好转";不良反应经治疗后,未能痊愈而留有后遗症时,应注明后遗症的表现;患者因不良反应导致死亡时,应指出直接死因和死亡时间。

对于不良反应结果为有后遗症或死亡的病例,应附补充报告(病历资料)。

20. 原患疾病　即病历中的诊断,诊断疾病应写标准全称。如急性淋巴细胞白血病,不能写"ALL"。

21. 对原患疾病的影响　不良反应/事件对原患疾病产生的影响,依据实际情况选择。

22. 国内/国外有无类似不良反应(包括文献报道)　视实际情况填写,如果为文献报道,请附页列出文献名称。

23. 关联性评价　由报告人、报告单位及各级药品不良反应监测机构填写,判断依据是表后所附的不良反应/事件分析。

24. 报告人职业(医疗机构)　依据实际情况做出选择。

25. 报告人职务、职称(企业)　依据实际情况填写。

26. 报告人签名　报告人签名应字迹清晰,容易辨认。如果为个人投诉的报告,在此处注明。

27. 不良反应/事件分析　药品与不良反应之间的因果关系评价是很复杂的,国际上也有很多分析方法,我国使用的分析方法主要有以下 5 条原则:①用药与不良反应/事件的出现有无合理的时间关系;②反应是否符合该药已知的不良反应类型;③停药或减量后,反应/事件是否消失或减轻;④再次使用可疑药品后是否再次出现同样反应/事件;⑤反应/事件是否可用并用药的作用、患者病情的进展、其他治疗的影响来解释。填表人根据实际情况选择。

根据该分析标准,将关联性评价分为肯定、很可能、可能、可能无关、待评价、无法评价 6 级,见表 3-5。

表 3-5　药品不良反应/事件关联性评价表

	1	2	3	4	5
肯定	+	+	+	+	−
很可能	+	+	+	?	−
可能	+	+	±	?	±
可能无关	−	−	±	?	±
待评价	需要补充材料才能评价				
无法评价	评价的必需资料无法获得				

注:＋. 肯定；−. 否定；±. 难以肯定或否定；?. 不明。

28.**严重不良反应/事件**　填表人根据实际情况选择。

29.**其他**　填写报告者认为有必要说明的情况应附页说明。

30.**药品生产企业报告新的、严重的药品不良反应/事件病例的要求**

(1)填报《药品不良反应/事件报告表》,见表 3-6～3-8。

(2)产品质量检验报告。

(3)药品说明书(进口药品还须报送国外药品说明书)。

(4)产品注册、再注册时间,是否在监测期内(进口药是否为首次获准进口 5 年内)。

(5)产品状态(是否是国家基本药物、国家非处方药、国家医疗保险药品、中药保护品种)。

(6)国内上年度的销售量和销售范围。

(7)境外使用情况(包括注册国家、注册时间)。

(8)变更情况(药品成分或处方、质量标准、生产工艺、说明书变更情况)。

(9)国内外临床安全性研究及有关文献报道情况。

(10)除第(1)、(2)项以外,其他项目一年之内如无变更,可以免报。

表 3-6　药品不良反应/事件报告表

制表单位:国家食品药品监督管理总局

新的□　严重□　一般□　医疗卫生机构□　生产企业经营企业□　个人□

编码□□□□□□□□□□□□□□□□□□□

单位名称:　　部门:　　电话:　　报告日期:　年　月　日

患者姓名:	性别:男□女□	出生日期:　年　月　日	民族:　体重(kg):　联系方式:
家族药品不良反应/事件:有□无□不详□		既往药品不良反应/事件情况:有□　无□　不详□	
不良反应/事件 名　称:	不良反应/事件发生时间: 　年　月　日	病历号/门诊号(企业填写医院名称):	
不良反应/事件过程描述(包括症状、体征、临床检验等)及处理情况:			

（续　表）

商品名称	通用名(含剂型,监测期内品种用*注明)	生产厂家	批号	用法用量	用药起止时间	用药原因
怀疑药品						
并用药品						

不良反应/事件的结果:治愈□　好转□　有后遗症□　表现：　死亡□　直接死因：　死亡时间：年　月　日

原患疾病：

对原患疾病的影响:不明显□　病程延长□　病情加重□　导致后遗症□　表现：　导致死亡□

国内有无类似不良反应(包括文献报道):有□无□不详□　国外有无类似不良反应(包括文献报道):有□无□不详□

关联性评价	报告人：　　　　　　　　肯定□　很可能□　可能□　可能无关□　待评价□　无法评价□　签名：
	报告单位：　　　　　　　肯定□　很可能□　可能□　可能无关□　待评价□　无法评价□　签名：
	省级药品不良反应监测机构：肯定□　很可能□　可能□　可能无关□　待评价□　无法评价□　签名：
	国家药品不良反应监测中心：肯定□　很可能□　可能□　可能无关□　待评价□　无法评价□　签名：

报告人职业(医疗机构):医师□　药师□　护士□　其他□　报告人职务职称(企业)：　　　报告人签名：

◇不良反应/事件分析

1. 用药与不良反应/事件的出现有无合理的时间关系？有□　无□
2. 反应是否符合该药已知的不良反应类型？是□　否□　不明□
3. 停药或减量后,反应/事件是否消失或减轻？是□　否□　不明□　未停药或未减量□
4. 再次使用可疑药品后是否再次出现同样反应/事件？是□　否□　不明□　未再使用□
5. 反应/事件是否可用并用药的作用、患者病情的进展、其他治疗的影响来解释？是□　否□　不明□

◇严重药品不良反应/事件是指有下列情形之一者：

引起死亡　　　　　　　　　　　　　　　　　　　□

致畸、致癌或出生缺陷　　　　　　　　　　　　　□

对生命有危险并能够导致人体永久的或显著的伤残　□

对器官功能产生永久损伤　　　　　　　　　　　　□

导致住院或住院时间延长　　　　　　　　　　　　□

（续 表）

◇编码规则：

省（自治区、直辖市）市（地区）县（区）单位　　　　年代　　　　流水号

注：省（自治区、直辖市）、市（地区）、县（区）编码按中华人民共和国行政区划代码填写。

单位编码第一位如下填写：医疗机构1、军队医院2、计生机构3、生产企业4、经营企业5。

个人报告单位编码一栏填写6000

◇注：通用名一栏，首次获准进口5年内的进口品种用＊注明

国家食品药品监督管理总局药品评价中心　　　　药品不良反应监测中心

通信地址：北京市朝阳区建国路128号8层

邮　　编：100022

电　　话：8610-85243700

传　　真：8610-85243766

E-mail：bgs@cdr-adrs.org.cn

表 3-7　药品群体不良反应/事件报告表

制表单位：国家食品药品监督管理总局

商品名：	通用名（含剂型）：	规格：	生产批号：
生产单位：	使用单位：	使用人数：	发生人数：
批准文号：	监测期内药品：是 □ 否 □	计划内免疫：是□否□	事件发生地点：

序号	姓名	性别	年龄	民族	体重	用法用量	用药时间	不良反应/事件发生时间	不良反应/事件表现	不良反应/事件结果	关联性评价

上报单位：　　　　地址：　　　　报告日期：

报告人：　　　　联系电话：　　　　省级药品不良反应监测中心（签章）：

附：1）其他相关资料可另附页报告。

　　2）典型病例请填写《药品不良反应/事件报告表》。

　　3）不良反应/事件结果指治愈、好转、有后遗症或死亡。

表 3-8　药品不良反应/事件定期汇总表

制表单位：国家食品药品监督管理总局

汇总时间	年　月至　　年　月		
企业名称		传真	
企业地址		邮编	
联系人		电话	
商品名		通用名（含剂型）	
注册时间		再注册时间	
批准文号		国家基本药物□　　国家医疗保险药品□	
本期产量		国家非处方药□　　中药保护品种□	
本期销量		预计使用人数	
药品成分或处方变更情况	详细情况（变化成分及原辅料名称、剂量、变更依据等）：		
执行标准（附质量标准一份）			
是否在监测期内（进口药是否为首次获准进口 5 年内）：是□　否□			
境外情况（国产药提供出口及国外使用情况/进口药提供国外使用情况）			
相关研究（文献、综述、研究报告）			
药品不良反应/事件发生情况：有 □　　无 □			

报告人：　　　　　　　　　　　　　　　报告日期：

药品生产企业（签章）　　　　　　　　　省级药品不良反应监测中心（签章）

药品不良反应/事件发生情况						
不良反应/事件名称	频数	信息来源				
		临床（例）	个人（例）	文献（例）	研究（例）	其他（例）

（续 表）

出现药品不良反应/事件总人数：

附:1)请附汇总时间内药品说明书一份,质量标准一份。

2)品种有无不良反应/事件发生,企业均应提交汇总报告表。

3)相关研究只需列明题目、发表论文出处、研究内容论点,对应详细资料另附。

4)以上栏目如无情况说明请注明"无",如表格空间不够可另附页说明。

(六)药品不良反应报告上报程序

案例

某医院在收治患者王某的过程中,发现王某在使用克林霉素过程中出现了恶心、呕吐、胸闷、呼吸困难、四肢抽搐等现象,初步判定为药品不良反应,应如何上报?

案例分析与指导

不良反应报告可通过手工报表和电子报表两种途径上报。

1. 网上上报 《药品不良反应/事件报告表》网上上报的步骤如下。

(1)输入"国家药品不良反应监测系统"的网址 http://www.adrs.org.cn/。

(2)点击下载"客户端配置说明及其注意事项",认真阅读并按照其中的要求仔细设置系统浏览器。

(3)已经注册并拿到登录代码、密码的上报单位应该点击"基层用户"进入登录。

(4)输入上报单位的代码和密码并点击"登录"。

(5)进入主页后,点击页面左上方的"上报数据"栏即出现电子版的《药品不良反应/事件报告表》,可以进行在线上报。填写完毕后保存"未报数据"即可。

如果上报单位还未注册得到基层用户代码和密码时,请先注册等待批准获取代码和密码,再进行上述步骤进行在线上报。

2. 纸质上报 《药品不良反应/事件报告表》纸质上报方法如下。

(1)可从国家食品药品监督管理总局药品评价中心(国家药品不良反应监测中心)下载中心网站(http://www.cdr-adr.org.cn)下载《药品不良反应/事件报告表》,或直接向各市不良反应监测中心或各县(区、市)局、分局索取。

(2)请将填写的《药品不良反应/事件报告表》通过邮寄、传真或电子邮件方式发送到当地不良反应监测中心。

（张 虹）

第九节 药品质量鉴别技能

药品质量直接关系着人民群众的身体健康和生命安全。药品质量安全工作是一项系统工程,其实质是对药品的生产、中间批发流通、终端零售使用施行全过程的监管。特别是零售和使用的终端,是直接应用药品的患者,是最后的安全保证环节。因此,要求药师必须掌握相应的药学专业知识和药品质量检查方法、内容,培养保证药品质量安全的技能,把好药品的质量关。

一、药品质量检查方法

1. 资料核实法　通过对药品营销人员提供的生产(经营)企业合法资质和药品的相关证明资料进行审查,确定所提供资料的真实性和合法性。

2. 印章审查法　通过对药品营销人员提供的生产(经营)企业合法资质和药品的相关证明资料上的红印章进行审查,确定印章的真伪。对证照复印件加盖的红印章应进行甄别,与复印件中公章的原件进行对照,看是否有伪造之嫌。

3. 药品对比法　对比法就是将一种药品的内、外包装或两种以上药品的包装、标签及说明书进行对照,通过对比发现问题。对比又分为同物对比和异物对比。

(1)同物对比是看一种药品的内、外包装以及最小包装的信息内容是否一致。

(2)异物对比是将两种以上药品的包装、标签及说明书进行对照。异物对比还包括同一企业不同品种外包装、标签、说明书之间的比较,同一企业的药品外包装、标签、说明书等设计风格可能相似或相同。还可看药品包装的舌口、舌口的角度及切边,舌口、切边应光滑,同一企业、同一品种、同一生产批号的药品舌口角度应一致。

4. 数据查询法　利用搜索引擎查询假劣药品。数据查询法就是通过专业网站的数据库进行查询,确定有关信息数据的真实性。

5. 价格怀疑法　通过看药品定价是否合理,来推测药品质量的真伪。若发现某一药品的销售价格明显低于或背离成本价格应加以关注。通过价格怀疑和推测,初步对这类药品进行判断,再通过其他检测手段定性。

6. 电话联络法　通过电话联系的方式进行查询或推测,来判断药品的真实性。

7. 包装检查法　通过对药品的包装、标签和说明书印刷质量,产品批号印制和喷码的质量等进行观察,从中发现疑点。

8. 剂型检查法　通过对药品的剂型进行观察鉴别。

9. 信息收集法　从药品质量公告信息中收集假劣药品信息,还可收集各生产企业生产药品的真品包装和防伪标识。

10. 广告推测法　若某药品广告不符合《药品广告审查办法》相关要求,或使用不科学用语、夸大宣传等现象时,应关注该药品。

二、药品外观质量检查内容

药品外观鉴别具有两层含义,其一是指药品包装所涉及的外观,包括包装箱、包装盒、药瓶、标签、说明书等项,其二是指药品本身的外观性状。

(一)药品包装、标签及说明书的检查

1. 药品包装、标签及说明书信息的检查　主要检查药品包装、标签提供的质量信息,如外包装上的"不当的宣传文字和标识""药品通用名及剂型""商品名""批准文号""功能主治""用法用量""规格""储存""有效期""电话号码""生产企业名称""特殊标识""条形码"等,是否符合国家相关规定。

案例

1. 某药厂生产的一种中成药,商品名是"父生娃",通用名是"补肾丸"。在其产品包装上"父生娃"为深蓝色,而"补肾丸"为浅灰色。

2. 吉林某药厂生产的一种治疗糖尿病药物,通用名是"甘露消渴胶囊",其在产品包装上的字体有阴影。

3. 北京某药厂生产的一种用于治疗慢性鼻炎、鼻窦炎的药,商品名是"窍通",通用名是"辛芳鼻炎胶囊"。在其产品包装上"窍通"的字号是"辛芳鼻炎胶囊"的 3 倍大。

4. 某药厂生产的一种儿科用药,通用名是"小儿氨酚黄那敏颗粒",其在产品包装上为红色,而背景为粉红色。

案例分析与指导

上述案例中的现象均属违法行为。

(1)药品商品名的字体和颜色不得比通用名更突出和显著。

(2)药品通用名不得使用斜体、中空、阴影等形式对字体进行修饰。

(3)同一种药品同一个包装上,其通用名与商品名用字的比例不得小于1:2。

(4)药品通用名应当使用黑色或白色字,与相应的浅色或者深色背景形成强烈反差。

2. 药品包装、标签及说明书材质和印刷质量检查 主要检查药品包装盒的厚度、硬度;药品标签、说明书材质好坏;药品包装(含说明书)套色均匀度;药品说明书的折叠方法规范性;药用玻璃瓶、塑料瓶、安瓿等容器的瓶壁厚度、光洁度;字体印刷品的清晰度、间距均匀度,有无错别字、繁体字等;生产批号是否模糊,有无不清晰现象;生产批号是否有人为的吉祥数;小剂量注射液安瓿上印字是否清楚,药名字体高度是否一致,笔画粗细是否均匀;药品最小包装质量好坏,铝箔板质地和弹性;瓶装药品的封口膜一般呈内凹,膜边不应过长,切片整齐、无毛边;药品内包装的封口是否严密、有无焦痕,切边是否平整等。

案例

吗丁啉的通用名为多潘立酮,由西安杨森制药有限公司生产,是胃肠促动力药类非处方药。适用于消化不良,腹胀、嗳气、恶心、呕吐。2005 年 2 月,甘肃省张掖市公安局刑侦支队侦办李开菊等制售假冒"吗丁啉"注册商标假药品案,查扣假冒"吗丁啉"药品 45 件16200 盒,案值 30 万元,抓获犯罪嫌疑人李开菊等人。

案例分析与指导

吗丁啉鉴别如下。

1. 包装盒

真品:包装盒纸质较好,内为白色,折开平铺,内表面有笔直、整齐凸起的折痕压线。

伪品:纸质较差,内为灰白色,盒盖的折痕不规则。

2. 批号

真品:纸盒上的批号为锐压,字迹清晰,无破损,铝箔板上的批号打印清晰。

伪品:纸盒上的批号为钝压,铝箔板上的批号打印不清晰。

3. 说明书

真品:横向七道折痕,机器碾压,边角锐利,印刷黑色线条双面重合在一条线上(阴阳互补对印防伪)。

伪品:也有横向七道折痕,但非机器碾压,边角不锐利,印刷黑色线条双面没有重合在一条线上(阴阳互补对印防伪不符)。

4. 片剂性质

真品:药片颜色较白(略带乳白色),表面光滑,味先微甜后微苦。

伪品:药片颜色较黄或纯白色,表面不光滑。

(二)药品剂型的检查

药品剂型检查是对药品的剂型进行观察鉴别。凡是外观不符合药品标准规定的,均视为该药品有质量问题。

1. 片剂

(1)外观检查主要检查色泽、斑点、异物、麻面、吸潮、粘连、溶化、霉变、结晶析出、边缘不整、松片等,含生药、脏器及蛋白质类药物的制剂还应检查有无虫蛀、异臭等。

包衣片分为糖衣、肠溶衣、薄膜衣片3种。外观检查主要检查色泽、黑点、斑点、异物、花斑、瘪片、异形片、龟裂、爆裂、脱壳、掉皮、膨胀、溶化、粘连、霉变、片芯变色、变软现象。

(2)包装的检查主要看瓶盖有无密封圈,瓶口有无塑膜压贴,瓶内填充物是否符合要求和是否清洁;铝塑压膜包装,其压封应严密、完整,无破损、无瘪陷现象,印字应端正、清晰,批号清楚,背面使用说明符合国家规定要求。

案例

李女士在药店购买了上海黄海制药有限责任公司生产的丹参片10瓶,吃到第4瓶时发现该药品严重变质,其糖衣部分开裂,部分药片粘连,其他6瓶尚未启用。产品批号:080304;生产日期:2008年02月27日;有效期至:2010年01月。

案例分析与指导

糖衣片一般掺有多量糖粉,吸潮受热后易溶化、粘连及变形,因此,须密封置干燥阴凉处保存。一旦发现糖衣粘连或开裂,说明此药已变质,不能使用。

片剂的保管主要是防潮,一般片剂可储存于常温库,糖衣片最好储存于阴凉库,相对湿度45%~75%;有些片剂主药对光敏感,应避光。如果贮存不当极易吸潮、松片、裂片以致粘连、霉变等,发现上述现象不能使用该药。

在使用片剂时要注意观察有无受潮,产生松片、变色或色斑,如维生素C,正常颜色为白色或略带淡黄色,如存放时间过长,或遇光氧化为黄棕色,说明已变质;感冒常用的复方阿司匹林(APC),正常为白色,无臭、味微酸,一旦遇潮极易分解发出浓厚的醋酸气味,说明已变质,不能使用。有些剂型是糖衣片,一旦发现糖衣粘连或开裂,也不能使用。所以应注意经常检查药片的质量,出现质量变异就不可再使用。

2. 胶囊剂 胶囊剂分硬、软胶囊两种。主要检查色泽、漏药、破裂、变形、粘连、异臭、霉变、生虫等现象,软胶囊(丸)还应检查是否有气泡及畸形丸。

中成药胶囊如浸膏入药应检查胶囊内容物有无原药材;内容物是否发黑发黏,内容物内是否有白色小颗粒、药粉(可能会非法添加西药成分)等。

3. 丸剂 丸剂分蜜丸、水丸、糊丸、浓缩丸、蜡丸、微丸等。外观检查应圆整均匀,色泽一致,蜜丸应细腻滋润,软硬适中;蜡丸表面应光滑无裂纹,丸内不得有蜡点和颗粒。

滴丸剂主要检查色泽、吸潮、粘连、异臭、霉变、畸形丸等。

案例

2008年11月6日下午,金先生的妻子准备给孩子吃鱼肝油时,发现鱼肝油里有一条长约1cm的虫子,再看看其他没开的鱼肝油胶囊也发霉了。这一发现让夫妻俩着实后怕,因前几天孩子已吃了8颗,金先生赶紧带孩子去某医院做检查。金先生购买的是鲨鱼肝油软胶(700mg×10粒×3板),出厂日期是2008年3月7日,保质期至2010年3月6日。于是他们便和药店工作人员取得联系,该工作人员马上打电话和厂商联系,厂商表示将尽快调查鱼肝油胶囊生虫原因。

案例分析与指导

胶囊剂已成为使用广泛的口服制剂之一。如:具不良气味的药物及微量活性药物软胶囊剂能掩盖药物的不良气味;油量高或液态的药物难以制成丸、片剂时,可制成胶囊剂;对光敏感或遇湿、热不稳定的药物,如维生素、抗生素等,可装入不透光的胶囊中,保护药物不受湿气、空气中氧、光线的作用,提高药物稳定性。

但是,胶囊剂(包括硬胶囊剂、胶丸剂)制造的主要原料是明胶,吸潮、受热后易变软、发黏、膨胀,或囊壁表面混浊失去光泽,严重时甚至黏软变形,有时还会发生霉变。胶丸剂由于制造时加有较多量的甘油,故吸湿性较强,如制造时干燥不适当,贮藏时湿度过大,温度较高,更易黏软霉变。因此,胶囊剂的保管要以防潮、防热为主,同时结合所含主药的特性考虑具体保管方法。

---

4. 散剂 主要检查潮解、霉变、虫蛀等现象。

5. 颗粒剂 主要检查色泽、臭味、吸潮、软化、结块、颗粒是否均匀及包装封口是否严密,有无破裂现象。

6. 糖浆剂 主要检查澄清度、浑浊、沉淀、结晶析出、异物、异臭、发酵、酸败、霉变、渗漏及包装等。

7. 流浸膏剂 主要检查色泽、异物、异臭、渗漏等。

8. 软膏剂 主要检查色泽、细腻度、黏稠性、异物、异臭、酸败、霉变及包装等。

9. 滴眼剂

(1)水型滴眼剂。主要检查色泽、结晶析出、混悬沉淀、真菌生长、裂瓶、封口漏液、瓶体标签等。

(2)混悬型滴眼剂。主要检查色泽、异物、砂眼、漏液、胶塞、瓶盖松动及滴管长度等。

10. 注射剂

(1)水针注射剂。主要检查结晶析出、浑浊、沉淀、霉变、裂瓶、封口漏气、瓶盖松动及安瓿印字等。

（2）注射用粉针剂。主要检查色泽、粘瓶、吸潮、结块、溶化、异物、黑点、裂瓶、封口漏气、瓶盖松动及玻璃瓶印字等。冻干型粉针剂,主要检查色泽、粘瓶、萎缩、溶化等现象(冻干粉针剂系冷冻干燥呈圆柱状、块状或海绵状结晶性粉末)。

（3）注射用油针剂。主要检查浑浊、真菌主长、异臭、酸败、裂瓶、封口漏液、瓶盖松动及玻璃瓶印字等。

案例

2004 年 9 月,周某由于身体不适,到乡镇某药房的连锁店进行诊治,该药店的负责人王某用胸腺素注射液为周某输液,随后周某全身发黑,出现中毒现象。周某多次要求该连锁店进行检查治疗,均遭到拒绝。该连锁店被周某告上了法庭。周某随后将输液所用的胸腺素注射液送到司法鉴定中心进行鉴定,结果表明:该注射液有沉淀,已变质,严禁使用于人体;周某的中毒与该变质注射液有直接因果关系。

案例分析与指导

注射剂虽然是溶封在安瓿中或严封于玻璃瓶内的无菌制剂,但是由于各种原因,在贮藏过程中仍易发生质量变异。

在使用注射剂前应检查药品外观,观察药液是否澄明,有无变色等。注射剂除个别特殊的品种允许有轻微浑浊外,一般都是澄明的液体。凡有明显浑浊、沉淀或结晶析出,经加热不能溶解者均不可使用。还有些中草药注射液在贮存中容易产生浑浊或沉淀,也不可使用。

11. 大容量注射液　大容量注射液应进行澄明度检测,一般 20ml 以上一次性观察 50 瓶,500ml 一次性观察 20 瓶。看是否有絮状物、小纤维、下沉的异物或杂质。

12. 水剂　主要检查色泽、浑浊、沉淀、结晶析出、酸败、异臭、霉变、杂质异物、渗漏等。

13. 酒、酊剂　主要检查色泽、澄清度、异物、渗漏等。

14. 胶剂　胶剂系指动物皮、骨、甲、角等用水煎取胶质,浓缩成稠液状,经干燥后制成的固体块状制剂。外观检查色泽均匀呈半透明状固体,无异常臭味。

15. 膏药剂　外观检查应乌黑光亮,油润细腻,老嫩适度,摊涂均匀,无红斑、无飞边缺口,加温后能粘贴于皮肤上且移动。

16. 橡胶膏剂　外观检查膏面应光洁,厚薄均匀、色泽一致、无脱膏、失粘和漏膏现象,布面应平整洁净,盖衬两端应大于胶布。

（贾彦敏）

第十节　药品陈列技能

商品陈列是一门综合性艺术,是广告性、艺术性、思想性、真实性的集合。它是以商品为主题,利用各种商品固有的形状、色彩、性能,通过艺术造型,来展示商品、突出重点、反映特色,从而引起顾客注意,提高顾客对商品的了解、记忆和信赖的程度,最大限度地引起顾客的购买欲望。药品陈列也是如此,做好药品陈列工作既是促进药品销售的重要途径,又是便利顾客、保管药品的重要手段,还是衡量服务质量高低的重要标志。

一、药品陈列的原则及要求

药品陈列能将药品的外观、性能、特征和价格迅速地传递给顾客,比媒体广告更为直接有效,更能获得消费者的青睐。但是,药品是特殊的商品,与其他商品陈列存在着不同,必须按照《药品经营质量管理规范》的要求进行陈列、摆放。

1. 质量符合规定 陈列药品的质量和包装应符合规定,质量不合格药品、超过有效期的药品不得陈列。

2. 药品与非药品分开陈列 根据商品批准文号,可按药品、食品、保健食品、消毒药品、医疗器械划分区域。

3. 分类陈列药品 应严格按《药品经营质量管理规范》的要求,按剂型、用途、储存要求分类陈列。

(1)内服药与外用药应分开存放,易串味的药品与一般药品应分开存放。

(2)根据药品温、湿度要求,按照规定的储存条件存放。

(3)处方药与非处方药应分柜摆放。

(4)特殊管理的药品应按照国家的有关规定存放。

(5)危险品不应陈列。如因需要,必须陈列时,只能陈列代用品或空包装。

(6)拆零药品应集中存放于拆零专柜,并保留原包装的标签。

(7)中药饮片装斗前应做质量复核,不得错斗、串斗,防止混药。饮片斗前应写正名、正字。

(8)陈列药品的货柜及橱窗应保持清洁和卫生,防止人为污染药品。

(9)陈列药品应按品种、规格、剂型或用途分类整齐摆放,类别标签应放置准确、字迹清晰。

(10)药品陈列前,应按批号顺序摆放,掌握先进先出的原则。

二、药品陈列的技巧

药店商品陈列应考虑药店和顾客的综合利益。在遵守陈列规则的前提下,可充分利用药品包装盒的形状、大小和颜色,考虑卖场空间、卖场色彩协调、卖场照明以及卖场产品搭配能力,运用适当的技巧使陈列更加富有艺术性和感染力,增加顾客的视觉美感,提高顾客的关注率、进店率,提高药品销售的成交率,提高药店的综合形象与档次。

案例

某连锁药店的新店开张,接连几日锣鼓喧天的促销场面吸引了不少顾客。一天上午,顾客张大爷来到药店,想"淘"点实惠的药品。他在药店里闲逛起来,这时,医疗器械货架上的一款进口电子血压计引起了张大爷的注意,他欲取下查看。忽然,从上层货架上掉下来一个礼品盒,砸中了张大爷的头,他顿感头上一阵疼痛,赶紧叫来工作人员。虽然店长热情、及时地为张大爷做了检查,可张大爷一想起这件事儿就心有余悸,便宜药没"淘"着,反搞了"一头包"。

案例分析与指导

陈列就是要将商品放在最能促进销售的合适位置,一切陈列的出发点是为了销售。药品陈列需要精心设计才能达到向顾客展示、促销的目的。因此,在遵守药品陈列原则的前提下,可根据药品包装的形状、色彩、功能,通过艺术造型,来展示商品、突出商品,最大限度地提升顾客的购买欲望。但同时,也要便于顾客的拿取和挑选,对于一些笨重的、易碎的、会给顾客带来人身伤害的商品,应放在货架的底层,避免意外事件的发生。

(一)集中陈列

按药品规格大小、价格高低、等级优劣、花色繁简、使用对象、使用价值的关联性、品牌产地等顺序进行陈列,便于指导顾客选购。可采用纵向分段陈列,每段陈列不同商品,以表现出商品的色彩调节作用,给顾客品种多的感觉;也可采用横向分段陈列,每层陈列不同商品,以突出中间段的药品;或将两种方式结合起来灵活采用。

(二)特殊陈列

1. **橱窗陈列** 利用药品或空包装盒,采用不同的组合排列方法展示季节性、广告支持、新药品种及重点促销的品种。包括:综合式橱窗陈列、系统式橱窗陈列、主题式橱窗陈列、季节性橱窗陈列等。

2. **专柜陈列** 按品牌设立专柜,一般为同一厂商的各类药品陈列在同一专柜。

3. **按功能陈列** 将相同或关联功能的药品放在同一专柜。如糖尿病专柜。

4. **利用柱子的"主题式"陈列** 如果店铺的柱子比较多,可将每根柱子作"主题式"陈列,不但特别而且能营造气氛。

5. **端架陈列** 端架指双面的中央陈列架的两端。端架陈列可进行单一大量的药品陈列,也可几种药品组合陈列。主要展示季节性药品、广告支持药品、新药品、重点促销药品等。

6. **架上、中、下分段陈列** 上段主要陈列"希望顾客注意"的药品、推荐的药品、有意培养的药品;中段主要陈列价格较便宜、利润较少、销量稳定的药品;下段主要陈列周转率高、体积大或较重的药品,也可陈列需求弹性低的药品。

7. **黄金位置陈列** 一般将中等身材的顾客主动注视及伸手可及的范围,即地面上 60~180cm 称为有效陈列范围。其中最易注视的 80~120cm 称为黄金位置。此位置一般陈列重点推荐的药品,如有特色的药品、品牌药品、独家代理或经销的药品等。

8. **量感陈列** 量感陈列的商品数量要充足,给消费者以丰满、丰富的印象,使消费者产生有充分挑选余地的心理感受,进而激发购买欲望。陈列方式有堆头陈列、多排面陈列、岛型陈列等。一般在季节性促销、节假日促销、新产品促销、顾客大量购买等情况下使用。

三、陈列药品的质量养护

1. **药品陈列环境检查** 应定期检查药品陈列环境是否符合规定要求,并予以记录,见表3-9。

表 3-9　药品陈列环境及储存条件检查记录表

_____年____月

部位	检查内容	处理	备注
环境、门、窗、锁	□整洁卫生 □防蚊虫 □防鼠 □密封 □防漏 □防盗		
货架、柜台、标识	□齐备 □完好 □醒目		
消防器材、电源线	□完好 □定置 □按规定检修、养护 □有安全隐患（裸漏、破损等）		
空调、冰箱、温度计	□齐全 □完好 □按规定开启使用		
药品陈列条件	□避光 □通风 □温度适宜		
冷处贮藏药品的存放	□符合要求 □不符合要求		
外观及包装质量	□潮湿 □发霉 □虫蛀 □鼠咬 □积热 □无异常 □完好		
综合结论	□符合 GSP 规定 □基本符合 □不符合		
检查情况落实		年　月　日	

注:检查后在相应的"□"内画"√"或"×",结论不符合规定时,应注明处理措施及结果。

(1)陈列大厅消防、空调、冰箱、温度计等设施齐备。

(2)陈列药品应按品种、规格、剂型或用途分类整齐摆放,并应做到"四分开",类别标签应放置准确、字迹清晰。

(3)保持营业店堂、药品摆放货架、药品陈列柜及橱窗清洁、卫生,无人为污染。

2. **药房的温、湿度监测和管理**　应在营业厅悬挂温、湿度计,每天上、下午两次检查营业厅温、湿度,并认真做好记录。当温、湿度超出规定范围,应及时采取调控措施,并做好记录,见表 3-10。

3. **药品质量检查和管理**　对陈列的药品应按月进行检查,发现质量问题要及时处理,并做好记录,见表 3-11。

表 3-10　药品陈列环境温湿度记录表

_____年____月

表号_____适宜温度范围_____～_____℃　　适宜相对湿度范围_____%～_____%

日期	上午					下午					记录员
	库内温度(℃)	相对湿度(%)	调控措施	采取措施后		库内温度(℃)	相对湿度(%)	调控措施	采取措施后		
				温度(℃)	湿度(%)				温度(℃)	湿度(%)	

表 3-11 陈列药品质量养护检查记录

编号： 检查日期： 年 月 日

序号	通用名	商品名	规格	生产企业	批号	有效期	单位	数量	质量状况	养护措施	处理结果	养护员

（1）检查药品包装有无包装破损、外包装变形，有无受潮、发霉等异常现象。

（2）检查药品外观性状情况，重点检查易变质品种或近效期品种有无可疑质量问题。

（3）对陈列在柜台内的药品应防止阳光直射而发生化学变化导致药品变质。注意采取适当措施，保证陈列药品的质量不受影响。

（4）需要冷藏的药品应存放在冷藏柜内，并做好温度记录。

（5）对储存中发现有质量疑问的药品，不得摆上柜台销售，应及时向药房负责人汇报，并尽快进行处理。

（6）凡过期、失效、霉烂变质的药品不得在柜销售，应立即从货柜上撤出，放入不合格药品区内集中处理，并做好不合格药品处理的记录，见表 3-12。

表 3-12 不合格药品处理记录表

药品通用名		商品名	
规格包装		数量	
批号		批准文号	
生产厂家		购进单位	
不合格原因：			
质量确认意见： 签名： 年 月 日		处理意见： 签名： 年 月 日	

（续 表）

质量负责人意见： 　　　签名：　年 月 日	企业负责人意见： 　　　签名：　年 月 日
销毁时间：　年 月 日 时 分 销毁方式： 销毁地点： 销毁人员： 监督人员：	需要说明的问题：

注：如果是多个不合格药品一起处理，表格不够填可附清单，清单上写明药品名称、规格、数量，且要有销毁人员和监督人员签名。

（贾彦敏）

第四章　药学信息服务

第一节　药学信息服务概述

药学信息也称为药物信息或药品信息,其内容非常广泛。广义的药学信息包括了药学学科的所有方面的信息,甚至还涉及大量的医学学科的信息。如药品的研发信息、药品专利信息、药品生产和上市信息、药品价格信息、药品的监督管理信息、药学教育信息、药学专业学科的信息、药物使用信息、疾病变化、生理病理状态、耐药性、健康保健信息等。狭义的药学信息,是指为实现疾病治疗合理用药所需要的信息,它涉及的内容也十分广泛,只要与用药有效、安全、经济有关的信息均属于药学信息,包括了药物的研发、生产、经营、检验、使用等全过程的每个方面的信息,但集中表现的是药品临床使用信息。

> **知识链接**
>
> **药学信息**
>
> 　　美国阿拉巴马大学附属医院药剂科给药学信息下了定义:药学信息是一种客观的,经科学产生和实证,涉及药物的药理学、毒理学和治疗用途的知识和资料。它包括(但不仅限于此)药品的化学名、结构、特性、鉴别、诊断或治疗的适应证、作用机制、推荐剂量和剂量方案、用法、吸收代谢、解毒方法、排泄、副作用、不良反应、禁忌证、相互作用、化学和治疗学的配伍禁忌、药品价格、优点、征兆、中毒症状和处理、临床疗效、对比资料、临床数据、药物使用数据,以及在患者用药、诊断和治疗中其他任何有用的资料。

药学信息服务是指药师进行的药学信息的收集、保管、整理、评价、传递、提供和利用等工作。其核心是以循证药学的理念为临床提供高质量、高效率的用药相关信息,帮助解决患者的实际问题。药学信息服务起源于 20 世纪 60 年代,随着信息技术的快速发展,药学信息服务得到了广泛的认可和推广,是药师在工作中必备的基本技能之一。

一、药学信息服务的特点

药学信息服务作为药学服务的基本职能,具有药学专业工作、信息工作和服务工作的多重特点。

(一)药学信息服务是以患者合理用药为中心的专业技术工作

药学信息服务的最终目的是实现患者的合理用药。因此,如何确定、评价和实现治疗目的,涉及药学的所有学科,如药剂学、药理学、药物化学,以及很多的医学专业知识等。做好信息服务工作不仅需要系统地收集药学信息,还需要对信息进行评价和实现有效的管理。

(二)药学信息服务是需要不断更新的、持续性的工作

药学信息是不断涌现的,新药也在不断上市,现有药品新的临床研究文献和报道不断产生,因此,在用药实践中要求持续性地收集、评价、存储最新的药学信息,才能做好药学信息服务工作。

(三)计算机及网络信息技术是药学信息服务工作的重要手段

计算机及网络信息技术的高速发展,不仅为药学信息的有效管理提供了可靠的工具,而且极大地提高了获得药学信息的方便性。同时,计算机还能够完成处方审查,自动地对医师所开的处方进行监测,发现其中潜在的不合理用药问题,预防药物不良事件的发生。

二、药学信息服务的对象

药学信息服务工作的对象包括了医师、护士、患者及其家属等,从而满足各方面人员的需要。

(一)医务人员对药学信息的需求不断增长

随着药学事业的飞速发展,药品推陈出新的速度加快,药品品种、剂型、规格、用途、用法名目繁多,药学信息服务可为医务人员提供患者用药过程中可能遇到的各种信息。

(二)药学人员对药学信息的依赖日益加重

药学人员无论是开展药品的采购、储存、销售工作,还是开展临床药学服务、药品治疗效果评价、处方点评、合理用药监测和新药研制开发等都离不开药学信息。

(三)患者已成为利用药学信息的主流人群

为了提高患者药物治疗的依从性,最大限度地提高药物治疗的效果,药师应了解患者的病情和治疗效果,及时告知药品正确的用法用量,向患者解释药物治疗中的有关问题,并提醒患者及其家属用药注意事项,预防药品不良事件的发生。随着药品卫生知识的普及和大众自我保健意识的加强,药品使用者积极主动地参与到药物治疗过程中,他们更加迫切要求提供药学信息服务。患者应成为药学信息服务的核心。

随着"大健康""治未病"理念的推广,健康、亚健康人群也都进入药学信息服务的目标人群。

三、药学信息服务的目的

药学信息服务是通过收集药物安全性和有效性等信息,提供用药咨询服务,指导合理用药。

(一)促进合理用药的广泛开展

在药物治疗过程中,药物的合理使用需要通过不同人员的参与和协作才能完成。比如,医师正确地诊断和制定医嘱,药师及时准确地调配药品,护士正确地执行医嘱,患者依从医嘱正确地用药。在这一过程中,药学信息服务将医师、药师、护士和患者联系起来,共同以合理用药为目的,成为一个相互协作的整体,发挥着提供药物治疗决策依据、促进各类人员互相沟通的作用,推动整体合理用药水平的发展和提高。

(二)提升药师的核心价值

药学信息服务是药学服务的基础和必要组成部分,是药师应有的工作模式。通过向患者提供各种药学信息服务,保证患者用药安全、有效、经济、适宜,符合患者实际利益的需要,强化了药师在疾病治疗过程中的作用,进一步体现和发挥了药师的专业价值,大大提升了药师核心竞争能力。在社会药店,药学服务已经成为行业竞争的焦点,是同行业间差异化经营的必由之路,药学服务能力是真正意义上的核心竞争力。

(三)完善和实施药品不良事件的报告制度,参与上市药品再评价

开展药学信息服务,及时发现并分析、上报药品的不良反应信息,参与对药品使用的评价,为药品监督管理部门提供药品在临床使用中的再评价数据,确保药品使用的安全可靠。

(四)确保药学服务水平的提高

开展有关药学信息服务的研究工作,不断探索、总结、创新更多更好的药学信息服务方式和技术,为药学服务开辟新的活动领域,可促进药学服务水平的持续提高。

四、药学信息服务的内容

药学信息服务的具体内容主要有以下几类。

(一)实现药学信息的有效管理

利用网络、书籍、期刊等方式,搜集、整理与药品使用相关的文献信息,将来自各信息资源的信息按照产品的可获得性、产品使用的合法性、药品不良反应、配伍变化、处方成分、剂量、给药方法、药物相互作用、鉴别、药动学、治疗作用、疗效、孕期和哺乳期安全性、毒性史及中毒等进行整合、分类,经过筛选、评价后统一存档,妥善保管各类信息资料,为药学信息需求提供保障。

(二)接受患者及其家属、健康工作者咨询

通过药讯、培训、讲座、在线教育或互动等形式,向患者、患者家属、健康工作者和其他人员进行药学信息传递。在获得完整的患者背景信息的前提下,确定咨询者特有的问题,从而帮助其查明所需信息,提供优质服务,解决实际问题。

(三)开展医学药学信息服务

以疗效、安全性、费用和患者因素为科学依据,建立和维护医院处方集,为临床提供科学、全面的用药指导;提供用药审查服务,提示用药方案中潜在的问题,以便医师制定更好的用药方案。

(四)开展信息咨询服务的跟踪评价

将提供的信息要求、信息来源、信息服务效果及反馈情况加以记录和跟踪,确定所提供信息的效用和患者的需求,及时收集药物的临床使用情况,对药品的使用进行评价,一方面不断积累信息服务的经验和素材,另一方面为药品监督管理部门提供药品使用过程中的再评价数据。

(五)开展药物警戒和不良反应报告

通过开展药学信息服务,有效防止并及时发现、评价药品在使用过程中发生的不良事件或其他任何可能与药物有关的问题,及时发现并分析、上报药品不良反应。

(六)促进药学信息的交流与合作

对不同机构的药学信息进行科学的整合、交流,可对医师、药师、药学学生、药店店员和其他健康工作者进行药学信息的教育和培训,也可促进不同组织机构之间的药学信息交流和合作。

(梁安鹏)

第二节 药学信息服务的常用资料

药学信息的来源丰富多样,信息的类型也有许多种。通常按照药物信息来源分为 3 级:①一级信息源,包括实验性和观察性研究(一手资料),主要出现在专业期刊和学术会议论文中,如期刊论文、学术报告、专利文献、会议文献、研究报告、专著、译文等;②二级信息源,包括索引或文摘,如目录、题录、索引、文摘等,常作为检索工具;③三级信息源,是指在一级和二级文献的基础上归纳、综合、整理后的出版物。随着信息技术的飞速发展,各种信息资源传递的载体也愈加丰富。药师最常用的参考资料包括:药品说明书、药品标准、药品集、百科类图书、药学专著或专业书籍,以及来源于数据库、网站、微信公众号的资料等。

药学信息服务的常用资料

一、药品说明书

药品说明书是载明药品信息的法定文件,是选用药品的法定指南,具有重要的法律意义和技术意义。

药品说明书是药品情况说明重要来源之一,也是医师、药师、护士和患者治疗用药时的科学依据,还是药品生产、供应部门向医药卫生人员和人民群众宣传介绍药品特性,指导合理、安全用药,普及医药知识的主要媒介。

案例

患者洪某在怀孕 6 个月时,由于哮喘到医院妇产科检查,该院医师在看了 B 超报告单和诊断一切正常后为她开了维生素 C、维生素 K_4、舒喘灵(沙丁胺醇)3 种药物,患者回家服药后约 30 分钟就发现羊水破了,送医院手术取胎,胎儿已死。患者及其家属发现医师所开舒喘灵的说明书上标明"孕妇禁用",因此认为是医疗事故,要求医院赔偿,遂将医院和处置医师起诉到法院。医院解释说该药在教科书上记载可以给孕妇服用,因此不同意赔偿。

案例分析与指导

沙丁胺醇口服制剂的说明书大部分没有"孕妇禁用"记载,只是记载:"因为 β_2-肾上腺素受体阻断剂可舒张子宫平滑肌,故妊娠妇女使用时要权衡利弊"。但个别厂家,特别是本案中孕妇使用的厂家药品说明书中注明"孕妇禁用"。

药品说明书是通过国家有关行政管理部门批准,具有法律效力的文件。一般情况下,如果不与《中华人民共和国药典》及其相关文件冲突,则必须依照执行,诊疗规范也应以药品说明书为准。而教科书或其他药学著作的内容一般是医学界公认的观点,但不具有法律效力。

《中华人民共和国药品管理法》规定,药品必须附有说明书,新药审批后的说明书,不得自行修改,药品说明书核准日期和修改日期应当在说明书中醒目标出。药品说明书可以作为药品管理领域一系列法律事实的认定依据,包括判定假药、劣药、缺陷药品、虚假药品广告和药品召回对象的认定依据。

二、常用药学专著

药学信息资源丰富繁杂,药学专著种类繁多,有些药学专著反映药物的综合信息,有些重点反映药物在某一方面的作用。

(一)药物综合信息

1.《中华人民共和国药典临床用药须知》 《中华人民共和国药典临床用药须知》由国家药典委员会组织编写。分为3卷:①中药饮片卷;②中药成方制剂卷;③化学药和生物制品卷。《中华人民共和国药典临床用药须知》是《中国药典》的配套用书,对临床用药和编写药品说明书具有权威指导意义。

2.《中国国家处方集》 《中国国家处方集》是我国首部为提高医疗质量和药物治疗水平,由国家卫生主管部门组织编写的规范临床用药行为、指导和促进临床合理用药的专业指导文件。该处方集采取"以病带药"的编写模式,以优先使用基本药物为选用原则,针对临床上常见、多发和以药物治疗为主的疾病,提出了用药原则和具体药物治疗方案,并详细列举了每个病种的症状和治疗策略及药品名称、剂型、规格、剂量、用法、价格、作用机制、临床应用、适应范围、相互作用、不良反应、注意事项、禁忌证、合理用药提示、剂量增减提示等信息,基本满足了临床常见病、多发病及重大、疑难、复杂疾病抢救与治疗的需要。

3.《国家基本药物处方集》 《国家基本药物处方集》科学遴选基本药物,结合我国基层用药特点和水平,按照科学、严谨、简明、实用的原则,制定具有中国特色的国家基本药物处方集。该处方集注重与临床常见病、多发病、慢性疾病特别是重大疾病防治的衔接,覆盖了19大类疾病,254个病种,有针对性地增加了适用于老年人、妇女、儿童科学诊疗与合理用药的专项内容。该处方集对于指导基层医疗卫生机构医务人员合理用药、提高用药水平、防止药物滥用、维护人民群众健康权益具有重要意义。

4.《新编药物学》 该书于1951年出版第一版。书中对国内外常用药物的性状、药理作用、适应证、用法和用量、不良反应、禁忌证、注意事项、药物相互作用等内容均有简略介绍,其引论和附录等内容有助于解决药学实践中的实际问题。为了管理工作的需要,该书在多数药物品种下列出了该药的国际通用"ATC编码"。

5.《新编国家中成药》 该书汇集了我国30多年来批准上市的中成药品种,将中成药标准中制法、检验部分的内容略去,使主要内容一目了然,满足了中成药实际使用者的需要。

6.《中成药临床选用指导图解》 该书将西医的病与中医的证相结合,以图解的形式,对200多种常用中成药进行分类介绍。分类原则以辨病为主,内容则以辨证为主,做到病证结合。在具体介绍药物时,突出其中医证候的适应证,包括脏腑辨证、八纲辨证和气血阴阳辨证等;同时还提示在疾病的轻、中、重等不同分级,或早、中、晚等不同分期,或急性期、慢性(或迁延)等不同病期时选用药物的原则。

7.《临床药物指南》 该书以《国家基本药物目录》为基础,根据各级医院临床各科用药特点,从作用、应用、注意、制剂等方面进行介绍,较全面地反映了目前国内临床用药情况。

8.《医师案头用药参考》　该书收载了常用中成药(含民族药)、化学药(含生物药、植物药)等临床医师药物治疗必要的内容。

9.《抗菌药物临床应用指南》　该书包括概述、抗感染药简介、常见感染性疾病的抗感染治疗及附录内容,收载的抗感染药包括抗菌药、抗真菌药、抗病毒药、抗原虫药等。以已上市的常用国内外品种为主,并包括少数正在进行临床试验即将在国内上市的品种。

10.《马丁代尔药物大典》　该书由英国皇家药学会出版。全书收录5500余种药物专论、128000种制剂、40700篇参考文献,涉及660余种疾病和多个国家生产商的信息。其特点是每一章先介绍疾病,再介绍药物,"医中有药,药中有医";使用方便快捷,有利于快速检索各种信息。

另外,反映药物综合信息的国内外专著还有很多,如《实用临床中药学·中成药部分》《药物信息手册》《药物事实与比较》《美国医院处方集服务处:药物信息》《医师案头用药参考》《美国药典药物信息》《英国国家处方集》等。

(二)药品不良反应

1.《药品不良反应》　该书内容包括临床常用药品所致药品不良反应、药品不良事件和药源性疾病的临床表现和防治。

2.《梅氏药物副作用》(*Meyler's Side Effects of Drugs*)　该书由 Elsevier 出版公司出版,每4年更新一次,该书按照药物分类编写,提供对各国药品不良事件文献的汇总和严格评价。

3.《药品不良反应信息大全》　该书分为总论、各论和附录3个部分。总论部分简要介绍了现代医药学、传统医药学对药品不良反应的认知历程和基本概念,同时对药品不良反应监测以及药源性疾病的基本理论进行概述;各论分为化学药及生物制品不良反应、中成药不良反应、药材及提取物不良反应3个部分,分门别类对9000多种药品的不良反应进行叙述;附录包括与药品不良反应相关的药政法规摘要和中成药中含化学药品原料的品种汇总表两部分内容,是对本书正文内容的补充和完善。

(三)配伍禁忌和稳定性

1.《最新450种中西药物注射剂配伍禁忌应用检索表》　该表收录了450种临床使用的注射剂配伍禁忌信息。中药和化学药可实现分类查询,药名按照药品汉语拼音顺序排序,方便读者使用。

2.《临床静脉用药:调配方法与配伍禁忌速查手册》　该手册可快速、方便、准确地查询我国现有常用静脉注射剂的溶媒选择、调配方法、滴速、禁忌配伍药物、注意事项等信息。

3.《注射剂的配伍及合理使用》　该书按照《国家基本药物目录》中所列药物的顺序遴选所有注射剂品种进行撰写,分别介绍药品的性状及稳定性、适应证、用法用量、适宜溶媒、给药速度、配伍禁忌、解救药与措施、合理用药提示等内容,便于读者针对性阅读。

4.《注射药物应用手册》　该手册针对注射给药过程中常见问题,从药理作用、临床应用、给药方法、注意事项、药品不良反应、药动学和药效学相互作用、配伍理化变化等方面对注射用药进行了介绍,其中注射用药配伍资料占用了较大篇幅。

5.《药品注射剂使用指南(美国〈药品注射剂手册〉)》　该书内容是从2480多种有关药品注射剂稳定性和配伍禁忌的研究报告中遴选出来的,由134个药品专题构成,为科学、有效地使用注射剂及合理配伍提供依据。

6.《注射药物手册》(*Handbook on Injectable Drugs*)　该手册由美国卫生系统药师协会出版,常被称为《Trissel 注射药物手册》。该书袖珍本的中译本《药品注射剂使用指南》由上海科学技术出版社出版。

（四）药物相互作用

1.《药物相互作用的分析与处理》 该书由 Facts & Comparisons 公司出版，主要讲述已被确认有临床意义的药物相互作用的机制和处理意见，还提供相互作用的严重程度以及可能对患者的影响等内容。

2.《Stockley 药物相互作用》 该书由英国皇家药学会出版，对药物相互作用提供简要的说明并提供原始文献参考引文。

3.《药物相互作用基础与临床》 该书可以查阅 2500 余对药物相互作用的临床表现、临床证据、作用机制和参考文献，是一本关于药物相互作用的工具书。

4.《中西药物相互作用》 本书是在广泛搜集国内外有关文献资料的基础上，结合临床经验编写而成。对临床医师熟悉中西药物的相互作用具有十分重要的意义。

（五）妊娠期和哺乳期用药

1.《妊娠期和哺乳期用药》 该书是由 Lippincott Williams & Wilkins 出版公司发行的工具书，涉及妊娠期与哺乳期间使用的药物达到 1000 多种。该书对收录的每个药物都明确给出了妊娠期的危险等级和相关临床文献。

2.《妊娠期和哺乳期安全用药速查》 该书以安全用药为基本原则，根据妊娠期和哺乳期的生理特点和药物治疗特点，详细介绍了妊娠期和哺乳期用药特点、用法用量、不良反应和注意事项等内容。

（六）药理学与药物治疗学

1.《临床药理学》 该书把药理学和临床医学紧密结合，系统地阐明药物在人体内作用规律以及药物与人体相互作用关系，并详细介绍各类药物的药理作用、临床药理和治疗作用，提供了有关的药效动力学、药代动力学和合理用药的信息与资料。

2.《古德曼·吉尔曼治疗学的药理学基础》 该书英文版由美国 McGraw-Hill 公司出版，是一本经典的药理学教科书。书中有许多药物的药动学和药效学的信息内容，其特点是将药理学的原理与临床实践紧密结合。

3.《药物治疗学》 由 McGraw-Hill 公司出版。该书按照疾病分类编写，对疾病的病理生理学、流行病学和治疗方法等诸多内容都有详细的阐述。

（七）医学

1.《实用内科学》 该书对各种疾病的病因、病理生理、临床表现以及诊断治疗等都有详细的阐述。

2.《西塞尔内科学》 该书是由国际著名医学专家共同撰写的一部医学巨著。该书既有印刷版、CD-ROM，也有互联网的形式。

3.《哈里森内科学原理》 该书由 McGraw-Hill 公司出版。该书担当着临床医学导论的角色。

4.《默克诊疗手册》 该书有中文译本。其中文译本可以在默克公司网站（http://www.merck.com/mrkshared/mmanual/home.jsp）上免费阅读。

（八）药品标准

1.《中华人民共和国药典》 简称《中国药典》。现行《中国药典》分为四部：一部收载药材和饮片、植物油脂和提取物、成方制剂和单味制剂等；二部收载化学药品、抗生素、生化药品以及放射性药品等；三部收载生物制品；四部收载通则，包括制剂通则、检验方法、指导原则、标准物质和试液试药相关通则、药用辅料等。《中国药典》是具有法律性质的国家药品标准，是国家为保证药品质量可控,确保人民用药安全有效而依法制定的药品法典,是国家药品标准体系的核心,是药品生产、供应、使用、检验和管理部门判定药品是否合乎国家规定的共同依据,也是开展国际交流合作的重要内容。

2.其他国家或地区药典

(1)《美国药典》(USP)、《美国药典/国家处方集》(简称 USP/NF)是美国政府对药品质量标准和检定方法做出的技术规定,也是药品生产、使用、管理、检验的法律依据。NF 收载了USP 尚未收入的新药和新制剂。

(2)《英国药典》(BP)是英国药品委员会正式出版的英国官方医学标准集,是英国制药标准的重要出处,也是药品质量控制、药品生产许可证管理的重要依据。

(3)《欧洲药典》为欧洲药品质量检测的唯一指导文献。所有药品和药用底物的生产厂家在欧洲范围内推销和使用的过程中,必须遵循《欧洲药典》的质量标准。

三、常用中文药学期刊

1.《中国药学杂志》　该杂志是综合性药学学术刊物,是一本反映我国药学各学科进展和动态的专业性学术期刊。

2.《中国中药杂志》　该杂志主要报道我国中医药科研领域的新成果、新技术、新方法与新思路,可供中医药科研、管理、生产、教学及医院药房等专业人员参考。

3.《中国医院药学杂志》　该杂志主要介绍国内外医院药学创新性成果、药学先进技术、临床合理用药、中西药制剂、医院调剂、医院药学学科的科学管理与改革、药学基础知识及理论等。

4.《中国新药杂志》　该杂志以我国自主创制的新药为重点,跟踪世界新药研发前沿,报道我国新药开发研究与应用最新成果,宣传新药政策法规和审评技术,传播化学药、中药、生物医药领域新进展,介绍世界上市新药。

5.《中国药科大学学报》　该杂志主要刊登合成药物化学、天然药物化学、生药学、中药学、药剂学、药物分析、药物生物技术、药理学、药代动力学等学科的原始研究论著。

6.《沈阳药科大学学报》　该杂志设有药剂学、药物化学、药物分析学、药理学、中药研究、生物药学、医药经济、综述等栏目。

7.《中国药房》　该杂志主要栏目分为 4 个专题:第一周刊为"药房与药事"专题;第二周刊为"药房与临床"专题;第三周刊为"药房与中药"专题;第四周刊为"药房与基本药物"专题。

8.《中国药店》　该杂志主要设有改革与探索、药业专论、市场经纬、实验研究、药房管理、医院制剂、药物经济学、用药分析、临床药学、药物与临床、药品监督、药品检验、不良反应监测、综述讲座、药师之友、中药视窗、业界风采、药品荟萃、药店链接、OTC 讲座等栏目。

9.《中国药师》　该杂志是综合性药学学术期刊,主要登载药品科研、生产、经营、管理及临床使用诸多方面的研究成果与工作经验等。

10.《中国执业药师》　该杂志重点关注药物治疗的安全性、有效性、经济性、适当性,同时报道各地医药科研成果、介绍实验研究与临床实践、传播医药新理论、交流药学新技术等。

11.《药物不良反应杂志》　该杂志专门报道药物的不良反应及安全用药,其内容密切结合临床,学术性、实用性强。

12.《中国抗生素杂志》　该杂志是我国目前抗生素及微生物药物领域的专业性学术期刊,其宗旨是宣传报道我国抗生素及微生物药物科研、生产、临床应用等方面研究进展。

四、常用药学数据库及网站、微信公众号

随着信息技术的飞速发展,网络已成为各种信息资源传递的重要载体,为医药工作者营造了一个崭新的学术和交流空间。从事药学科研、教育、服务、销售等领域的工作者利用网络获得医药信息将更加方便和高效,也将大力促进药学各领域的发展。

(一)药学信息数据库

1. 国外常用的药学信息数据库　MI-CROMEDEXR 数据库。

2. 国内常用的药学信息数据库　目前,国内常用的药学信息数据库主要有 MCDEX 合理用药信息支持系统、CDD 上市药品标准化基础数据库信息系统、PASS 合理用药信息监测系统、临床药物咨询系统、药物咨询及用药安全监测系统、处方审核与点评系统、抗菌药品使用分析及控制系统等。

(二)医药文献数据库

1. 国家科技图书文献中心网络资源(www. nstl. gov. cn)

2. 中国知网(www. cnki. net)

3. 万方数据资源系统(www. wanfangdata. com. cn)

4. Pubmed/Medline 数据库

5. Embase 数据库(www. embase. com)

6. Toxnet 毒理网数据库(toxnet. nlm. nih. gov)

(三)常用药学网站和微信公众号

1. 常用药学网站

(1)国家药品监督管理局:http://www. nmpa. gov. cn/。

知识链接

网　站

网站是指在因特网上根据一定的规则,使用 HTML(标准通用标记语言下的一个应用)等工具制作的,用于展示特定内容相关网页的集合。简单地说,网站是一种沟通工具,人们可以通过网站来发布自己想要公开的资讯,或者利用网站来提供相关的网络服务。人们可以通过网页浏览器来访问网站,获取自己需要的资讯或者享受网络服务。

---

(2)中国食品药品检定研究院:http://www. nicpbp. org. cn/。

(3)国家药品监督管理局药品审评中心:http://www. cde. org. cn/。

(4)国家药典委员会:http://www. chp. org. cn/。

(5)国家中药品种保护审评委员会(国家市场监督管理总局食品审评中心):http://www. zybh. gov. cn/。

(6)中华人民共和国国家卫生健康委员会:http://www. nhc. gov. cn/。

(7)国家中医药管理局:http://www. satcm. gov. cn/。

(8)中国药学会:http://www. cpa. org. cn/。

（9）丁香园药学：http://www.dxy.cn/cms/。

（10）中国医药信息网：http://www.cpi.ac.cn/。

（11）中国医药网：http://www.pharmnet.com.cn/。

（12）中国药物评价网：http://www.drugchina.net/。

（13）中国医学科学院医学信息研究所：http://www.imicams.ac.cn/。

（14）药物分析杂志：http://www.ywfxzz.cn/。

（15）中国新药杂志：http://www.newdrug.cn/。

（16）中国药学杂志：http://www.zgyxzz.com.cn/CN/volumn/current.shtml。

（17）中国生物医学文献服务系统（CBM）：http://www.sinomed.ac.cn/。

（18）百姓寻医问药全网：http://bxxyww.com/index.html。

（19）中药材种子价格网：http://www.dnyczz.com/。

（20）三九健康网：http://www.39.net/。

（21）37℃医学网：http://www.37med.com/。

2. 常用药学微信公众号

（1）连锁企业门店运营管理培训：liansuoyunying，提供连锁企业经营管理知识、门店管理经验、连锁品牌营销、连锁培训咨询、连锁实战经验交流、连锁行业资讯。

知识链接

微信公众号

微信公众号是开发者或商家在微信公众平台上申请的应用账号，该账号与QQ账号互通，通过公众号，商家可在微信平台上实现与特定群体进行文字、图片、语音、视频的全方位沟通、互动，形成了一种主流的线上线下微信互动营销方式。

（2）药圈：wwwyaoqnet，提供药学相关信息。

（3）健康报：jkb1931，专注于提供专业、权威、科学的卫生与健康知识。

（4）第一药店财智：yaodiancaizhi，提供中国药品零售业深度研究、热点资讯、运营干货、标杆企业、榜样人物等信息。

（5）药店人：yaodianren520，药店人交流、互动、学习、娱乐的平台。

（6）二十一世纪药店：cn21ydb，全景展示中国药品零售业态与竞争格局；以精准的终端需求把握，全面提升药店一线从业人员的职业技能与专业素养。

（7）医药经济报：nfsyyjjb，与中国医药经济全球化历程同步，解读全球产经数据，引领主流思维创新，为促进公众健康及医药发展提供智库解决方案。

（8）门店运营管理：MDYYGL，旨在分享门店管理智慧，传授业绩提升之道。

（9）医药地理：pharmadl，致力于提供快速、准确的业界动态和行业资讯。

（10）食药法苑：FoodandDrugLaw，提供食品、药品法律信息，解读食品、药品法律政策，探讨食品、药品法律问题。

（11）中国药店：zgyd666，分享中国药品零售业的重磅资讯。

(12)药店智汇:yaodianzhihui168,分享最新、最实战化的药店经典案例分析。

(13)医药云端信息:drugist,提供关于医药营销、招标、药政,以及行业的未来趋势。

(14)临床药师网:clinphar2007,国内临床药师学习交流平台。

(15)OTC新品类:nursegenny,致力于OTC药品、药妆、保健品行业的发展、策划、品牌传播,及时分享、了解行业最新资讯。

(16)当代医药市场网:zs-ey99,致力于医药招商、医药代理、保健品招商等营销服务。

(17)连锁药店:lsyd188,传播连锁药店最新的行业资讯,分享各大药房成功案例。

(18)店讯通:dianxtong,服务于药店终端的APP,为药店管理层提供培训系统、管理OA系统与考核线上工具。

(19)聚康教育:jukangjiaoyu,传播中华传统文化,传授医药健康事业,解除企业家困惑。

(20)药房培训:yfpxwx,学习医药专业知识、产品知识及有奖问答。

(21)合理用药百科:YX-GJW,专为药师打造的乐学空间。

(22)瑞商网:ruishangwang,运用自身核心产品——数据分析软件工具,为门店提供数据诊断服务。

(23)OTC品牌管理:OTCPPGL,品牌宣传、公益服务、传播顶尖医药营销理念等。

(24)医学界临床药学频道:yxj_lcyx,提供实用的用药指南、国内外学术进展、最新学术前沿、基础教育等内容。

五、药学信息服务工具软件

(一)药学信息服务工具软件的相关技术要求

1. **药学信息内容的全面性及可查可写要求**　药学信息应包含药学领域所有知识数据,既包括与药物直接相关的药物信息,如药物作用应用、药动学、药品不良反应、药物相互作用、妊娠用药危险度、药物经济学等,也包括与药物间接相关的信息,如疾病变化、生理病理状态、药品价格管理及可获得性、药政法规、耐药性、健康保健信息等。药学信息的运行过程是在科学实验、临床治疗以及药品生产、流通、使用等实践中产生药学信息,经各种途径传递给医药人员,医药人员在对原始信息进行处理后,按各自需要进一步调节和控制实践,从而得到更符合需要的信息,最后将这些药学信息进行组织和优化,找出其中的规律,总结上升为理论知识。因此,理想的药学信息服务工具软件不仅需要信息查询,更需要信息记录、信息组织和优化功能。

2. **药学信息内容的可利用性及效率要求**　提供全程化药学服务已成为药学发展进步的必然趋势,药学信息服务是全程化药学服务的精髓。药师根据咨询者的需求,对药学信息进行分类、整合,在获得完整的患者背景信息的前提下,选择恰当信息资源,提供信息咨询。并且要进行跟踪评价,确定所提供信息的效用、患者的需求等,将信息要求、信息来源、回答和跟踪情况加以记录。因此,理想的药学信息服务工具必须能够满足药学服务工作的以上全部特征要求,支持药学服务工作者快速、准确、全面地查找、汇总和使用药学信息。

3. **药学信息数据库与数据挖掘要求**　利用计算机技术进行药学信息服务,首先需要不断地收集药学信息,将其存放在数据"仓库"中,也就是建立药学信息数据库;其次要有强有力的分析工具即信息管理系统,能够从大量数据中提取或"挖掘"知识。数据挖掘融合了数据库、人工智能、机器学习、统计学等多个领域的理论和技术,是一门受到不同学科研究者关注的边缘学科。

(二)药学信息集成化管理

> **知识链接**
>
> ### 集　成
>
> 集成是一个整体的各部分之间能彼此有机地、协调地工作,以发挥整体效益,达到整体优化的目的。但集成不是各种信息的简单拼接,而是通过系统集成达到目标一整体性能最优,即所有部件和组成元素合在一起后不但能工作,而且全系统是低成本的、高效率的、性能匀称的、可扩充和可维护的系统。集成属于系统工程中的系统综合、系统优化范畴。

1. 系统集成的概念　系统集成,从字面上讲就是将各功能部分综合、整合为统一的系统。系统集成是一种思想、观念和哲理,是一种指导信息系统的总体规划、实施的方法和策略。系统集成实现的关键在于解决系统之间的互联和互操作性问题,它是一个多类型、多单元、多协议和面向各种应用的体系结构,是通过结构化的综合布线系统技术将各个分离的单元、功能和信息等集成到相互关联的、统一和协调的系统之中,使资源达到充分共享,实现集中、高效、便利的管理。

2. 信息系统集成　信息系统集成是将那些杂乱的独立运行的应用系统("信息群岛"),变为集成化的信息系统("信息大陆")的过程。它是将原来没有联系或联系不紧密的单元组成为有一定功能的、紧密联系的新系统,具体表现在各个单元要素"存则分,用则合",能根据系统使用者的需要,在各个元素信息库中迅速准确地调用相关信息并有效整合为一个信息群大陆,供发出指令者参考使用。

> **案例**
>
> "药物集成"是以独特系统集成信息管理方案建立的药物学信息数据库为基础、图书与计算机查询系统内容对应并能相互支持的药物信息查询工具书及查询软件。采用数据库集成原理对药物信息进行收集分类处理,并设置出符合逻辑学、统计学、管理学以及人工智能的查询功能,实现了药物信息的可查、可写、可转换,是药学信息的专业化采集、挖掘工具软件。共收录药材及提取物、中成药、民族药制剂、化学原料药及药用辅料、化学药制剂、生物制品24445种,以及中药材鉴别特征图片2500余幅、化学药结构式图片1600余幅。
>
> "药物集成"计算机查询系统为药物信息的检索提供了代码查询(包括通用名全名拼音代码、药品别名拼音代码、核心词拼音代码、英文代码的精确及模糊定位查询)、化学药制剂分类查询、生物制品分类查询、中成药分类查询、民族药制剂分类查询、药材及提取物分类查询、特殊管理药品(含麻醉药品、精神药品、医疗用毒性药品、易制毒药品以及兴奋剂药品)分类查询、非处方药分类查询;提供了药品名称包含字段过滤查询、药物集成序号查询等多库、多窗口检索,化学原料药带有结构式,中草药带有彩色图谱,同时可查阅产品商品名、生产厂家、药品规格包装等详细产品信息以及药品质量标准出处信息等;此外,该查询系统对城镇职工基本医疗保险和工伤保险药品也提供了树状结构分类查询、拼音代码查询、包含字段过滤查询以及医保药品目录编号查询功能,能够快捷方便地对国家医保药品及省市医保药品进行检索和查询。

"药物集成"计算机查询系统在各个功能检索结果中增加了"查询结果"目录导出文本功能,包括药物信息复合查询结果、药政法规查询结果全部或部分导出文本等,导出的文本文件可利用文字工具软件编辑和打印,还可根据实际需要在"备注"中录入信息,实现计算机数据载体和传统纸质载体间自由转换。

"药物集成"计算机查询系统特别设置使用者维护功能,对药政相关法律法规、药品质量标准、产品信息、医保信息以及使用者认为需要记录的备注内容进行随时更新,补充使用者自己收集整理的有关数据,并纳入系统检索中。各种类型的药物学信息数据,包括文献型数据、数据型数据、事实型数据、概念型数据、图像型数据等,一并纳入"药物集成"的有效管理中,实现了"信息系统集成化"管理的目的。

（梁安鹏）

第三节　药学信息服务实施案例

案例一

患者,男,45岁。因胃溃疡出血收入消化科,护士按医嘱用100ml 5％葡萄糖注射液作为溶媒配注射用奥美拉唑钠进行抑酸治疗,配制后发现溶液变色,咨询药师其变色原因。

药师接到咨询任务后,首先查阅注射用奥美拉唑钠药品说明书,说明书记载:"静脉滴注:临用前将瓶中的内容物溶于100ml 0.9％氯化钠注射液或100ml 5％葡萄糖注射液中。禁止用其他溶剂或其他药物溶解和稀释。"其次,经核实确认没有与其他药物配伍,临床药师需要更多信息支持。

案例分析与指导

查阅资料:在"中国知网"网站主页文献检索窗口录入检索词"奥美拉唑钠配伍",点击检索,从782条检索结果中通过阅读文献摘要筛选出"注射用奥美拉唑钠与3种输液配伍的稳定性观察""注射用奥美拉唑钠和泮托拉唑钠分别与不同pH生理盐水配伍稳定性观察""注射用奥美拉唑钠维持给药稳定性的考察""注射用奥美拉唑钠的配伍禁忌""不同配制方法对奥美拉唑钠制剂色泽稳定性的影响""奥美拉唑钠静脉用药配伍的相互变化及护理对策"等药学文献24篇,下载保存。

药师细致阅读这些文献,汇总后写出初步判断,与下载文献一起交予临床药师。

(1)奥美拉唑钠具有亚硫酰苯并咪唑的化学结构,在使用过程中易受溶液pH、重金属、氧化性和还原性成分等多种因素的影响而出现聚合和变色现象。临床配制时出现的溶液变色现象与临床操作者对奥美拉唑钠药物性质了解不够、操作不规范密切相关。

(2)静脉滴注用奥美拉唑可用0.9％氯化钠注射液或5％葡萄糖注射液作为溶媒。5％葡萄糖注射液pH为3.2～5.5,而氯化钠注射液的pH为4.5～7.0,所以用氯化钠注射液作溶媒更合适。

（3）碘是强氧化剂,如果消毒操作中用乙醇脱碘不彻底或碘伏消毒作用时间不够,微量的碘液渗入瓶内就立即发生化学反应,导致溶液变色。

（4）光线对奥美拉唑溶液分解变色有影响,应尽量避免光线照射。

（5）应现用现配,配置好的输液应在 4 小时内用完。

案例二

门店顾客张大爷,72 岁,哮喘病多年。一年前曾经服用一种中成药颗粒剂,效果满意。几天前旧病复发,但已经记不得具体药物名称,只知道药品名称中有个"黄"字,功能是清热,而且说明书告知忌服"辛辣"。他想再次购买此药。

案例分析与指导

在"药物集成"系统复合查询界面操作,给定条件如下:"("→"药物名称"→"含"→"颗粒"→"确定"→"并且"→"药物名称"→"含"→"黄"→"确定"→")"→"并且"→"功能主治"→"含"→"清热"→"确定"→"并且"→"注意事项"→"含"→"辛辣"→"确定"→检索,结果显示为 7 条中成药品制剂,分别是柴黄颗粒、大黄通便颗粒、黄地养阴颗粒、黄连上清颗粒、双黄连颗粒、双黄平喘颗粒、银黄颗粒。逐个将这几个药名念给大爷听,大爷马上回忆起来是"双黄平喘颗粒",再与大爷欲治疗哮喘病现状相结合,可以确定是该药。

案例三

某急性泪囊炎患者按"鱼石脂软膏＋氯霉素滴眼液＋滴眼用利福平＋头孢丙烯胶囊"药疗方案购买了药物,请给患者制定一份完整的药学信息服务指南。

案例分析与指导

☆☆专业大药房药学信息服务指南

顾客姓名		疾病诊断		
顾客处方编号		本店购买单号		服务者:(签名)

年 月 日

一、疾病信息提示

（一）病因

急性泪囊炎是一种泪囊及其周围组织的急性化脓性炎症,多由慢性泪囊炎转变而来,但也有开始即为急性原发细菌感染者。有时由于泪囊遭受外伤,或在泪道探通中造成假道,或在泪囊手术后细菌感染,也可形成急性泪囊炎。

（二）症状

表现为充血、肿胀、发热、剧疼，重者可引起上下睑及鼻梁部肿胀，结膜充血水肿，流泪加剧，继而形成脓肿，可有波动，若穿破皮肤则形成瘘管。常合并有全身不适、发热、白细胞增多等症状。

（三）并发症

颌下及耳前淋巴结可肿大。

（四）治疗原则

（1）局部热敷或涂鱼石脂软膏，如脓肿成熟可切开排脓，并放置引流条。炎症消退后，按慢性泪囊炎处理。

（2）局部滴用各种抗生素眼液，同时口服抗生素等抗菌药物治疗。

（五）健康处方

（1）早期可以局部热敷，每日 3～4 次，以促进炎症吸收。

（2）忌食辛辣等刺激性的食物。

（3）注意眼部卫生，保持眼部清洁，以防毒邪深入或病变反复。

二、药物应用提示

（一）头孢丙烯胶囊

1. 禁忌证　对本品及其他头孢菌素类过敏患者禁用。

2. 注意事项

（1）使用本品治疗前，应仔细询问患者是否有头孢丙烯和其他头孢菌素类药物、青霉素类及其他药物的过敏史。有青霉素过敏史患者服用本品应谨慎。凡以往有青霉素类药物所致过敏性休克史或其他严重过敏反应者不宜使用本品。

（2）同时服用强利尿药治疗的患者使用头孢菌素应谨慎，因为这些药物可能会对肾功能产生有害影响。患有胃肠道疾病，尤其是肠炎患者应慎用头孢丙烯。

（3）哺乳期妇女服用本品应谨慎。

（4）尚无有关 6 个月以下小儿患者使用头孢丙烯的安全性和疗效的资料。

3. 特别提示　用药前请再次阅读说明书，如果此处内容与药品说明书记载不一致，以药品说明书为准。服用胶囊注意事项如下。

（1）不宜直接吞下胶囊。如果不用水送服药物，直接将胶囊吞下去，会使胶囊的明胶吸水后黏附在咽喉和食管壁上不能快速进入胃肠道中，影响吸收，降低疗效，甚至导致恶心、黏膜损伤、溃疡等不适。

正确的服用方式是：取一杯 100～200ml、温度适中的水，采取站姿或挺胸坐姿，先喝一口水，湿润喉咙和食管，然后把胶囊含入口中，再喝一口水，将胶囊与水一同咽下，不要过度低头或抬头，接着将剩余的水喝完，确保将胶囊冲进胃内。

（2）水温不宜太高。胶囊壳的主要成分是明胶，在冷水中会慢慢吸水变软，而在热水中胶囊壳会迅速融化并溶解，里面的药物很快就全部释放出来，不仅影响口感，而且影响药物的有效性和安全性。例如，在服用肠溶胶囊时，如果水温过高会使胶囊在到达肠道前溶解，里面的药物经过胃酸的作用不能顺利到达肠道发挥原有的治疗效果。

（3）不宜拆开服用。胶囊内的药物为松散的粉末或小颗粒，将胶囊拆开服用，药物粉末或颗粒容易黏附在口腔、咽喉和食管壁等处，一方面使药物不能到达指定部位发挥应有的疗效，另一方面还可能刺激黏膜，甚至形成溃疡等。此外，有些胶囊壳还有缓释、控释的作用，若去掉胶囊壳，药物不能按照设定的速率释放，不仅影响疗效，还会大大增加毒副作用的风险。因此，胶囊必须完整吞服。

（4）不要躺着服药。胶囊容易黏附于食管壁上引起不适，故而服用胶囊时建议患者取坐位或站位，服药后站立或静坐5～10分钟。对于卧床患者，应将其扶起，坐位或半卧位服药，同时多喝水使药物下行入胃，避免残留。胶囊比重较小，吞服时不宜仰头，否则容易卡在食管中。

（5）注意服药时间。多数抗菌药物的吸收受食物的影响，空腹服用吸收迅速，达峰快，疗效佳；而有胃肠道不良反应的抗菌药物(如头孢菌素类、喹诺酮类、甲硝唑、替硝唑、盐酸小檗碱、多西环素等)宜餐后半小时服用。

（二）滴眼用利福平

1. 用药提示　临用时将利福平颗粒、片或药丸倒入溶剂瓶内，振摇溶解后滴入结膜囊内。

2. 禁忌证

（1）对本品过敏者禁用；严重肝功能不全患者禁用；胆道阻塞患者禁用。

（2）乙醇中毒、肝功能损害者慎用。5岁以下小儿应慎用。

（三）氯霉素滴眼液

1. 用药提示　滴于眼睑内。

2. 禁忌证　对本品过敏者禁用。

3. 注意事项

（1）大剂量长期使用(超过3个月)可引起视神经炎或视神经乳头炎(特别是小儿)。长期应用本品的患者，应事先做眼部检查，并密切注意患者的视功能和视神经炎的症状，一旦出现相应表现立即停药。同时服用维生素C和维生素B。

（2）滴眼时瓶口勿接触眼睛，使用后应将瓶盖拧紧，勿使瓶口接触皮肤以免污染。

（3）本品虽是局部用药，但因氯霉素具有严重的骨髓抑制作用，孕妇及哺乳期妇女使用后亦可能导致新生儿和哺乳婴儿产生严重的不良反应，故孕妇及哺乳期妇女宜慎用。

（4）新生儿和早产儿禁用。

4. 特别提示　用药前请再次阅读说明书，如果此处内容与药品说明书记载不一致，以药品说明书为准。

（1）用药前应先检查所用的药名是否正确，不要点错药。有些滴眼液是混悬液(如可的松滴眼液)，滴药前应充分摇匀后再用，以免影响疗效。

（2）应用滴眼剂前宜做好准备：洗净双手，保持仰卧位或坐位，头略后仰；如眼内分泌物过多，应先清理分泌物；左手取一干棉球置于上眼睑处，并轻轻拉下，以露出下穹隆部，右手滴1滴眼药于下穹隆部结膜囊内后，轻提上眼睑覆盖眼球，使药液充满整个结膜囊内。

(3)正常眼结膜囊的容量约为 $20\mu l$,而 1 滴的滴眼液为 $30\sim40\mu l$,滴眼液每次滴 1 滴即够用,不宜太多,否则药液会外溢,还可能引起不良反应。

(4)滴药时不可距眼太近,离眼睑 $2\sim3cm$ 的距离为宜,勿使滴管口碰及眼睑或睫毛,以免污染。

(5)药液不可直接滴在角膜上,滴入滴眼液后不要用力闭眼,以防药液外溢。有外溢时,以干棉球拭去溢出的眼药水,闭眼休息 $1\sim2$ 分钟。

(6)若滴入阿托品、毛果芸香碱等有毒性的药液,滴后应用棉球压迫泪囊区 $2\sim3$ 分钟,以免药液经泪道流入泪囊和鼻腔,经黏膜吸收后引起中毒反应。

(7)如果有几种滴眼液都要使用,前后两种之间必须有间歇(15 分钟左右),不可同时滴入,否则会影响药效,甚至发生不良反应。

(8)如滴眼剂与眼膏剂同时用,应先滴滴眼剂后涂眼膏剂。一般白天宜用滴眼剂滴眼,反复多次;临睡前应用眼膏剂涂敷,这样附着眼表的时间长,利于保持夜间的局部药物浓度。

(9)双眼都需要用药者,应按"先健眼、后病眼"的顺序;双眼都有疾病,应按先轻后重的顺序,避免交叉感染。

(10)不要让儿童自行使用滴眼液,必须由大人给儿童用药,以避免发生不良事件。

(11)滴眼剂不宜多次打开使用,连续应用 1 个月不应再用。如药液出现混浊或变色时,切勿再用。

(12)滴眼液一定要与其他液体药物分开存放,并在滴眼液瓶上写明用药者名字,以免他人使用;一般放在阴凉、干燥、通风处,根据说明书的要求保存,如果必要可放在冰箱冷藏室里($2\sim8℃$)保存。

(13)使用前要检查滴眼液是否清亮透明,有无变色,或菌团,如有一项质量问题则不能用。

(14)每次使用后要把盖子拧紧,以减少污染和外漏的机会。注意在规定的时间内使用完。

(四)鱼石脂软膏

1. 用药提示 外用:通常用 10% 鱼石脂软膏,涂于患处。

2. 注意事项

(1)不得用于皮肤破溃处。

(2)避免接触眼睛和其他黏膜(如口、鼻等)。

3. 特别提示 用药前请再次阅读说明书,如果此处内容与药品说明书记载不一致,以药品说明书为准。

(1)软膏与霜剂(乳膏剂)使用前,先清洗擦干皮肤,最好将患处用温水浸泡 $10\sim30$ 分钟,将角化的厚皮泡软,剥除浮皮,再涂上软膏。涂敷后轻轻按摩,可使药物更好地渗入皮肤,提高疗效。

(2)软膏吸收较慢,一般每日换药一次即可。霜剂一般每日用药 $1\sim2$ 次。涂敷软膏并非越厚越好,薄薄地涂一层,保持皮肤的正常透气。

（3）软膏与霜剂不得用于糜烂、渗出或有水疱的皮肤病，否则会造成皮损炎症加重。涂敷部位出现烧灼或瘙痒、发红、肿胀、出疹等反应时，应停药，并将局部药物洗净。

（4）有些药物涂敷后可进行封包（即用塑料膜、胶布包裹皮肤），可显著提高角质层水量，封包下的角质层含水量可由15%增至50%，增加药物的吸收，并可提高疗效。

（5）不宜涂敷于口腔、眼结膜。

（梁安鹏）

第五章

联合用药和关联销售

第一节 联合用药

联合用药是指以医学、药学知识为指导,基于患者病症,采用 2 种或 2 种以上药物联合治疗,通过协同作用增强疗效,并力求降低药品的副作用和不良反应、减少剂量、缩短疗程、减少禁忌证、强化药效。联合用药的目的是满足顾客需求,增强用药疗效,减轻药物的不良反应,提高销售利润,实现药师自身价值。

一、联合用药的原则

联合用药要以疗效为中心,所以联合用药遵循临床的疾病治疗原则,包括:一般治疗、支持治疗、对症治疗、对因治疗,等等。

1. 一般治疗　一般治疗主要关注患者日常起居,如注意休息、多饮水、饮食要易于消化等。虽然在药物治疗方案里较少体现一般治疗,但这种"健康嘱咐"却是药学服务不可忽略的一个环节,不仅能体现药学服务的专业性,还可让顾客感受到药师的关怀。

2. 支持治疗　支持治疗虽不是针对病因和症状进行治疗,但在某些危重情况下可纠正机体出现的功能紊乱,避免出现更严重的后果,改善患者的营养、精神状态等。如急性感染性腹泻患者在腹泻次数和排泄物较多时应及时补充液体和电解质。

3. 对症治疗　对症治疗是能消除疾病症状的治疗。如镇痛药、解热药、解痉药等均可起此作用。对症治疗不仅能解除患者的症状和痛苦,使机体处于比较有利的状态,以便继续同疾病做斗争;还可以消除疾病的恶性循环,有利于患者恢复健康。对症治疗的药物一般易显效,但不能去除病因,不能从根本上治愈疾病。

4. 对因治疗　对因治疗是消除引起疾病的原因,即针对病因的治疗。此种治疗较为彻底,疾病在治疗后一般不易复发。如抗生素、磺胺类药、抗疟药、驱虫药,由于能杀灭致病的微生物或寄生虫等病原体,消除了引起疾病的原因,所以使疾病得以彻底治愈。如 1930 年以前对肺结核的治疗主要采用休息、营养等增强机体抵抗力的疗法,治愈率约为 25%,随着抗结核杆菌药物的应用,可直接杀灭致病的病原体,使肺结核的治愈率显著提高,接近 100%。

二、联合用药的相互影响

联合用药往往会发生体内或体外药物的相互影响。药物在体内发生相互影响称为相互作用,主要发生在药动学和药效学方面。药物在体外发生相互影响称为配伍禁忌,主要发生在几种药物混合用于静脉滴注时。

（一）联合用药对药物作用的干扰

合理的药物相互作用可以增强疗效或减少药品不良反应；而不合理的药物相互作用可导致疗效降低或毒性增加，还可能发生一些异常反应，干扰治疗，加重病情。如下列药物联合应用，可相互干扰治疗作用或引发不良反应，应特别注意。

1. 不能与维生素C同服的药物

（1）磺胺类药。维生素C可使磺胺类药及其代谢产物在酸性环境中形成磺胺结晶盐，从而形成泌尿系结石，导致肾脏损害。如病情需要同用，可间隔2小时服药。

（2）阿司匹林。阿司匹林与维生素C合用会增加维生素C的排泄，影响维生素C的利用。若需同时服用，应先服维生素C，至少间隔1小时以上再服阿司匹林，或加大维生素C剂量。

（3）叶酸。叶酸与维生素C同时服用易发生氧化还原反应，导致两药作用减弱。用于治疗贫血时，应先服用叶酸，间隔2小时后再服用维生素C。

（4）某些抗凝血药。维生素C能对抗肝素和华法林的抗凝作用，可引起凝血酶原时间缩短，减弱抗凝药物的作用。两种药物必须同用时，应至少间隔2小时以上。

（5）碱性药物。维生素C与碱性药物配伍应用时，可发生酸碱中和反应，使两种药物都失去药效。

（6）其他维生素。维生素C与维生素K_3合用，会使两者疗效减弱或消失；维生素C与维生素B_{12}合用，可影响维生素B_{12}的吸收和利用，造成维生素B_{12}的缺乏；维生素C与维生素B_1合用，可以增加维生素B_1的需要量。

2. 不能与益生菌制剂同服的药物

（1）抗菌药。部分益生菌在抗菌药的抗菌谱中，同时服用可能杀死或抑制益生菌，导致疗效降低。

（2）铋剂、鞣酸、药用炭、酊剂等。该类药物能抑制、吸附或杀灭活菌。

3. 不能与复方丹参片同服的药物　复方丹参片主要由丹参、三七和冰片制成，有活血化瘀、理气止痛的功效，是心血管病患者服用最多的中成药之一，但其不能与下列药物同服。

（1）抗酸药。复方丹参片的主要成分与一些抗酸药（氧化镁合剂、复方氢氧化铝、胃得乐）等合用时，会形成螯合物，不易被肠道吸收，降低丹参的生物利用度，降低疗效。

（2）抗胆碱药。复方丹参片与阿托品合用时，丹参所具有的降血压作用，能被阿托品所阻断，从而降低药效。

（3）雄激素类药物。丹参的主要成分丹参酮具有拮抗雄激素（甲睾酮、丙酸睾酮等）的作用，可降低雄激素的活性。

（4）抗凝血药物。与抗凝血药物（华法林、阿司匹林等）同时服用，会引起凝血功能障碍，有可能引发出血。

4. 不能同时服用的中西药

（1）舒肝丸不宜与甲氧氯普胺合用，因舒肝丸中的芍药有解痉、镇痛作用，而甲氧氯普胺能加强胃的收缩，二者合用作用相反，会导致药效相抵。

（2）止咳定喘膏、麻杏石甘片、防风通圣丸与复方降压片、帕吉林不能同服，前3种药物含有麻黄素，会使动脉收缩升高血压，影响降压效果。

（3）蛇胆川贝液不能与吗啡、哌替啶、可待因同服。因为前者含有苦杏仁苷，可抑制呼吸，两者同服易导致呼吸衰竭。

(4)益心丹、香莲丸、川贝枇杷糖浆含有生物碱,与阿托品、咖啡因同服会增加毒性,引起药物中毒。

(5)益心丹、麝香保心丸、六味地黄丸不宜与普罗帕酮、奎尼丁同服,若同服可导致心搏骤停。

(6)壮骨酒、人参酒、舒筋活络酒与苯巴比妥等镇静药同服,可加强对中枢神经的抑制作用而发生危险。

(7)丹参片不宜与复方氢氧化铝合用。丹参片中的成分丹参酮、丹参酚与复方氢氧化铝所含的氢氧化铝可形成铝结合物,不易被肠道吸收,从而降低疗效。

(8)昆布片不宜与异烟肼合用。昆布片中含碘,在胃酸作用下与异烟肼发生氧化反应,形成异烟酸、卤化物和氮气,失去抗结核杆菌功能。

(9)活络丹、香连片、川贝枇杷糖浆不宜与阿托品、咖啡因、氨茶碱合用。因前者含乌头、黄连、贝母等生物碱成分,与后者同服,可增加毒性,出现药物中毒。

(10)止咳片、通宣理肺丸、消咳宁片不宜与地高辛合用。因前者均含麻黄,麻黄碱对心脏有兴奋作用,能增加地高辛对心脏的毒性,引起心律失常。

(11)国公酒、壮骨酒、骨刺消痛液不宜与阿司匹林同服。因前者含乙醇,与阿司匹林合用会增加消化道的刺激性,引起食欲不振、恶心、呕吐、严重时可导致消化道出血。

(12)黄连上清丸不宜与乳酶生合用。因盐酸小檗碱可明显抑制乳酶生中乳酶菌的活力,使其失去消化能力。

(13)保和丸、乌梅丸、五味子丸不宜与碳酸氢钠、氢氧化铝、氨茶碱同服。因前者含酸性成分,后者是碱性药物,同服则两者中和,会降低疗效。

(14)解暑片、牛黄解毒片不宜与胰酶、胃蛋白酶、多酶片同服。因前者含大黄、大黄粉,可通过吸收或结合的方式,抑制胃蛋白酶的消化作用。

另外,中药使用过程中,强调"忌口",这实际上是为了避免药物与食物间产生不良的相互作用。

知识链接

忌 口

忌口是指治病服药时的饮食禁忌。忌口是中医治病的一个特点,如热性疾病应禁食或少食酒类、辣味、鱼类、肉类等,因酒类、辣味食物性热,鱼类、肉类食物有腻滞、生热、生痰作用,食后助长病邪,使病情加重;凡畏寒发热、头痛心烦、便秘尿黄、口舌溃烂、疖疮肿瘤者,忌食竹笋、豆芽、丝瓜、韭菜、茄子、虾、蟹、螺、蚌等食品。

(二)药物配伍禁忌

配伍禁忌是指两种以上药物混合使用或药物制成制剂时,在体外发生的相互作用,出现沉淀、产生气体及变色等外观异常的现象。药物配伍变化可分为:①可见配伍变化,即溶液浑浊、沉淀、结晶及变色;②不可见配伍变化,即水解反应、效价下降、聚合变化等。药物配伍禁忌的一般规律如下。

（1）静脉注射的非解离性药物，如葡萄糖注射液等，较少与其他药物产生配伍禁忌，但因其 pH 偏酸性，故不宜与偏碱性的药物或在酸性环境下不稳定的药物配伍，以免发生配伍变化。

（2）含有 Ca^{2+} 和 Mg^{2+} 制剂容易与其他药物发生螯合反应或形成难溶性沉淀，如头孢曲松钠不能与含钙的注射液配伍使用。

（3）碱性药物不宜与酸性药物配伍，酸性药物也不宜与碱性药物配伍，以免发生沉淀。

（4）溶剂的 pH 应与配伍药物的稳定 pH 相近，差距越大越容易发生配伍变化，如青霉素类抗生素在氯化钠注射液中稳定，而在葡萄糖注射液中容易降解。

（5）中药注射剂不宜与其他药物配伍使用（说明书另有规定的除外）。

（6）β-内酰胺类药物不可与酸性或碱性药物配伍，如氨基糖苷类、大环内酯类、林可霉素类、氨基酸、维生素 C、碳酸氢钠、氨茶碱、谷氨酸钠等。

（7）脂质体注射剂不应与其他药物配伍使用，以免发生脂质体聚集，如注射用紫杉醇酯质体只能用 5％葡萄糖注射液溶解和稀释，不可用生理盐水或其他溶液溶解和稀释；前列地尔注射液可以用生理盐水或 5％葡萄糖注射液稀释，不能与其他药品混合使用。

（8）使用注射用乳剂时不可将电解质溶液直接加入乳剂，以防破乳，而使凝聚脂肪进入血液。

三、联合用药的方案

单用一种药物不能很好地控制疾病时，为了增加药物的疗效和减少药物的不良反应常采用联合用药。

（一）增加疗效的联合用药方案

1. 有协同作用的药物联合　通过作用于不同的靶位，产生协同作用而增加疗效。如硝酸酯类制剂和 β-受体阻滞剂联合应用治疗冠心病、心绞痛；硫酸阿托品和胆碱酯酶复活剂（碘解磷定、氯解磷定）联合用于有机磷中毒等。

2. 保护药物免受破坏的联合　如亚胺培南常与西司他丁钠合用治疗重症感染；左旋多巴常与苄丝肼或卡比多巴联合治疗帕金森病。

3. 促进药物吸收的联合　如铁剂常与维生素 C 联合治疗贫血；维生素 D_3 常与钙剂合用治疗佝偻病。

4. 延缓或降低抗药性，以增加疗效的联合　如青蒿素联合乙胺嘧啶、磺胺多辛治疗疟疾；抗结核药异烟肼、利福平、乙胺丁醇、吡嗪酰胺等常联合使用治疗结核病。

5. 化学药物和中药的联合　如黄连、黄檗或香连化滞丸与四环素、呋喃唑酮、磺胺甲噁唑联合治疗痢疾和细菌性腹泻；中药枳实与庆大霉素常联合治疗胆道感染；丙谷胺与甘草、白芍、冰片联合治疗消化性溃疡；甘草与氢化可的松联合使用在抗炎、抗变态反应方面有协同作用；金银花能加强青霉素对耐药金黄色葡萄球菌的杀菌作用；黄芩、砂仁、木香、陈皮可延长地高辛，维生素 B_{12}、灰黄霉素在小肠上部的停留时间，有利于吸收。

（二）减少药品不良反应的联合用药方案

有些药物联合使用，可减少不良反应的发生。如排钾利尿药氢氯噻嗪和保钾利尿药螺内酯联合使用，可防止出现电解质（主要是血钾）紊乱；避孕药与维生素 E 联合，可避免长时间服用避孕药导致的维生素 E 流失；复方氢氧化铝或硫糖铝与阿司匹林联合用药，可减少阿司匹林引起的胃肠道不良反应;维生素C与含重金属成分中药联合用药,可以促进体内某些重金属排出体外;奥美拉唑与维生素C或维生素E合用,可以防止致癌的亚硝酸化合物形成;多潘立酮与维生素B_6联合用药,可减轻多潘立酮引起的泌乳反应;硫糖铝与维生素B_6或胃肠舒或消旋山莨菪碱(654-2)联合用药,可降低硫糖铝引起的便秘及胃部不舒服等不良反应。

(三)防止后遗症或并发症发生的联合用药方案

有些药物联合使用,可防止后遗症或并发症的发生。如阿昔洛韦和维生素E联合治疗带状疱疹,不仅可以减轻带状疱疹的神经痛,还可以降低后遗神经痛的发病率;排尿酸药物与碳酸氢钠联合用于治疗痛风,可以降低尿路结石发生率。

四、联合用药的模式

联合用药的模式有很多。无论使用哪种模式,都要先问清患者病情;在此基础上,针对病情与药物的适应证,综合考虑个体差异和基础疾病,合理选择对症治疗、对因治疗及辅助治疗的药物。

(一)A+B+C模式

A+B+C模式一般是指对症治疗+对因治疗+辅助治病。A代表针对疾病的典型症状用药;B代表针对疾病的病因用药;C代表针对疾病中的危险表现或为防止疾病某种表现可能的远期发展与危害或并发症的用药。

例1:滴虫性阴道炎。①A,针对滴虫性阴道炎主要症状外阴及阴道瘙痒用药,使用甲硝唑氯己定洗液。②B,针对滴虫性阴道炎病因滴虫用药,使用口服甲硝唑(可以是口服+外用)。③C,针对滴虫性阴道炎的危险表现:对于已婚未育者,可能造成不孕不育,需要男女同治,增加男性用药;对于已婚已育者,可使性伴侣成为带虫者,甚至引起男性前列腺等方面疾病,需要男女同治或使用相关的计生用品。

例2:带状疱疹。①A,针对带状疱疹疼痛的症状,使用镇痛药;②B,针对带状疱疹病因带状疱疹病毒,使用阿昔洛韦(可以是口服+外用);③C,针对带状疱疹最危险表现神经痛的后遗症用药,使用维生素E与维生素B_1。

(二)A+B或B+C模式

有些疾病,如果最危险或最典型的症状表现不很突出,可以采用A+B或B+C模式用药。

1. A+B模式

例1:急性支气管炎。A,针对急性支气管炎最典型的表现咳嗽伴(或不伴)有支气管分泌物增多,使用地布酸钠胶囊;B,针对急性支气管炎的病因细菌感染,使用青霉素V钾。

例2:胃溃疡。A,针对胃溃疡泛酸、胃灼热等,使用奥美拉唑肠溶胶囊;B,针对幽门螺杆菌感染,使用阿莫西林+甲硝唑。

2. B+C模式

例1:结核性胸膜炎。B,针对结核杆菌感染,使用利福平+异烟肼+吡嗪酰胺;C,针对胸腔积液、纤维化粘连和炎症包裹性积液、结核性脓胸,使用糖皮质激素如泼尼松。

例2:眼部带状疱疹。B,针对疱疹病毒感染,使用阿昔洛韦;C,针对并发症角膜炎,使用糖皮质激素如泼尼松。

例3:高血压。B,针对高血压,使用氨氯地平+缬沙坦;C,针对高血压并发症糖尿病,使用二甲双胍。

(三)其他模式

有些疾病在治疗时,可采用中西医结合的治疗模式。如妇科感染的患者,可使用花红片＋甲硝唑制剂进行治疗。

(贾彦敏)

第二节 关联销售

关联销售是建立在双方互利互益基础上的一种新的、低成本的营销方法。其目的是在满足顾客需求的同时,提高销售收入,达到双赢。

> **知识链接**
>
> **标准化关联销售可实现企业品牌与顾客利益双赢**
>
> 关联销售是药店基础营销的重要组成部分之一,既是药店专业化服务,又是专业化的经营技术。从药店角度来看,关联销售不是单一的药品销售,而是要侧重于顾客价值开发和商品价格开发,并以此来提升药店的经营效果;从顾客角度来看,关联用药是提供疾病的药疗方案或健康维护的解决方案,以提升对疾病的治疗效果,减少药物造成的不良反应,更专业地改善患者的健康状况,培养顾客联合用药的习惯。因此,注重关联销售的推进及管理,不但能取得较好的经营效果,也有利于企业专业化品牌的塑造。

一、药品关联销售的定义及作用

(一)药品关联销售的定义

药品关联销售是指为了使患者某种疾病得到彻底且快速的治疗、康复和保健,把几种对治疗疾病相关的产品、用品、方法等一起推荐销售的一种方式。也就是多种相互有一定关联的治疗、康复、保健方案联合使用时,所推荐销售的药品、食品、医疗器械及辅助治疗与配合治疗用品所形成的一个治疗系列。

(二)药品关联销售的作用

药店关联销售的核心是联合用药,联合用药是以疾病为中心,关联销售是以顾客健康需求为中心。关联销售不仅是药品与药品之间的关联,还应强化药品与保健品、药品与医疗器械、药品与计生用品、药品与日化用品、保健品与保健品等之间的联系。即关联销售＝联合用药＋药品以外与疾病、健康相关的商品。药品关联销售对于企业而言是一个重要的销售环节。

1. 有助于提升治疗效果　关联销售采用物理疗法、化学疗法相结合或外用药物、内服药物、保健食品相联合的手段进行治疗,能够快速起效,提升治疗效果。

2. 提升门店营业额和利润水平　关联销售应用范围比较广泛,可在多个层面上提高购买率、客品数和客单价,因此有助于提升营业额和利润水平。关联销售也可以实现消费者一站式购买、一次性解决问题的需求。

3. **有助于提升药店的管理水平** 随着连锁药店和药品超市依靠差异化和管理提升赢利水平时代的来临,推行关联销售是内部提高管理能力和赢利能力的有效方法之一。

二、影响药品关联销售的因素

1. **药店商品的陈列** 关联性陈列是陈列管理工作的核心。关联陈列的目标就是在遵循GSP的前提下,尽可能多地把具有关联的 2 类或 3 类商品相邻陈列,而且关联的品类要陈列在 2m 之内的货架上。目的是使顾客购买商品 A 后,也顺便购买陈列在旁边的商品 B 或者商品 C,既增加了销售又方便了顾客购物。

关联性陈列包括 OTC 之间的关联陈列、处方与 OTC 的关联陈列、药品与非药品的关联陈列等。如感冒药常和清热解毒药、止咳化痰药相邻;皮肤科用药和其他外用药相邻;妇科药和儿科药相邻;保健类和滋补类相邻;心脑血管与降糖类相邻;风湿类与外用药的相邻;维生素类和钙制剂类放在一起等。

2. **药师的素质** 关联销售技术要求药师除了要掌握必要病理和药理知识外,还要掌握顾客销售心理学,从顾客的需求角度来思考"关联组合销售"方案,从顾客欲购买的商品的需求中寻找突破口。需要具备以下条件:掌握各个年龄人群、各种常见疾病、慢性疾病人群的营养学知识;掌握每个产品的卖点及适用人群;掌握提炼产品卖点的方法。

3. **企业绩效** 有些企业为了追求利润,没有站在治疗的角度进行关联销售,通过各种手段促进高毛利率产品的销售,而拦截品牌产品,会导致顾客信任感降低,影响关联销售的开展。

4. **药店的管理** 药店的管理方式与管理水平也影响关联销售。药店应该制定出感冒、高血压、糖尿病、骨关节病、咳嗽等常见病的治疗方案和关联销售方案,编写出规范的联合销售手册,反复考查关联药品的优缺点以及副作用,才能为消费者提供安全有效的关联销售组合。

三、关联销售方案

开展关联销售一定要站在顾客的角度,将疾病的治疗原则作为切入点,从专业服务方面入手进行关联。关联销售的方式有多种,无论何种方式,一定是要符合"健康"这一需求,起到增强疗效、降低不良反应或毒性、延缓并发症的发生与发展、预防疾病的目的。

在关联销售时,要强调序贯治疗的原则。如经常感冒、免疫力差的顾客,可以推荐服用一些滋补强壮的保健品,但一定要告知患者在感冒期间不能服用;再如益生菌类制剂可以调节肠道菌群,在腹泻的急性期服用达不到治疗效果,在关联销售本类商品时,应告诉顾客,腹泻次数减少时再使用。

(一)药品与药品之间的关联

1. **内服与外用的关联** 适用于妇科炎症、五官科疾病、皮肤科疾病等。如对儿童腹泻患者,可采用"内服妈咪爱+宝宝一贴灵"这种内服外用的关联方法。

2. **增强药物吸收的关联** 如购买补钙类药品的患者,可关联销售维生素 AD 胶丸(或维生素 AD 滴剂),能显著促进钙的吸收,提高钙的疗效。

3. **缓解疾病与促进康复的关联** 如感冒患者用金刚烷胺抗病毒是对因治疗;用对乙酰氨基酚缓解发热、头痛,用右美沙芬镇咳是对症治疗;可关联销售维生素,提高免疫力,促进疾病的治疗。

(二)药品与非药品(含医疗器械)之间的关联

如中老年人购买降糖药品,在推荐口服降糖药的同时,可关联销售尿糖试纸、血糖试纸、血糖仪、血压计等,以加强疾病的自我管理;顾客购买儿童退烧药,可按"解热药+外用退热贴+体温计"进行关联;肿瘤患者,可从药品和增强免疫力的食品等方面,着手进行服务;年轻女性购买祛痘药品,可建议购买调节内分泌紊乱的药品和补益类药品。

(三)主力商品与辅助商品的关联

一些常见病如感冒,若伴有咽喉疼痛发干时,可建议同时使用含片等。

(四)购买频率低的药品与购买频率高的药品的关联

妇科洗剂是消费者经常消耗、购买频率较高的商品,可以重复使用的灌洗器属于购买频率低的商品,因此,妇科洗剂和灌洗器可关联销售。

(五)畅销品牌与推荐品牌的关联

畅销药品或品牌类药被药店企业定为A类商品,为了满足经营的需要,药店企业需要利用畅销品牌与新药或者高毛利药品组合销售,如康泰克和鱼腥草合剂的组合销售。

(六)成人商品与儿童商品的关联

有些成人商品可与儿童商品进行关联。如成年人买感冒药时,可关联的产品包括增强儿童抵抗力的商品、改善室内空气的商品等。

(七)收银台关联

当顾客到收银台结账付款时,可将生活便利品及容易忽略的小品类进行关联。如春季是感冒高发季节,可将缓解鼻塞的通气鼻贴、润肺止咳的罗汉果、清咽利喉的润喉糖、泡脚养生且预防感冒的足浴包等商品陈列在收银台,方便收银员进行关联销售。

(贾彦敏)

第三节 关联组合销售技巧案例

"关联组合销售"不是强推商品,而是从药理组合到商品组合,再到毛利组合的过程。关联组合销售的过程也是向顾客传递健康养生、保健用药的意识和习惯,这不仅可以提高药品的销售,还可以帮助顾客预防多种慢性疾病,站在顾客的角度,切实帮助顾客全面解决健康问题。

一、关联组合销售遵循的原则

药店开展关联组合销售,应当遵守以下原则。

1. 准确判断 必须明确患者的实际需求和购买意图,这是关联销售的前提。
2. 注重疗效 以患者的健康为中心,把顾客需求放在第一位。
3. 辨证分型 应有针对性地开展关联销售,以专业的服务打动顾客。
4. 注重实效 以"有效"为目的,解决患者健康问题。
5. 统筹兼顾 关联销售的方案要体现毛利组合与品牌组合。

二、关联组合销售的一般方法

以某孕妇购买叶酸预防婴儿畸形,讨论开展关联销售的方法。

本案例的切入点是叶酸制剂。当顾客进入药店时,药师应根据顾客的年龄、职业、特征构思该顾客可能存在的潜在需求,并在销售过程中与顾客多进行沟通,引导顾客合理用药,满足顾客的各种需求,分三步达到关联组合销售的目标。

第一步,生理需求转换为心理需求。

首先向顾客说明叶酸对细胞的分裂生长及核酸、氨基酸、蛋白质的合成起着重要的作用,是胎儿生长发育不可缺少的营养素。主要应用于两方面:一是预防胎儿神经管发育不良,二是治疗贫血。妊娠早期补充叶酸,可消除导致胎儿神经管畸形的因素,从而从生理上把握了顾客的需求。每个孕妇都希望有一个健康的宝宝,这是顾客的心理需求。通过专业引导把孕期补充叶酸制剂的生理需求转换成心理需求。

第二步,心理需求转换为商品需求。

抓住了顾客的心理需求,顾客就会询问叶酸制剂的相关情况。比如,该药店有 0.2mg、0.4mg、0.6mg 的叶酸制剂,也有 0.2mg 的叶酸保健品制剂,用于预防神经管畸形;还有 5mg 的叶酸制剂,用于治疗贫血。此时按照顾客需求,主动向其推荐适合药品,完成从心理需求到商品需求的转换。

第三步,商品需求转换为解决方案。

在顾客选择叶酸制剂基础上,引申到孕期的营养补充及常见病症预防与治疗。通过健康教育,使顾客关注孕期的营养补充和对常见病症的预防、治疗,明确除了日常的饮食外,可以应用一些维生素、矿物质及钙制剂弥补营养摄入的不均衡,这也有助于胎儿发育的营养补充,从而完成从商品需求到解决方案的过渡。

三、典型疾病关联销售技巧案例

(一)呼吸系统疾病关联销售技巧案例

案例一

一位 30 岁左右的男性顾客,一进店就问:"有没有退热贴?"营业员赶紧上前接待:"有的,您跟我来!"营业员带着顾客走向退热贴货架,边走边介绍:"有两种退热贴,一种是单贴装,另一种是 3 帖装,核算下来,3 帖装比较划算,建议您购买 3 帖装的退热贴。"顾客点头答应,拿着 3 帖装的退热贴走到收银台结账,一次交易过程结束。

案例分析与指导

以上案例中,营业员没有开展关联销售,只有简单的产品介绍对比。30 岁的顾客购买的退热贴是给谁用的?应该是家里孩子发热了。那么,要建议顾客将退热贴放入冰箱冷藏后使用,效果更好。同时要告诉顾客,退热贴一般用在额头上退热,同时可以用乙醇帮孩子退热,譬如用乙醇擦拭腋窝、脊柱、足底、大腿内侧等部位。但是,这些方法仅是物理降温,如果孩子高热不退,应需要退热药来帮助孩子退热,如布洛芬混悬液、对乙酰氨基酚口服混悬液等,同时要告诉顾客,这些药品要在孩子发热超过 38.5℃时才可以服用。通过专业的介绍完成了药品与药品的关联销售,该顾客还需要购买乙醇、棉签、温度计等商品。实现了药品和非药品的关联销售。

案例二

一位年轻的女顾客给小孩买感冒药。药师问："是您家小孩吗？多大了？"顾客："是的。3岁。"药师说："小孩主要都有什么症状？"顾客："流鼻涕、咳嗽、咽喉肿痛、大便干燥。"药师："有痰吗？"顾客："没有。"如何联合用药？

案例分析与指导

初步判定为实火引起的感冒，考虑小儿感冒、流鼻涕、低热应用西药治疗感冒效果快，大便干燥通常由食积、实火引起，应用清解内热的药物，小儿咳嗽通常有痰咳不出，应用止咳化痰类药物。关联销售：小儿氨酚黄那敏颗粒＋小儿止咳糖浆＋保婴丹或小儿至宝丸，并告知用法用量。此外，还应提示顾客多注意小孩的病情变化，食清淡流食，多休息，如出现其他不适症状请拨打销售小票上的客服电话或及时就医。

案例三

一位女中学生，不停擦鼻涕，鼻部红肿，进店时，诉说自己着凉感冒，流清鼻涕，怕冷，干咳，很不舒服，影响正常学习。如何联合用药？

案例分析与指导

首先仔细询问顾客的病症，区分风寒和风热型感冒，咳嗽区分干咳、痰多、排痰困难，结合顾客的学生身份，尽量不要推荐容易引起嗜睡的感冒药。针对顾客感冒的鼻部症状特别明显的情况，可以询问这位顾客是否有鼻炎，从而关联到用于鼻炎的药品。治疗原则为抗感冒药＋镇咳药＋消炎药＋外用喷剂，联合用药方案为感冒疏风片/风寒感冒颗粒＋氢溴酸右美沙芬片＋罗红霉素＋鼻舒康喷剂。

案例四

某患者，因患感冒后没有及时治疗，出现了咳嗽伴有支气管分泌物增多。医师诊断为急性支气管炎。如何联合用药？

案例分析与指导

急性支气管炎由细菌感染引起，用药原则是祛痰止咳类＋抗生素。可按下列方案用药：①咳宁胶囊＋青霉素V钾；②板蓝根冲剂＋复方甘草片＋头孢克肟。

注意：①若有发热，可服用对乙酰氨基酚片；②咳嗽频繁且无痰时，可服喷托维林（咳必清）、芩暴红止咳片、氢溴酸右美沙芬口服液；③痰黏稠不易咳出时，可口服溴己新（必嗽平）、盐酸氨溴索口服液、强力枇杷露；④伴哮喘时可口服氨茶碱；⑤抗菌药物也可用头孢拉定、阿莫西林、琥乙红霉素、阿奇霉素等。

建议：多喝水，吃清淡、易消化的食物，体弱者可口服多种维生素，维生素 B_2 增强支气管黏膜抵抗力。平时积极锻炼身体，预防感冒，注意保暖，少抽烟，少饮酒。

(二)妇科疾病关联销售技巧案例

案例一

一位中年妇女走进药店,诉说有阴道瘙痒、白带多呈豆腐渣样,小腹坠胀,下腹部两侧疼痛等症状。如何联合用药?

案例分析与指导

仔细询问顾客的病症,区分阴道炎的类型对症下药,可以选择同时治疗多种阴道炎的栓剂,比如妇宁栓、双唑泰栓。根据患者下腹部两侧疼痛,询问患者,是否有其他妇科并发症,比如附件炎,妇科疾病要注重疗程用药。治疗原则为口服+外用+洗剂+抗菌消炎,治疗方案为妇炎康片+克霉唑阴道片+黄苦洗液+左氧氟沙星片或氟康唑片+制霉菌素阴道片+湿痒洗液。

案例二

一位年轻女性因痛经前来购药。如何联合用药?

案例分析与指导

痛经是指在经期前后或行经期间发生的严重腹痛或其他不适,可以影响到患者的生活和工作。一般用药原则:养血调经药+行经止痛药。可用田七痛经胶囊、痛经宝颗粒、痛经胶囊、元胡止痛胶囊、布洛芬缓释片等。可供选择的联合用药:①女金丸+双氯芬酸(疼痛严重患者);②田七痛经胶囊+逍遥丸。

建议:用热水瓶或热水袋热敷下腹部有助于减轻腹痛。经期不要吃冰冷的食物,不要洗冷水澡或在冷水中工作,避免淋雨和受凉。

(三)风湿关节炎关联销售技巧案例

案例

漫天飞雪的冬天,一位老奶奶缓慢走进药店,要购买"安眠药",告诉药师由于天气冷,腿疼得厉害,晚上都没有办法睡觉,有时还会抽筋,非常苦恼,精神很差。如何联合用药?

案例分析与指导

仔细询问顾客的病症,根据当时的季节,冬天老奶奶腿疼,可以询问老奶奶失眠的根本原因是不是腿疼,这位老奶奶由于腿疼,可能与风湿性关节炎有关,走路缓慢、抽筋,可能有骨质疏松,需要补钙。针对风湿性关节炎,可以选用口服+外用药品;针对疼痛难忍的症状,可以配合使用镇痛药;针对晚上抽筋,可以选用钙制剂。治疗原则为对症治疗+对因治疗+支持治疗,联合用药方案为风湿定胶囊+双氯芬酸钾片+麝香风湿膏+钙片或风湿关节炎片+美洛昔康片+风湿安泰贴+骨胶原钙。

(四)泌尿生殖系统关联销售技巧案例

案例

患者,男,65岁。近期出现尿频、夜尿增多、尿滴沥等现象,去医院就诊后,诊断为良性前列腺增生。如何联合用药?

案例分析与指导

前列腺增生多发于老年,当前列腺过度增生时,还会挤压、阻塞尿道,甚至引起尿潴留。用药原则:对症用药+抑制前列腺增生药+抗炎药(+保健品)。可选用前列癃闭痛、前列舒乐、复方血参胶囊、非那雄胺、前列通片、前列康等药治疗。也可联合用药:①前列舒乐胶囊+非那雄胺;②前列癃闭通+非那雄胺。

建议:注意个人卫生和生活规律,不要久坐,不要待在潮湿的地方,多吃蔬菜,多饮水,防止便秘。

(五)糖尿病关联销售技巧案例

案例

一位身形较胖的老先生,手里提着从超市购买的无糖饼干,进店想买一支"白内停"(吡诺克辛)眼药水。你可以关联到哪些其他的商品?

案例分析与指导

首先仔细询问顾客,根据老先生买的白内停眼药水,判断其有白内障,结合老先生购买的无糖饼干以及糖尿病会引起白内障的并发症,可以询问其有无糖尿病史,同时可以推荐关联的商品有蜂胶(预防糖尿病并发症,增强免疫力),明目胶囊(缓解视疲劳,保护视神经),血糖试纸和血糖仪(检测血糖含量)。

(六)消化系统疾病关联销售技巧案例

案例一

一患慢性胃炎的患者,近期上腹隐痛、饱胀不适、反酸、嗳气等症状加重,来药店购药。如何联合用药?

案例分析与指导

慢性胃炎的用药原则:保护胃黏膜的药物+抗生素+抗厌氧菌感染+促胃肠动力药+抑酸剂。可用西咪替丁、胃痛宁、双姜胃痛丸、胃康灵、多潘立酮片、复方氢氧化铝、兰索拉唑、阿莫西林分散片、克拉霉素、三九胃泰、雷尼替丁等药治疗。如果采用联合用药方案,效果会更好:①胶体果胶铋+抗幽门螺杆菌药(阿莫西林+甲硝唑);②胃康灵或双姜胃痛丸+西咪替丁(如有幽门螺杆菌感染可对症使用抗生素)。

建议:饮食应节制,定时定量,避免进食刺激性食物及饮料。

案例二

某患者，因饮食不当，出现恶心、呕吐、腹痛、腹泻、稀水样便，伴发热，来药店购药。如何联合用药？

案例分析与指导

根据患者情况，考虑急性胃肠炎。该病多由于细菌或病毒引起，用药原则：止泻药＋改善胃肠功能药＋抗菌药。可用诺氟沙星、十六角蒙脱石(思密达)、速效止泻胶囊、庆大霉素、复方小檗碱片、肠胃康、肠炎宁等。如果采用联合用药方案，效果会更好：①肠道邦克＋诺氟沙星(两药须间隔2小时服用)；②消炎止痢灵＋诺氟沙星。

建议：多饮些糖、盐水，防止脱水。进餐前不要大量喝水、喝饮料。病情严重者应卧床休息，禁食生冷、辛辣、粗糙的饮食，如咖啡、芥末、葱、姜、蒜。

案例三

患者，67岁，长期大便干结，排便困难和腹痛，来药店购药。如何联合用药？

案例分析与指导

引起便秘的原因主要有饮食结构不当(膳食纤维含量太少)、排便习惯不良、滥用泻药、痔疮等。老年性便秘多因胃肠功能紊乱，肠蠕动过缓造成。可用润肠药＋保健品缓解。常用药物：麻仁润肠丸、复方芦荟胶囊、便通胶囊等，保健品有通便茶、膳食纤维片、苦瓜软胶囊等。联合用药方案可选择：①润肠丸＋蜂蜜；②复方芦荟胶囊＋蜂蜜。

建议：经常吃高纤维饮食，如水果、蔬菜、全麸谷类食物，多喝水，多运动。养成良好的排便习惯。不要轻易或长期使用泻药，否则会扰乱人体正常的排便机制。

（贾彦敏）

下　篇

药学服务实践

第六章 问病推荐使用非处方药

第一节 发热、咳嗽

一、发热

体温为人体内部的平均温度,正常人的体温在 37℃ 左右,但人体各个部位的温度不尽相同,直肠温度平均值为 37.5℃,口腔温度比直肠温度低 0.3～0.5℃,腋下温度比口腔温度低 0.3～0.5℃,昼夜温差一般不超过 1℃。

发热是指人体体温升高,超过正常数值。直肠温度超过 37.6℃,口腔温度超过 37.3℃,腋下温度超过 37.0℃,昼夜波动超过 1℃。发热分为:低热,37.3～38.0℃;中等程度发热,38.1～39℃;高热,39.1～41℃;超高热,41℃ 以上。

发热

(一)病因

1. 感染　如细菌、结核分枝杆菌、病毒和寄生虫感染;或感冒、肺炎、伤寒、麻疹、蜂窝组织炎等传染性疾病。

2. 非感染　如组织损伤、炎症、过敏、血液病、结缔组织病、肿瘤、器官移植排斥反应等。

3. 其他　如药物也能引起发热,称为"药物热"。

(二)临床表现

发热的主要表现是体温升高、脉搏加快,突发热常为 0.5～1 天,持续热为 3～6 天。

1. 发热伴发症状

(1)伴随头痛、关节痛、咽喉痛、畏寒、乏力、鼻塞或咳嗽等症状,可能伴有感冒。

(2)儿童伴有咳嗽、流涕、眼结膜充血、麻疹黏膜斑及全身斑丘疹,可能是麻疹;伴有以耳垂为中心的腮腺肿大,多为流行性腮腺炎。

(3)发热表现为间歇发作的寒战、高热、大汗,可能为化脓性感染或疟疾。

(4)持续高热,24 小时内持续在 39～40℃ 波动,伴寒战、高热、胸痛、咳嗽等症状时,可能并发有肺炎。

(5)起病缓慢,持续发热(稽留热),无寒战、脉缓、玫瑰疹、肝脾大,可能为伤寒。

2. 血常规检查　白细胞计数高于正常值,可能有细菌感染;白细胞计数低于正常值,可能有病毒感染。

(三)治疗

发热原则上主要为对症治疗,即将体温降至正常,并解除伴发的症状(惊厥、疼痛等)。

1. 药物治疗

(1)非处方药。常用对乙酰氨基酚(扑热息痛)作为退热药的首选,尤其适宜老年人和儿童服用;阿司匹林;布洛芬;贝诺酯等。

(2)中成药。风寒感冒冲剂、小青龙合剂、桑菊感冒片等。

(3)处方药。如5岁以下儿童高热时应紧急退热,可用20%安乃近溶液滴鼻。婴儿每侧鼻孔1～2滴,2岁以上儿童每侧鼻孔2～3滴。

2. 行为治疗

(1)物理降温。儿童可选择退热贴,高热患者可用冰帽、冰袋和毛巾冷敷,或用50%的乙醇擦拭四肢、腋下、头颈部、胸背等部位,以利于退热。

(2)饮食调节。发热时宜多休息,保证充分的睡眠,控制饮食,多喝温开水、果汁,补充能量、蛋白质、电解质等。

案例

患者,男,72岁。因发热39℃2天未退,自行购买阿司匹林退热。服用1片未退热又加服1片,不久大汗淋漓,四肢冰凉,口唇发绀,送到医院时血压只有60/40 mmHg,出现循环衰竭,大量脱水。

案例分析与指导

首先,患者72岁,在使用药品时应适当调整剂量,一般为普通成人剂量的3/4。但患者不仅没减少剂量,反而加服1片,致使用药剂量过大,引起出汗过多、体温骤降,发生虚脱。因此,患者在用药前应仔细地阅读药品说明书,掌握适当剂量。特别是阿司匹林有不同的规格,而且在不同的剂量下,适应证也不同,使用时一定要根据适应证选择适宜规格的药品,也不可擅自更改使用剂量,否则会出现药物无效或过量的可能。

为了缓解发热,该患者可选用规格为0.3g的阿司匹林肠溶衣片,普通成人一次1片,若持续发热或疼痛,可间隔4～6小时重复用药1次,24小时不超过4次,连续使用不超过3天。作为老年人应将剂量调小到多半片,症状未缓解请及时去医院咨询医师。

(四)安全用药提示

(1)解热镇痛药解热属于对症治疗,不能解除导致发热的病因,应注重对因治疗。

(2)应用解热镇痛药,要严格掌握用量,避免滥用,老年人应适当减量。

(3)应用药物解热时,两次用药应间隔4～6小时。同时,需多饮水和及时补充电解质。不宜同时应用两种以上的解热镇痛药。

(4)多数解热镇痛药(肠溶制剂除外)对胃肠道刺激较大,宜在餐后服用。对于特异体质者,使用后可能发生皮疹、血管性水肿、哮喘等反应,应当慎用;老年人、肝肾功能不全者、血小板减少症患者、有出血倾向或出血者及患有胃十二指肠溃疡者应慎用或禁用。

(5)阿司匹林可致胎儿畸形(脊柱、头颅、面部裂,腿部畸形),增加妊娠后期产期综合征、产前出血及新生儿出血的危险,孕妇及哺乳期妇女禁用;12岁以下儿童服用阿司匹林有发生瑞夷综合征的危险,尤其在儿童感染水痘或流感病毒时更易诱发,不宜使用;鼻息肉患者禁用阿司匹林。

（6）大多数解热镇痛药之间有交叉过敏现象,如患者对解热药或其中成分之一有过敏史时,不宜再使用其他同类解热镇痛药。

（7）解热镇痛药用于解热一般不超过 3 天,如症状未缓解应及时向医师咨询。

二、咳嗽

咳嗽是人体清除呼吸道内的分泌物或异物的保护性呼吸反射动作,也是呼吸系统疾病(感冒、肺炎、肺结核、支气管炎、哮喘或鼻窦炎)的伴发症状。

（一）病因

1. 感染因素　包括上呼吸道疾病,如感冒、鼻炎、扁桃体炎、喉结核等;气管和支气管疾病,如急慢性支气管炎、支气管扩张症、支气管内膜结核等;肺、胸膜疾病,如肺炎、肺结核、肺脓肿、胸膜炎等;传染病、寄生虫感染,如百日咳、白喉、麻疹、流感、钩虫病等。

2. 物理因素　包括呼吸道阻塞、气管或支气管异物、支气管狭窄、肺脓肿、肺泡癌等以及肺囊肿、尘肺、气胸、心包积液引起呼吸道压迫等。

3. 化学因素　吸入一切有毒、有害、刺激性气体,都可以刺激呼吸道引起咳嗽。

4. 过敏因素　常见于过敏性鼻炎、支气管哮喘、血管神经性水肿等疾病。

5. 其他因素　如膈下水肿、白血病、尿毒症和结缔组织病等所致肺部浸润等。

（二）临床表现

咳嗽可持续数日甚至数月,急性呼吸道感染所伴随的咳嗽可持续数日,在炎症控制后症状可消失;慢性支气管炎、胃-食管反流性咳嗽、吸烟所致咳嗽等可持续 3 周以上,可认为是慢性咳嗽。不同类型的咳嗽其临床表现不同,见表 6-1。

表 6-1　咳嗽的分型及临床表现

分型	临床表现
感冒伴咳嗽	轻咳或干咳,有时可见有少量的薄白痰;流感后咳嗽多为干咳或有少量的薄白痰,并伴有背痛、高热、头痛、咽喉痛
百日咳	多发生于儿童。为阵发性剧烈痉挛性咳嗽,咳嗽终止时伴有鸡鸣样吸气吼声,病程长达 2～3 个月
支气管病变所致咳嗽	支气管哮喘发作前常有鼻塞、流涕、喷嚏、咳嗽、胸闷等先兆,继之反复性喘息、呼吸困难、胸闷、连续性咳嗽、呼气性困难、哮喘并有哮鸣音,继而咯痰,痰液多为白色、黄色或淡黄色;支气管扩张常有慢性咳嗽,有大量脓痰及反复咯血
肺结核	低热或高热、消瘦、轻咳、胸痛、盗汗、心率加快、食欲减退等症状,少数人有呼吸音减弱,偶可闻及干啰音或湿啰音,有黄绿色痰
肺炎所伴咳嗽	起病突然,伴随有高热、寒战、胸痛、咳铁锈色痰
药品不良反应所致咳嗽	血管紧张素转换酶抑制剂卡托普利、抗心律失常药胺碘酮、抗凝血药肝素和华法林、利尿药氢氯噻嗪、抗菌药物呋喃妥因、抗结核药对氨基水杨酸钠和部分抗肿瘤药均可导致咳嗽等不良反应,此时应用镇咳药无效,常常延误,宜及时停、换药。药师应格外警惕

(三)药物治疗

咳嗽的病因、时间、性质、并发症或表现不尽相同,应根据症状和咳嗽类型来选药。

1. 非处方药

(1)按咳嗽症状。以刺激性干咳或阵咳症状为主者宜选苯丙哌林或喷托维林。

(2)按咳嗽的频率或程度。剧咳者首选苯丙哌林,次选右美沙芬,咳嗽较弱者选用喷托维林。

(3)按咳嗽发作时间。白天咳嗽宜选用苯丙哌林;夜间咳嗽宜选用右美沙芬。

(4)感冒所伴随的咳嗽。常选含右美沙芬复方制剂,如酚麻美敏、美酚伪麻、双酚伪麻、美息伪麻、伪麻右沙芬等。

2. 中成药　可选通宣理肺丸、川贝止咳糖浆、橘红丸、苏子降气丸等宣肺化痰、止咳。

3. 处方药

(1)频繁、剧烈无痰干咳及刺激性咳嗽,可考虑可待因,尤其适用于胸膜炎伴胸痛的咳嗽患者。

(2)呼吸道有大量痰液并阻塞呼吸道,引起气急、窒息者可用黏液调节剂(羧甲司坦)或祛痰药(氨溴索),以降低痰液黏度,使痰液易于排出。

(3)呼吸道易受刺激或支气管痉挛者,可选择外周性镇咳药,如复方甘草合剂、甘草流浸膏、咳嗽糖浆等。

(4)应用镇咳药时应注意控制感染和炎症因子,可使用抗感染药物(抗生素类、磺胺类、氟喹诺酮类)消除炎症;用抗过敏药物(抗组胺药、肾上腺糖皮质激素)对抗过敏原。

案例

　　患儿,男,4岁,发热、流鼻涕、咳嗽、乏力、精神欠佳1天。神志清楚、咽部充血明显,扁桃体无肿大,体温38.8℃。母亲前来购药。

案例分析与指导

　　患者有明显的发热、流鼻涕、咳嗽、乏力等典型症状,考虑为普通感冒,发热明显,可采取对症治疗,如物理降温、充分睡眠及多饮水等,必要时可首选对乙酰氨基酚退热,由于患者为儿童,严禁使用阿司匹林。咳嗽可选用盐酸氨溴索口服溶液、中成药川贝止咳糖浆化痰止咳。

(四)安全用药提示

1. 合理选药　干咳者可单用镇咳药;对痰液较多者不宜单纯使用镇咳药,应以祛痰为主;对支气管哮喘时的咳嗽,宜适当合并应用平喘药。

2. 注意疗程　镇咳药连续口服1周,症状未缓解或消失者,应及时去医院明确诊断或咨询医师。

3. 小儿慎用　美国食品药物管理局(FDA)警告,禁止将抗感冒与镇咳用的非处方药用于2岁及2岁以下的婴幼儿,对3岁以下的幼儿尽量不用。

4. 注意药品的不良反应

(1)右美沙芬可导致嗜睡,驾车、高空作业或操作机器者宜慎用;妊娠期妇女、严重高血压者、有精神病史者禁用。

(2)苯丙哌林对口腔黏膜有麻醉作用,可使口腔产生麻木感觉,须整片吞服,不可嚼碎。

(3)喷托维林对青光眼、肺部淤血的咳嗽患者、心功能不全者、妊娠及哺乳期妇女均慎用;可造成儿童呼吸抑制,故5岁以下儿童不宜应用。

(4)可待因对过敏者、多痰者、婴幼儿、未成熟新生儿禁用;孕妇、哺乳期妇女慎用。

5. 行为治疗　注意休息,加强锻炼,注意保暖,戒酒,忌烟,忌食刺激性或辛辣食物。

(陈湘玲)

第二节　疼　痛

疼痛可发生在身体的各个部位,是机体受到伤害性刺激后产生的一种保护性反应,同时也是很多疾病的前驱症状。疼痛发生时,常伴随着失眠、烦躁等生理心理反应。疼痛可分为轻度疼痛、中度疼痛、重度疼痛。

一、不同部位疼痛的病因及临床表现

常见的疼痛有头痛、神经痛、牙痛、腹痛、颈肩痛、腰腿痛、关节痛、痛经等。不同部位疼痛的病因及临床表现也不相同,见表6-2。

表6-2　不同部位疼痛的病因及临床表现

部位	病因	临床表现
头痛	发热、脑膜炎、鼻窦炎(副鼻窦炎)、感冒;高血压、基底动脉供血不足、动脉硬化、脑外伤、脑卒中;近视、散光、屈光不正、青光眼等	头部胀痛、闷痛、撕裂痛等,部分伴有血管搏动感及恶心、呕吐、头晕等
神经痛	周围神经病变	三叉神经痛、锁骨神经痛、肋间神经痛
牙痛	牙龈炎、牙周炎、蛀牙、牙髓感染	牙龈红肿、遇冷遇热刺激痛、面部肿胀
腹痛	炎症、肿瘤、出血、穿孔、创伤及功能障碍	腹部锐痛、钝痛或绞痛,伴烧灼感
颈肩痛	颈椎骨、关节、韧带、肌肉、软组织损伤	颈肩持续疼痛,活动受限,遇冷热有沉重隐痛感
腰腿痛	急性外伤、慢性劳损、退行性病变、增生、椎间盘突出、骨质疏松等	骨质增生者,劳累后、休息后或晨起时腰腿疼明显,适当活动后缓解 椎间盘突出者,多为放射性疼痛,咳嗽或排便时加剧,疼痛伴有麻木感
关节痛	骨关节炎、类风湿关节炎、化脓性关节炎、结核性关节炎、发热性疾病等	关节疼痛、红肿、炎症和活动受阻
痛经	原发性痛经、继发性痛经(子宫内膜异位症、盆腔炎、肿瘤等)	行经前后下腹部出现阵发性绞痛或坠胀感,伴腰酸、头痛、头晕、尿频、便秘等症

二、药物治疗

疼痛主要是对症治疗。

1. 非处方药　可首选对乙酰氨基酚；布洛芬；阿司匹林；双氯芬酸钠二乙胺乳胶剂等。对长期精神紧张者,可合并应用谷维素、维生素 B_1。

2. 中成药　可选活血止痛胶囊、天麻首乌片、天麻祛风胶囊、复方羊角颗粒等。

3. 处方药

(1)长期精神紧张性头痛,可用地西泮(安定)片。

(2)反复性偏头痛者,可用抗偏头痛药,如麦角胺咖啡因片、罗通定片、天麻素、苯噻啶、舒马曲坦、佐米曲坦。

(3)三叉神经痛首选马西平,如无效可继服苯妥英钠或氯硝西平等药物。

(4)各种软组织急性发作期风湿性疼痛(腱鞘炎、滑囊炎等)或术后、创伤后、劳损后及运动后损伤性疼痛、头痛、牙痛等,可用非甾体类抗炎药。

(5)骨关节炎可用氨基葡萄糖。

(6)胆绞痛、肾绞痛选用阿托品联合吗啡或哌替啶治疗。

> **案例**
>
> 患者,女,67岁,体格肥胖。因近期膝关节肿大、疼痛、晨僵、关节摩擦音明显,关节活动受限,前来购药。
>
> **案例分析与指导**
>
> 患者为 67 岁女性,体格肥胖,且有关节肿大、疼痛,摩擦音明显,考虑为骨关节炎,可选用非甾体类抗炎药消炎镇痛,推荐患者使用氨基葡萄糖改善关节疼痛症状,并建议患者减重,以减轻关节的负担。

三、安全用药提示

(1)疼痛发生时,应先找出病因,初感疼痛症状时,不可轻易使用有镇痛作用的药物,以免掩盖病情,耽误治疗。

(2)解热镇痛药用于疼痛治疗一般不超过 5 天(疗程 5 天)。以口服给药为主,宜在餐后服或与食物同服,不宜空腹服用;同时不宜饮酒或饮用含乙醇的饮料;尽量避免有创给药方式,药物禁用于破损或感染的创口上。

(3)阿司匹林、对乙酰氨基酚、布洛芬对钝痛有较好的镇痛效果,而对创伤性剧痛和内脏平滑肌痉挛引起的绞痛几乎无效。

(4)阿司匹林、布洛芬禁用于妊娠及哺乳期妇女。

(5)保证充足的睡眠,多喝水,多吃水果,补充蛋白质和电解质;戒除烟酒,忌食巧克力或辛辣食品,保持乐观情绪,劳逸结合,注意休息;对于长期伏案工作者,宜常锻炼身体,放松颈部的肌肉。

(陈湘玲)

第三节　感冒与流行性感冒

感冒和流行性感冒是常见的上呼吸道感染性疾病,一年四季均可发病,尤以冬、春季较为多见。儿童、老年人、营养不良、体质虚弱、妊娠期妇女、疲劳和生活不规律者均为易感人群。根据病原体、传播和症状的不同分为上呼吸道感染(上感)和流行性感冒(流感)。

一、分型

1. 感冒 俗称伤风或急性鼻卡他,可由多种病原体(鼻病毒、腺病毒、柯萨奇病毒、冠状病毒、副流感病毒)感染引起,感冒可通过直接接触以及感冒患者的呼吸道分泌物(鼻黏液、打喷嚏或咳嗽产生的气溶胶)进行传播。

2. 流行性感冒 由流感病毒(甲、乙、丙及变异型等)引起的急性呼吸道传染病。主要通过飞沫传播,传染性强,传播迅速,极易造成大流行,往往在短时间内使很多人患病。流感潜伏期为数小时至4天,可并发肺炎、心肌炎、心肌梗死、哮喘、中耳炎等疾病。

感冒

二、临床表现

1. 感冒 起病较急,严重可继发细菌感染,但不会造成大的流行,并发症少见。

(1)全身症状。疲乏、无力、全身不适;有轻度发热或不发热、头痛、四肢痛、背部酸痛、食欲不振、腹胀、便秘等;小儿则可能伴有高烧、呕吐、腹泻等症状。

(2)局部症状。表现为流鼻涕、打喷嚏、流眼泪等卡他症状;鼻腔及鼻甲黏膜充血水肿,引起鼻塞,有时出现嗅觉减退等。

(3)咽部症状。可有轻、中度的充血,表现为咽喉肿痛、咽干燥感、声音嘶哑和咳嗽等症状。

(4)血常规检查。白细胞计数正常或偏低;并发细菌性感染时,白细胞计数增多。

2. 流行性感冒 起病急骤,局部和全身症状表现较重,包括以下类型。

(1)单纯型。典型病程约1周。表现为全身酸痛不适、食欲不振、乏力、高热、畏寒、头痛等;上呼吸道症状可能有流涕、鼻塞、喷嚏、咽痛、干咳、胸背痛和声音嘶哑等。

(2)肺炎型。多见于小儿及年老体弱者,表现为持续高热、呼吸困难、咳嗽、发绀及咯血等。肺部可听到湿啰音,X线摄片显示两肺可有散在絮状影。

(3)胃肠型。典型病程2~4天。除全身症状外,伴发恶心、呕吐、腹痛、腹泻等胃肠道症状。

(4)神经型。高热不退、头痛、谵妄以致昏迷。儿童可见抽搐及脑膜炎刺激症状。

三、药物治疗

感冒为自限性疾病,症状较轻者,可不用药;当症状明显时,宜采用对症治疗(解热、镇痛、镇咳、祛痰、减轻鼻部充血)和抗病毒治疗;应用抗生素要严格控制用药指征。

1. 非处方药

(1)发热并伴有明显头痛、关节痛、肌肉痛或全身酸痛者,可选对乙酰氨基酚、阿司匹林、布洛芬等。

(2)卡他症状明显者,可选含有盐酸伪麻黄碱或氯苯那敏的制剂,如美扑伪麻、酚麻美敏胶囊、双扑伪麻、氨酚伪麻、伪麻那敏、氨酚曲麻等。

(3)伴有咳嗽者,可选含右美沙芬的制剂,如酚麻美敏、美酚伪麻、双分伪麻、美息伪麻、伪麻美芬等。

(4)鼻塞症状明显者,可局部选用1%麻黄素、萘甲唑啉滴鼻剂、羟甲唑啉滴鼻剂、赛洛唑啉滴鼻剂等,使鼻黏膜血管收缩,减少鼻黏膜出血,改善鼻腔通气性。

2. 中成药 可选用桂枝汤合剂、正柴胡饮颗粒、桑菊感冒片、玉屏风口服液等。

3. 处方药

(1)抗病毒药。可用金刚烷胺和金刚乙胺。

(2)病毒神经氨酸酶抑制剂。可用扎那米韦、奥司他韦(达菲)。奥司他韦宜及早用药,在流感症状初始48小时内使用效果较好。

案例

患者,女,26岁,淋雨后出现畏寒、鼻塞、流涕、打喷嚏、疲乏无力、全身肌肉酸痛、食欲差,体温38.3℃,实验室检查:白细胞计数$8.6×10^9$/L。

案例分析与指导

患者淋雨后出现上述症状,考虑为感冒。根据该患者有畏寒、鼻塞、流涕、打喷嚏等症状,推荐使用含有对乙酰氨基酚、盐酸伪麻黄碱等成分的药物进行对症治疗,如美扑伪麻、酚麻美敏胶囊,同时要嘱咐患者充分休息,避免过度疲劳和受凉,多饮白开水或热姜糖水等,保持口鼻清洁。

四、安全用药提示

1. 明确抗生素的作用 抗生素对感冒和流感病毒均无作用。但当合并化脓性扁桃体炎、咽炎、支气管炎和肺炎,出现高热不退、呼吸急促、疼痛、咳嗽、咳痰等症状时,需要服用。但联合应用抗生素的指征(C反应蛋白阳性,白细胞计数和中性粒细胞计数升高)应严格控制,必须凭执业医师处方购买和使用。

2. 明确感冒药中各成分的作用 对服用含有抗过敏药(马来酸氯苯那敏)制剂者,不宜从事驾车、高空作业或操作精密仪器等工作;伴有心脏病、高血压、甲状腺功能亢进、肺气肿、青光眼、前列腺增生者须慎用含有鼻黏膜血管收缩药(盐酸伪麻黄碱)的制剂;妊娠初始期及哺乳期妇女禁用含有右美沙芬的制剂;老年人、肝功能不全者、血小板减少症患者、有出血倾向患者、上消化道出血和(或)穿孔病史者,应慎用或禁用含有解热镇痛药制剂。

3. 婴幼儿感冒 对2岁及2岁以下婴幼儿,避免服用含有伪麻黄碱、盐酸去氧肾上腺素、盐酸麻黄碱、苯海拉明、氯苯那敏的抗感冒药或镇咳药。

4. 感冒疗程 感冒药连续服用不得超过7天,服用剂量不能超过推荐的剂量,在连续服用1周后症状仍未缓解或消失者,应去医院向医师咨询。

5. 行为治疗 注意休息,多饮白开水、橘汁水或热姜糖水;避免过度疲劳和受凉,注意室内通风和清洁,勤晒被褥。

(陈湘玲)

第四节　消化不良

消化不良是指进食后出现的上腹不适感,包括恶心、呃逆、胃灼热感,可能伴有腹痛及腹胀。导致消化不良的原因很多,有器质性消化不良,也有功能性消化不良。

一、病因

1. 慢性持续性消化不良　多见于慢性胃炎、胃十二指肠溃疡、肝炎、胆囊炎、慢性胰腺炎等。
2. 偶尔的消化不良　可能与进食过饱、吃油腻食物、饮酒过量有关。
3. 药物引起的消化不良　如阿司匹林、红霉素以及放、化疗药物等会刺激胃肠。
4. 精神因素引起的消化不良　如疼痛、抑郁、失眠等。
5. 胃肠道动力不足　如老年人胃肠动力降低,胃排空速度缓慢,可发生功能性消化不良。
6. 全身性疾病　有些全身疾病,如感染、月经期、儿童锌缺乏、发热、食物中毒、尿毒症、贫血、甲状腺功能减退、恶性肿瘤等消耗性疾病,可出现消化不良。

二、临床表现

进食或食后有腹部饱胀、反酸、嗳气、恶心等,上腹部钝痛或烧灼样痛,有时可出现轻度腹泻。患者食欲不振,对油腻食品尤为反感,常常伴有舌苔厚腻及上腹深压痛。

三、药物治疗

1. 非处方药　功能性消化不良,可选用以下助消化药,如干酵母(酵母片)、乳酶生(表飞明)、胰酶(或多酶片)、胃蛋白酶、复合消化酶胶囊、龙胆碳酸氢钠、地衣芽孢杆菌胶囊、复合乳酸菌胶囊、口服双歧杆菌胶囊、双歧三联杆菌胶囊等。

也可根据引起消化不良的不同原因选择用药。①食欲减退者,服用增加食欲药,如维生素 B_1、维生素 B_6、干酵母片;②偶然性消化不良或进食蛋白食物过多者,可选乳酶生、胃蛋白酶合剂等;③胰腺分泌功能不足或胃肠、肝胆疾病引起的消化酶不足者,可餐前或进餐时服用胰酶片(或多酶片)、复合消化酶胶囊等;④肠道菌群失调者,可选地衣芽孢杆菌胶囊、复合乳酸菌胶囊、口服双歧杆菌胶囊、双歧三联杆菌胶囊等;⑤中度功能性消化不良或餐后伴有上腹痛、上腹胀、嗳气、胃灼热、恶心、呕吐、早饱症状者,宜餐前服用胃动力药多潘立酮片。

2. 中成药　可选用保和丸、山楂丸、复方鸡内金片、六味安消胶囊、王氏保赤丸、香砂六君子丸、健脾丸、柴胡疏肝丸、胃苏颗粒等。

3. 处方药
(1)精神紧张导致消化不良者,必要时口服地西泮。
(2)胃肠道蠕动较差者,可餐前服用莫沙必利、依托必利。
(3)胆汁分泌不足或消化酶缺乏者,可餐后服用复方阿嗪米特肠溶片、多酶片等。
(4)慢性胃炎、胃十二指肠溃疡等导致的消化不良,可服用抗酸药和胃黏膜保护药。

> **案例**
>
> 患者，男，25岁，近来应酬较多，出现餐后腹胀、嗳气10余天。既往无消化系统疾病病史。
>
> **案例分析与指导**
>
> 患者由于应酬增多出现餐后腹胀、嗳气，而无其他消化系统不适症状，考虑为油腻食物及饮酒引起的消化不良，可推荐患者餐前服用乳酶生、胃蛋白酶合剂、多潘立酮等药物。并建议患者做生活调整，少食多餐、低脂饮食、增加运动。

四、安全用药提示

1. **活菌制剂** 该类制剂不宜用热水送服；不能与抗菌药同服，必须合用时应间隔2～3小时；制剂应置于冷暗处贮存。

2. **胰酶** 胰酶的肠溶制剂应餐前服用，口服时不可嚼碎，应整片吞下；与等量碳酸氢钠、西咪替丁等合用可增强疗效；忌与稀盐酸、阿卡波糖、吡格列酮合用。急性胰腺炎早期患者禁用，对蛋白质制剂过敏者禁用。

3. **多潘立酮** 多潘立酮在服用期间排便次数可能增加。心律失常、接受化疗的肿瘤患者、妊娠期妇女慎用；乳腺癌、嗜铬细胞瘤、机械性肠梗阻、胃肠出血者禁用。

（陈湘玲）

第五节　腹泻与便秘

腹泻是指排便超过1天3次，或粪便中脂肪成分增多，或带有未消化的食物、黏液、脓血者。便秘是指肠蠕动减慢，大便干燥，排便困难，便次减少或每周少于3次者（一般成人2天1次、儿童4天1次）。腹泻和便秘均为消化系统疾病的常见症状。

一、腹泻

(一)病因

腹泻按病因可分为6种类型。

1. **感染性腹泻** 多由细菌（金黄色葡萄球菌、大肠埃希菌、沙门菌属、副溶血弧菌、痢疾杆菌）、真菌（肠道念珠菌）、病毒（轮状病毒、柯萨奇病毒）、寄生虫（阿米巴、血吸虫、梨形鞭毛虫）感染或食物中毒引起。

2. **消化性腹泻** 主要由消化不良、暴饮暴食引起。

3. **炎症性腹泻** 可由直肠或结肠溃疡、肿瘤或炎症引起。

4. **激惹性或旅行者腹泻** 常由外界的各种刺激所致，如受凉、水土不服，过多食用海鲜、辛辣或油腻刺激食物等。

5. **菌群失调性腹泻** 一般多因长期口服广谱抗生素、肾上腺皮质激素导致肠道正常细菌的生长和数量或比例失去平衡所致。

6. 功能性腹泻　由精神因素,如紧张、激动、惊吓或肠道过敏等引起。

(二)临床表现

腹泻根据临床表现不同,分为急性腹泻和慢性腹泻。各类型腹泻的粪便性状也有差异,见表 6-3。

表 6-3　粪便的性状及诊断

粪便性状	诊断
稀薄水样且量多	小肠性腹泻
脓血便或黏液便	细菌性痢疾
血水或洗肉水样便	嗜盐菌性食物中毒和急性出血坏死性肠炎
黄水样便	沙门菌属或金葡菌性食物中毒
米泔水样便	霍乱或副霍乱
脂肪泻和白陶土样便	肠道阻塞、吸收不良综合征
黄绿色混有奶瓣便	儿童消化不良
水便,伴有粪便的颗粒,下泻急促,同时腹部有肠鸣音、腹痛剧烈	激惹性腹泻

1. 急性腹泻　起病急,常见于肠道感染、食物中毒、出血坏死性肠炎、肠型紫癜等疾病。其中痢疾样腹泻表现为脓血便伴腹痛、里急后重。

2. 慢性腹泻　起病缓慢,见于结核、阿米巴痢疾、血吸虫病、肿瘤等疾病。其中小肠炎性腹泻,腹泻后腹痛多不缓解;结肠炎性腹泻,腹泻后腹痛多可缓解。

(三)药物治疗

腹泻的治疗主要通过抑制结肠蠕动,保护肠黏膜免受刺激,或调节肠道的菌群平衡,以减少排便次数从而止泻。常用药物:双歧三联活菌制剂、乳酸菌素、药用炭、鞣酸蛋白、盐酸小檗碱(黄连素)、口服补液盐、地衣芽孢杆菌活菌制剂、复方嗜酸乳杆菌片、复合乳酸菌胶囊、口服双歧杆菌活菌制剂等。

1. 非处方药

(1)感染性腹泻。应首选盐酸小檗碱。也可餐前口服药用炭(吸附肠道内气体、细菌和毒素)或空腹服用鞣酸蛋白(减轻炎症,保护肠道黏膜)。

(2)消化性腹泻。如因胰腺功能不全引起腹泻,应服用胰酶;摄食脂肪过多导致的腹泻,可服用胰酶和碳酸氢钠;摄食蛋白过多所致腹泻,宜服胃蛋白酶;同时伴腹胀者,选用乳酶生或二甲硅油。

(3)激惹性腹泻。可选用双八面体蒙脱石(思密达)。同时口服乳酶生或微生态制剂,并注意控制饮食(少食生冷、油腻、辛辣食物)和腹部保暖。

(4)肠道菌群失调性腹泻。可补充微生态制剂,如双歧杆菌、复方嗜酸乳杆菌片、双歧三联活菌胶囊。

2. 中成药　可选用参苓白术散、四君子丸、固本益肠片、健脾理肠片等健脾益气的中成药。

3. 处方药

（1）细菌感染所致急性腹泻。应选服左氧氟沙星、氧氟沙星、环丙沙星。

（2）病毒性腹泻。可选用抗病毒药，如阿昔洛韦、泛昔洛韦。

（3）腹痛较重者。可口服山莨菪碱片、颠茄浸膏。

（4）激惹性腹泻。可选用硝苯地平，促进肠道吸收水分，抑制胃肠运动和收缩。

（5）其他。也可选用洛哌丁胺或地芬诺酯，抑制肠蠕动，延长肠内容物的滞留时间，抑制大便失禁和便急，减少排便次数，增加大便的稠度。

案例

患者，女，20岁，大学生，食用路边烧烤后出现腹痛、腹泻、黏液便2天。

案例分析与指导

患者在进食不洁饮食后出现黏液便，考虑为感染性腹泻，可推荐服用盐酸小檗碱（黄连素）、口服药用炭、鞣酸蛋白等药物，但由于药用炭有吸附作用，宜与其他药物间隔服用，以免影响疗效。

（四）安全用药提示

（1）长期或剧烈腹泻时，体内水、盐的代谢易发生紊乱。因此，在针对病因进行治疗的同时，还应及时补充水和电解质，特别注意补充钾盐。如口服补液盐（ORS）粉剂或口服补液盐2号粉剂，每袋加500～1000ml凉开水溶解后服，以每千克体重50ml于4～6小时内服完。

（2）盐酸小檗碱（黄连素）不宜与鞣酸蛋白合用。鞣酸蛋白大量服用可能会引起便秘，也不宜与铁剂同服。

（3）微生态制剂多为活菌制剂，不宜与抗生素、药用炭、黄连素和鞣酸蛋白同时服用，以避免降低效价。如必须合用，至少应间隔3小时。

（4）药用炭禁用于3岁以下长期腹泻或腹胀的儿童。另外，因其有较强的吸附作用，不宜与维生素、抗生素、生物碱、乳酶生及各种消化酶同时服用。严重腹泻时应禁食。

（5）洛哌丁胺禁用于伴有发热、便血的细菌性痢疾的治疗。急性腹泻者在服用本品48小时后症状无改善时，应及时停用。肝功能障碍者、妊娠期妇女慎用，哺乳期妇女、2岁以下儿童禁用。

二、便秘

（一）病因及临床表现

不良的饮食习惯、肠蠕动功能减弱、生活不规律、长期服用某些药物，以及大量出汗、呕吐、出血、发热，均可引起便秘。

不同原因引起的便秘，其临床表现也不相同，见表6-4。

表 6-4　便秘的分型及病因

分型	病因
意识性便秘	精神因素、生活规律改变引起
功能性便秘	食物过于精细，长期从事坐位工作，长途旅行等或其他原因引起粪便干结
痉挛性便秘	激惹综合征、肠功能紊乱或结肠痉挛。常伴有腹痛、胀气及肠鸣音增加或亢进，以左腹部显著，进食后症状加重，排便或排气后缓解，便秘可与腹泻交替
低张力性便秘	常见于老年人、产妇或由身体衰弱、肠麻痹、甲状腺功能减退、糖尿病并发神经病变引起的肠肌肉张力降低及腹壁和膈肌无力患者。通常排出的是软便，但蹲便时间较长
药物性便秘	滥用泻药，长期服用抗胆碱药、镇咳药、催眠药、抗酸药、胃黏膜保护剂、麻醉性镇痛药，以及含钙、铁、铝的制剂

(二)药物治疗

主要通过服用药物刺激或润滑肠壁，以增加肠蠕动，促进排便反射或增加肠道内容物容积，软化粪便使粪便易于排出，缓解便秘。

1. 非处方药　按作用机制可分为容积性、刺激性、润滑性和膨胀性泻药。

(1)慢性功能性便秘可用乳果糖。

(2)急、慢性或习惯性便秘，可睡前整片吞服比沙可啶，服后 6～12 小时生效。

(3)低张力性便秘可使用甘油栓或开塞露润滑肠壁、软化大便，使粪便易于排出。

(4)急性便秘可用容积性泻药硫酸镁，其作用强烈，可使患者排出大量水样便，故使用者应大量饮水。

(5)痉挛性便秘可选聚乙二醇粉剂，溶于水后服用。

2. 中成药　可选用三黄片、麻仁润肠丸、沉香化滞丸、麻仁滋脾丸等润肠通便。

3. 处方药　可选用容积性泻药欧车前亲水胶，用水 300ml 搅匀，用于功能性便秘的治疗。也可睡前服用酚酞。

(三)安全用药提示

(1)尽量进行非药物治疗。如多食用蔬菜和水果，改变不良的饮食习惯，增加运动量，尽量少用或不用缓泻药。

(2)开塞露可导致结肠痉挛性便秘，此类患者可用膨胀性或润滑性泻药。

(3)硫酸镁宜在清晨空腹服用，并大量饮水。

(4)儿童不宜应用缓泻药。发生粪便嵌塞的儿童，可服聚乙二醇以软化、清除粪便，且直肠给药效果更好。

(5)糖尿病患者慎用乳果糖；乳酸血症患者禁用乳果糖。

(6)比沙可啶有较强刺激性，应避免吸入或与眼睛、皮肤黏膜接触，在服药时不得嚼碎，服药前后 2 小时不要喝牛奶、口服抗酸剂或刺激性药物，妊娠期妇女慎用，急腹症患者禁用。

(7)妊娠期妇女在调整饮食和生活习惯后仍不能解除便秘时，可用中等剂量乳果糖。如需要刺激肠道蠕动，尚可使用刺激性泻药或促胃肠动力药。

(8)一般缓泻药连续使用不宜超过 7 天。

（陈湘玲）

第六节　眼科疾病

眼科疾病种类繁多,本节重点介绍视疲劳、沙眼、急性结膜炎。

一、视疲劳

视疲劳是指视物时出现视觉障碍,伴有眼部紧张感和压迫感等不适症状,严重者可伴有头晕、头痛、胃肠功能障碍、健忘等全身症状。显著特点为视物时症状加重。

(一)临床表现

1. 眼部症状　表现为眼球干涩、泪液减少、异物感、眶周疼痛、眼睑沉重、无法持久视物。

2. 视觉障碍　近距离用眼时出现视物模糊,伴复视。

3. 全身症状　易出现头痛或偏头痛、眩晕、乏力、记忆力减退、注意力不集中等。严重者可伴有胃肠道不适症状及焦虑、烦躁等情绪障碍。

(二)治疗

1. 药物治疗　治疗视疲劳的常用药物,见表6-5。

表6-5　治疗视疲劳的常用药物

药物	作用
七叶洋地黄双苷滴眼液	改善睫状肌功能,增加睫状肌血流量,改善眼的调节功能,减轻眼部不适
人工泪液(玻璃酸钠滴眼液、羟甲纤维素钠滴眼液等)	改善眼部干燥症状
抗胆碱能滴眼液(山莨菪碱)	减轻眼部平滑肌及血管痉挛,改善局部血液循环

2. 非药物治疗　可采用远眺法、雾视法、眼保健操、穴位按摩等物理疗法,放松眼部肌肉,改善眼周血液循环,消除眼部肌肉疲劳,改善视力。

3. 环境调节　改善工作和生活环境。避免长时间直视手机、电脑、平板屏幕,尽量不要乘车及卧床时看书,积极矫正屈光不正,佩戴合适的眼镜,加强体育锻炼,防止眼部功能衰退。

(三)安全用药提示

(1)通过眼周局部按摩、眼肌训练等方法,保持眼部较为湿润的微环境。

(2)调整生活方式,保持乐观心情,适当进行户外运动,保证充足睡眠,避免高盐、高脂、高糖饮食。

(3)用药后眼部不适加重者,应及时就诊。

二、沙眼

沙眼是由沙眼衣原体入侵结膜和角膜引起的慢性传染性眼科疾病。

(一)临床表现

沙眼轻者可无症状,一般起病缓慢,多为双眼发病。

1. 急性期　畏光、迎风流泪、眼内有异物感及摩擦感,眼边常积存黏性或脓性分泌物。

2. 慢性期　无明显不适,可出现眼痒、异物感、干燥和烧灼感。

3.并发症　主要有角膜浑浊、溃疡、慢性泪囊炎、角膜结膜干燥症、眼球后粘连等,严重者可影响视力。

(二)药物治疗

主要应用滴眼液治疗,见表6-6。

表6-6　治疗沙眼的常用药物

药物	治疗
非处方药	磺胺醋酰钠滴眼液、红霉素软膏、金霉素软膏、硫酸锌、酞丁安滴眼液。
处方药	沙眼结膜肥厚显著者用2%硝酸银擦睑结膜和穹隆结膜,再用0.9%氯化钠溶液冲洗
	乳头较多的沙眼,用海螵蛸摩擦;滤泡较多的沙眼,行滤泡刮除术;角膜血管翳的重症沙眼,局部应用滴眼剂+米诺环素口服

(三)安全用药提示

(1)沙眼患者应按时用药,症状消失后未经医师认定,不可随意停药。

(2)有磺胺过敏史的患者禁用磺胺醋酰钠滴眼液,过敏体质者慎用。并不宜与其他滴眼液混合使用。

(3)硫酸锌禁用于急性结膜炎者及葡萄糖-6-磷酸脱氢酶缺乏的患者。

(4)育龄妇女慎用酞丁安滴眼液,妊娠期妇女禁用。

(5)沙眼及眼部有感染者严禁佩戴隐形眼镜。同时应根据炎症的性质和发展阶段,选择适当的抗菌药物。

三、急性结膜炎

急性结膜炎也称"红眼病",是由肺炎双球菌、流感杆菌、葡萄球菌、腺病毒等感染后发生在结膜上的一种急性感染。常在春、夏或秋季流行,具有很强的传染性,可通过与患者用过的毛巾、玩具或公共游泳池等接触而相互传染,也可造成家庭、学校和公共场所的传播。

(一)临床表现

急性结膜炎的分类及临床表现,见表6-7。

表6-7　急性结膜炎的分类及临床表现

分类	临床表现
急性卡他性结膜炎	发病急剧,常双眼同时发病,伴大量黏性分泌物,夜间尤多,轻者眼内有瘙痒和异物感,重者眼睑坠胀、畏光流泪、结膜下水肿并伴有小出血点
流行性结膜炎	发病急剧,传染性强。常单眼先发病,数天后累及双眼,流泪较多伴少量分泌物(由黏性转为脓性),耳前淋巴结肿大
流行性出血性结膜炎	暴发流行,表现与流行性结膜炎类似,同时伴结膜下出血
过敏性结膜炎	较轻,结膜可充血水肿,瘙痒且伴有流泪,一般无分泌物
春季卡他性结膜炎	季节性强,多发生于春夏季节,可反复发作,男性和儿童常见。双眼奇痒、睑结膜有粗大的乳头,角膜缘胶样增生

（二）药物治疗

1. 非处方药

（1）细菌感染引起的急性卡他性结膜炎，选用四环素、金霉素、红霉素、利福平、酞丁安、磺胺醋酰钠滴眼液等。

（2）流行性结膜炎选择局部给予抗病毒药，如 0.1％酞丁安或阿昔洛韦滴眼液。

（3）过敏性结膜炎选用醋酸可的松、醋酸氢化可的松或色甘酸钠滴眼液和眼膏，睡前涂于眼睑内。

（4）春季卡他性结膜炎选用 2％色甘酸钠滴眼液。

2. 处方药

（1）铜绿假单胞菌感染导致的结膜炎，病情进展迅速，短期可导致角膜溃破、穿孔甚至失明，必须及早治疗，可用多黏菌素 B、磺苄西林滴眼液。

（2）真菌性角膜炎，可用两性霉素 B、克霉唑滴眼液。

（3）慢性结膜炎若由细菌感染引起，可用诺氟沙星、左氧氟沙星滴眼液、四环素眼膏；若由风沙、灰尘、屈光不正等引起，可用 0.5％硫酸锌滴眼液对症治疗。

（4）流行性结膜炎可选用 0.1％碘苷进行抗病毒治疗。

（5）流行性出血性结膜炎可用 0.1％羟苄唑、0.1％利巴韦林进行抗病毒治疗。

（6）春季卡他性结膜炎用 1％泼尼松滴眼液。

案例

患者，女，14 岁，对柳絮过敏，眼结膜充血、水肿、瘙痒且伴有流泪，眼睛黏性分泌物少。

案例分析与指导

患者有明确的过敏史，结合引起眼结膜不适的相关症状，考虑为过敏性结膜炎。可推荐患者使用醋酸可的松、醋酸氢化可的松或色甘酸钠滴眼液和眼膏进行眼部抗过敏治疗，但由于激素类眼用药物有引起眼内压升高、延缓伤口愈合等不良反应，使用时间不宜过长，在用药过程中须监测眼压。

（三）安全用药提示

（1）在应用阿昔洛韦滴眼液时偶有一过性烧灼感、疼痛、皮疹等不良反应，无须停药。

（2）长期应用碘苷滴眼液可出现疼痛、瘙痒、睫毛脱落、角膜浑浊等症状，应予以重视。

（3）糖皮质激素类滴眼液、眼膏有延缓伤口愈合和升高眼内压等风险，不可随意应用。

（4）早期结膜炎可采用热敷的方法；过敏性结膜炎宜采用冷毛巾湿敷。

（陈湘玲）

第七节　贫　血

贫血是指人体外周血红细胞容量减少，低于正常范围下限的一种常见的临床症状。临床上常以血红蛋白（Hb）浓度作为检测指标：一般来说，成年男性 Hb＜120g/L、成年女性（非妊娠期）Hb＜110g/L、孕妇 Hb＜100g/L，即为贫血。最常见的为缺铁性贫血、巨幼细胞贫血。

一、缺铁性贫血

机体对铁的需求与供给失衡,导致体内储存铁不足,红细胞内铁缺乏,血红蛋白合成减少,称为缺铁性贫血,是临床上最常见的贫血。

(一)病因

1. 铁丢失过多　见于慢性失血性疾病,如溃疡病、多次妊娠、钩虫病、痔疮、月经过多等。

2. 需铁量增加　如妊娠或哺乳期、儿童生长发育期等。

3. 铁摄入不足　如偏食、营养不良等。

4. 铁吸收不良或利用减少　如萎缩性胃炎、胃功能紊乱、胃大部切除术后、胃酸缺乏、慢性腹泻等。

5. 药物、食物因素　长期服用抑酸剂、饮用浓茶等含鞣酸食物。

(二)临床表现

1. 一般表现　全身乏力、困倦、活动耐力减退。皮肤黏膜或甲床苍白,皮肤干燥、萎缩,毛发干燥、脱落,指甲扁平、反甲或脆裂。

2. 神经系统症状　倦怠、头昏、眼花、耳鸣、头痛、胸痛、失眠、记忆力减退、心悸、烦躁或水肿。

3. 循环系统症状　气促、心尖区收缩期杂音、心脏扩大,肝、脾、淋巴结肿大。

4. 消化系统症状　食欲不振、消化不良、恶心、呕吐、腹胀、腹泻;严重者可有萎缩性舌炎、吞咽困难、咽部异物感、口角炎等。

(三)药物治疗

1. 口服铁剂治疗　是治疗缺铁性贫血的首选方法。宜选用易被人体吸收的二价铁,如硫酸亚铁、富马酸亚铁、枸橼酸亚铁、琥珀酸亚铁等制剂。

2. 静脉铁剂治疗　当口服铁剂胃肠反应明显或经胃肠不能吸收,或需要快速补铁时,可选择静脉或肌内注射右旋糖酐铁或蔗糖铁。

案例

患者,女,32岁,3年来月经量多,乏力、心悸、面色较苍白。血红蛋白 80g/L,呈小细胞低色素性贫血,白细胞 $7.2×10^9$/L,血小板 $120×10^9$/L。

案例分析与指导

患者 3 年来月经量多,且伴有贫血的一般症状,血红蛋白低于正常值,考虑为慢性失血导致的中度缺铁性贫血,治疗以补铁为主。可推荐患者饭后服用硫酸亚铁、琥珀酸亚铁、葡萄糖酸亚铁等二价铁制剂,在用药期间,为促进铁的吸收,可与维生素 C 同服,并避免与牛奶、蛋类、钙剂、抑酸药、四环素等影响铁剂疗效的物质同时服用。

(四)用药安全提示

(1)铁剂的胃肠反应较明显,应餐后服用。

(2)某些食物、药物对铁剂的吸收影响较大。如肉类、果糖、氨基酸、脂肪、维生素 C 可促进铁的吸收;茶、咖啡、牛奶、蛋类、钙剂、草酸盐、磷酸盐可抑制铁剂的吸收;抑酸药(质子泵抑制剂、H_2 受体拮抗剂)、四环素、考来烯胺、碳酸氢钠等药物均可抑制铁的吸收。

（3）酒精中毒、急性感染、溃疡性疾病、肝炎、胰腺炎等患者慎用铁剂治疗。

（4）用药过程中要监测血红蛋白，如用药4周无明显改变或较治疗前下降，应进一步寻找病因。

二、巨幼细胞贫血

巨幼细胞贫血是DNA合成障碍所致的一种疾病，表现为大红细胞性贫血，骨髓内出现巨幼细胞，严重时呈现全血细胞减少。95％以上的巨幼细胞贫血是由体内叶酸或维生素 B_{12} 缺乏所致。

（一）病因

巨幼细胞贫血的病因，见表6-8。

表6-8　巨幼细胞贫血的病因

病因	叶酸缺乏	维生素 B_{12} 缺乏
摄入减少	饮食习惯（少蔬菜和肉食）、偏食、限食，药物因素、酗酒者	见于严格素食者和严重营养不良患者
需要量增加	妊娠期、哺乳期、儿童期、甲亢、肿瘤、慢性溶血、长期透析的患者	
吸收障碍	小肠疾病、药物相互作用（柳氮磺吡啶、苯妥英钠等可影响其吸收）	内因子缺乏（恶性贫血、胃切除）、小肠疾病导致吸收障碍
利用障碍	甲氨蝶呤、氨苯蝶啶、乙胺嘧啶等干扰叶酸的利用	药物影响（对氨基水杨酸、二甲双胍、秋水仙碱等）

（二）临床表现

1. 血液系统　面色苍白、乏力、头昏、心悸等贫血的一般表现。严重者全血细胞减少，反复感染或出血。

2. 消化系统　舌面光滑呈"牛肉样舌"，食欲下降、恶心、腹泻或便秘等。

3. 神经系统　肢体麻木、共济失调，部分患者可伴发抑郁、失眠、幻觉等精神症状。

（三）药物治疗

1. 叶酸缺乏　口服叶酸或肌内注射亚叶酸钙；如同时伴有维生素 B_{12} 缺乏，须同时注射维生素 B_{12}。

2. 维生素 B_{12} 缺乏　无胃肠吸收障碍者可口服维生素 B_{12}，否则肌内注射维生素 B_{12}。对不能确定是叶酸缺乏还是维生素 B_{12} 缺乏者，应同时应用叶酸和维生素 B_{12} 治疗。

（四）安全用药提示

1. 不能确定者　若不能确定是叶酸缺乏还是维生素 B_{12} 缺乏者，应同时应用叶酸和维生素 B_{12} 治疗。

2. 全胃切除术后患者　应预防性肌内注射维生素 B_{12}，每月1次。

3. 联合用药　应用干扰核苷酸合成药物治疗的患者应同时补充叶酸和维生素 B_{12}。

4. 生活方式调节

（1）纠正偏食及不良烹调习惯，食用新鲜蔬菜水果，避免高温长时间蒸煮。

（2）酗酒者戒酒。

（3）采用母乳喂养，6 个月后及时添加辅食（菜泥、肝泥等），孕妇宜每天补充专用的复合维生素片。

（陈湘玲）

第八节　皮肤疾病

皮肤病是发生在皮肤和皮肤附属器官疾病的总称。皮肤病中最常见的致病原因是感染性疾病与过敏性疾病，有些药物的副作用可引起皮肤疾病，多种内脏的疾病也可以在皮肤上有表现。有些皮肤疾病还有一定的传染性。因此，要重视皮肤疾病的防治。皮肤疾病种类繁多，本节重点介绍寻常痤疮、荨麻疹、湿疹、手足真菌感染。

一、寻常痤疮

痤疮俗称"粉刺"或"壮疙瘩"，是一种发生在皮肤毛囊皮脂腺的自限性疾病。多自青春期发病，在 12～15 岁开始出现，20 多岁才缓慢停止，少数人可延迟至 30 多岁。

（一）病因

痤疮与皮脂生成增加、毛囊皮脂腺导管的过度角化、细菌繁殖、免疫介导的炎症反应等有关。饮食（高糖、高脂、刺激性食物）、清洁度以及心理压力大可能对痤疮的发展有一定的促进作用；性激素失衡、化妆品、化学物质、机械刺激、肾上腺皮质激素、炎热潮湿环境均可导致或加重痤疮。

（二）临床表现

痤疮好发于前额、颜面、胸背上部和肩胛部等皮脂腺发达的部位。

初起为散在的黑色丘疹，用手挤压后可有黄白色的脂性栓塞排出，随后可引起毛囊内及其周围炎症。若位置在皮肤的表浅部，则形成炎性丘疹或脓疱；如位置较深或相互融合则形成结节、囊肿或脓肿。

严重的痤疮除黑头粉刺、丘疹、脓疱外，可有蚕豆至指甲大小的炎性结节或囊肿；炎症较深时，可长久存在，亦可逐渐吸收或溃脓形成窦道。

痤疮的病程缓慢，一般青春期过后可自愈，愈后可留有色素沉着斑、小瘢痕或瘢痕疙瘩。

（三）药物治疗

抗寻常痤疮药物：克林霉素磷酸酯凝胶、2.5% 或 5% 过氧化苯酰凝胶、5%～10% 过氧化苯酰乳膏、维 A 酸凝胶及乳膏剂，中成药有当归苦参丸。

1. 非处方药

（1）皮脂腺分泌过多者，首选 2.5%～10% 过氧化苯酰凝胶。

（2）轻、中度者，可用 0.025%～0.03% 维 A 酸乳膏剂或 0.05% 维 A 酸凝胶剂外搽。

（3）炎症突出者，可用维 A 酸、克林霉素磷酸酯凝胶。

（4）感染显著者，可用红霉素-过氧化苯酰凝胶、克林霉素磷酸酯凝胶。

2. 处方药

（1）中、重度感染显著者，可用 0.1% 阿达帕林凝胶或 15% 壬二酸乳膏或口服米诺环素。

（2）囊肿型者，可口服维胺酯胶囊或异维 A 酸。

（3）减轻炎症、促进愈合，可用葡萄糖酸锌。

（四）安全用药提示

（1）含过氧化苯酰的制剂禁用于皮肤有急性炎症或破损患者，不宜用于有毛发的部位。使用时应避免接触眼、鼻、口腔周围的皮肤黏膜；与其他抗痤疮药合用，可加重对皮肤的刺激性。妊娠期、哺乳期妇女及儿童慎用。

（2）维A酸治疗痤疮，初始时可出现红斑、脱屑、灼痛等反应，不宜涂于皮肤皱褶处、眼周，用药后要避免阳光直射。禁用于急性或亚急性皮炎、湿疹患者、妊娠3个月内及哺乳期妇女。育龄妇女使用时须避孕。

（3）维A酸和过氧化苯酰联合应用时有物理禁忌，应间隔一定时间使用。

（4）异维A酸有明确的致畸作用。

（5）克林霉素磷酸酯凝胶禁用于过敏者及幼儿。

（6）尽量使用非抗生素类抗菌药，如壬二酸和过氧化苯酰，避免耐药性的产生。

（7）患者宜注意皮肤卫生，饮食宜清淡，避免服用含溴、碘的食品或药品等。

二、荨麻疹

荨麻疹俗称"风疹块"或"风疙瘩""风团"，是一种发生在皮肤或黏膜上的局限性、暂时性或瘙痒性的以潮红斑和风团为特征的过敏性皮肤病。荨麻疹多由接触某些特定物质，如动物蛋白、细菌、病毒、毛皮、染料、药物等引起，此外，其也可由物理因素（冷、热、光照）和疾病（胃肠功能障碍、内分泌失调、精神紧张）等引发。

（一）临床表现

急性荨麻疹多突然发作，症状一般在1~5分钟内出现，少数可在几天内出现。先有皮肤瘙痒感或灼热感，迅速出现红斑，继而形成淡红色风团，略高出皮肤表面，大小和形态不一，有时可融合成大片。并可伴有发热、头痛和恶心、呕吐、腹痛、腹泻等胃肠症状，有的还可出现喉头黏膜水肿，重者可有胸闷、呼吸困难或窒息。

（二）药物治疗

荨麻疹的治疗主要以抗过敏为主。常用药物有盐酸异丙嗪、氯苯那敏、盐酸苯海拉明、去氯羟嗪、赛庚啶、色甘酸钠、富马酸酮替芬等。

1. 非处方药

（1）异丙嗪对皮肤黏膜的变态反应疗效好。

（2）氯苯那敏对中枢抑制较弱，宜同时合用维生素C、乳酸钙、葡萄糖酸钙。

（3）赛庚啶适用于伴血管性水肿的荨麻疹。

（4）薄荷酚洗剂、炉甘石洗剂适用于局部止痒和收敛。

2. 处方药

（1）病情严重者可用第2代抗组胺药，如西替利嗪、氯雷他定、依巴斯汀。

（2）急性或伴有胃肠道症状者，酌情口服泼尼松等糖皮质激素。

（三）用药与健康提示

（1）抗过敏药可透过血脑屏障，对中枢神经系统组胺受体产生抑制作用，引起镇静、困倦、嗜睡反应，驾车、高空作业、精密机械操作者，在工作前不得服用或服用后休息6小时以上。妊娠及哺乳期妇女应慎用抗过敏药。

（2）多数抗过敏药具有轻重不同的抗胆碱作用,闭角型青光眼患者、良性前列腺增生的老年男性患者慎用。

（3）依巴斯汀可抑制心脏钾离子慢通道,故先天性 Q-T 间期延长综合征的患者禁用,肝功能不全、心律失常患者及 6 岁以下儿童慎用。

（4）应用抗过敏药 3 天仍不见效或用药过程中出现皮疹加剧、喉头黏膜水肿、胸闷、呼吸困难者,应及时去医院就诊。

（5）避免搔抓皮肤、热水洗烫,暂停使用肥皂。服药期间不宜饮酒及同服其他中枢抑制药。

三、湿疹

湿疹是常见的过敏性皮肤炎症。呈多形性、对称性皮肤损害,瘙痒剧烈,易复发。湿疹在婴幼儿中最常见,且常见于 2 岁以内。湿疹是由多种内外因素相互作用而引起的迟发型变态反应。外因如刺激、接触动物皮毛或食物过敏(如牛奶、鸡蛋、海鲜)、空气传播的刺激物(如尘螨、花粉)、含镍的金属首饰等。内因如精神紧张、失眠、过劳、慢性消化系统疾病、内分泌失调、感染、新陈代谢障碍等。

(一)临床表现

1. 急性湿疹　好发于四肢屈侧、手、面、外阴、肛门等处。发病急,瘙痒剧烈,开始是皮肤红斑、丘疹或水疱,可因搔抓等发生糜烂、渗液、结痂,继发感染后可出现脓疱,皮肤损害的界限不清楚。

2. 亚急性湿疹　急性湿疹炎症减轻或适当处理后,经较长时间发展而来,瘙痒剧烈,皮损以小丘疹、结痂和鳞屑为主。

3. 慢性湿疹　由急性、亚急性湿疹长期未愈转变而来,皮损呈暗红色肥厚的斑状,表面脱屑干燥,纹理加深,多呈局限性斑块,界限较为清楚,常伴有色素沉着。

4. 婴儿湿疹　发生在 2 岁以内的婴儿,好发生于面部、头皮、四肢躯干。

(二)药物治疗

常用抗组胺药有盐酸异丙嗪、氯苯那敏、盐酸苯海拉明、去氯羟嗪、赛庚啶。中成药有乌蛇止痒丸等。

1. 内用药治疗　主要选用抗组胺药;若影响睡眠时可加服镇静剂;若继发感染者合用抗生素。病情严重时,可在医师指导下使用处方药西替利嗪、氯雷他定等。

2. 外用药治疗

（1）急性湿疹,局部生理盐水、3％硼酸或 1∶10000～1∶2000 高锰酸钾溶液冲洗、湿敷,也可用炉甘石洗剂收敛、保护。

（2）亚急性、慢性湿疹,可合用氧化锌软膏、硼酸软膏、糖皮质激素软膏,或使用免疫调节剂他克莫司软膏、匹美莫司软膏等。

（3）继发感染者加用抗生素制剂。

(三)用药安全提示

1. 避免诱发因素　避免外界刺激如热水烫洗,过度搔抓、清洗及接触可致敏感的物质;少接触化学成分用品,如肥皂、洗衣粉等;避免食用辣椒、浓茶、咖啡等刺激性食物。

2. 切忌乱用药　要在专业医师或药师的指导下用药。

四、手足真菌感染

足癣又称"脚癣"或"香港脚",是发生于脚掌、跖与趾之间皮肤的浅部真菌感染。手癣又称"鹅掌风",是发生在手掌、手指外的光滑皮肤的浅部真菌感染,多继发于足癣。其传播方式主要有两种:一是直接接触足癣患者;二是使用足癣者的鞋袜、日常用品。公共浴池是传播足癣的主要场所。

(一)易感因素

1. 多汗　足跖部多汗,汗液蒸发不畅,尤以趾间最明显,严重多汗者可起水疱。

2. 妊娠　妊娠期妇女内分泌失调,可导致皮肤抵抗真菌的能力下降。

3. 肥胖　指(趾)间间隙变窄、潮湿,诱发间擦型足癣。

4. 足部皮肤损伤　足部皮肤损伤破坏了皮肤的防御屏障,真菌易于侵入。

5. 糖尿病　患者体内缺乏胰岛素使糖代谢紊乱、抗抵抗力下降,易诱发间擦型足癣。

6. 药物的作用　长期使用抗生素、肾上腺素皮质激素、免疫抑制剂等,导致正常的菌群失去平衡,细菌被杀死而真菌大量繁殖,易诱发足癣。

(二)临床表现与分型

依据致病真菌种类和患者体质、表现的区别,足癣常分为5种类型,见表6-9。

表 6-9　足癣分型及临床表现

分型	好发季节及部位	临床表现
间擦型	第3、4趾间,可波及全趾 夏重冬轻	趾间皮肤浸软、脱皮、部分趾间皮肤皲裂,有时有红色的糜烂面,有臭味
水疱型	足跖、足缘部 夏季多见	常有成群或散在水疱,局部皮肤潮红,有时继发细菌感染,水疱变为脓疱
鳞屑型	足跖部 四季皆可发生,夏季多见或加重	损害以鳞屑为主,伴有稀疏而干燥的小水疱,局部有红斑、丘疹
角化型	足跟、足跖、足旁部 四季皆可发生,冬季多见或加重	皮肤干燥粗厚、角化过度,皮肤纹理增宽,易发生皲裂
体癣型	足背部 夏季多见或加重	典型的弧状或环状的体癣改变,常并发体癣

(三)药物治疗

1. 非处方药

(1)水疱型足癣。外搽复方苯甲酸酊、十一烯酸软膏,或用10％冰醋酸溶液浸泡,或用1％特比萘芬霜剂、咪康唑霜剂外搽。

(2)间擦型足癣。尽量保持干燥,保护创面,避免水洗或使用肥皂,不要搔抓。可用0.1％依沙丫啶(利凡诺)溶液或3％硼酸溶液浸泡后,涂敷含有5％水杨酸或5％～10％硫黄的粉剂。无明显糜烂时,可应用足癣粉、足光粉、枯矾粉,或局部涂敷复方水杨酸酊或复方土槿皮酊;在渗出不明显时,可用10％水杨酸软膏按常规包扎。

(3)鳞屑型和角化型足癣。可用复方苯甲酸软膏、3％克霉唑软膏、2％咪康唑霜剂、10％水杨酸软膏涂敷,或应用1%的特比萘芬霜剂外搽,或应用包扎治疗。

(4)治疗手癣的用药与足癣相同。可选用复方苯甲酸搽剂、3%克霉唑乳膏、2%咪康唑霜剂、5%水杨酸乙醇或复方苯甲酸软膏、复方十一烯酸软膏涂敷,或1%特比萘芬霜外搽。

治疗手癣的最佳方法是采用药物封包治疗,睡觉前选用10%水杨酸软膏、复方苯甲酸软膏、20%尿素乳膏(可任选其一)涂敷于手上,按摩5分钟,用塑料薄膜和三层纱布包好,每隔1～2日换药1次,连续1～2周。

2．中成药　常用复方土槿皮酊、足光散、足癣一次净等。

3．处方药

(1)手、足癣尤其是角化皲裂型足癣,推荐口服抗真菌药治疗,但伊曲康唑、特比萘芬治疗水疱型足癣不如外用药效果好;对糜烂型足癣不提倡应用。

(2)对有化脓感染的足癣,推荐应用抗菌药物,控制感染后再治疗足癣。

案例

患者,男,49岁,由于肾病综合征而长期服用肾上腺皮质激素进行治疗,在穿公共浴室的拖鞋洗澡后,趾间皮肤出现白色浸渍,并伴严重瘙痒。

案例分析与指导

该患者长期应用激素治疗疾病,导致机体的免疫力下降。在穿公共浴室的拖鞋后,感染真菌而出现上述症状。可推荐患者使用足癣粉、足光粉等药物进行治疗,并避免使用肥皂,保持鞋袜的清洁干燥。

(四)用药安全提示

(1)皮肤有糜烂面,应先用洗剂,一日2次,连续2周,不应用乳膏。

(2)在外用药期间,对患者皮肤尽量不洗烫,少用或不用肥皂和碱性药物,以使抗真菌药在体表停留时间延长,巩固和提高疗效。

(3)在体、股癣尚未根治前,禁止应用糖皮质激素制剂,如曲安奈德(去炎松)乳膏、氟轻松(肤轻松)乳膏,以免加重病变。

(4)一般治疗体、股癣需2～4周,足癣需1个月,甲癣需6个月。

(5)患者同时患有手、足癣,必须同时治疗,以免由瘙痒引发再次感染。股癣合并糖尿病的患者,在应用抗真菌药的同时应控制血糖。

(6)注意手、足癣的预防。注意个人卫生,鞋袜应定期烫洗;保持足、体、股部的皮肤干燥;避免直接接触病兽。

(陈湘玲)

第七章　常见慢性疾病的用药指导

第一节　原发性高血压

高血压是指以体循环动脉血压增高（收缩压≥140mmHg，舒张压≥90mmHg），周围小动脉阻力增高，同时伴有不同程度心排血量和血容量增加为主要表现的临床综合征，随着病程的延长，可导致心、脑、肾等并发症的发生。由于部分高血压患者并无明显的临床症状，高血压又被称为人类健康的"无形杀手"。因此，提高对高血压的认识，对早期预防、及时治疗有极其重要的意义。

原发性高血压

一、病因及临床表现

临床根据发病原因将高血压分为原发性高血压和继发性高血压。原发性高血压又称为高血压病，与遗传环境有关，约占95%；另外5%是继发性高血压。根据舒张压升高的程度及心、脑、肾等重要脏器受损的程度，将高血压分为轻、中、重度或Ⅰ、Ⅱ、Ⅲ期高血压。有些高血压患者突然发生剧烈头痛、恶心、呕吐、昏迷等严重临床症状，称为高血压危象。

高血压早期可能无症状或症状不明显，症状与血压水平有一定关联，常见头晕、头痛、颈项板紧、疲劳、心悸等。在劳累、精神紧张、情绪波动后可加重，休息后可恢复正常。

二、治疗原则

高血压目前很难彻底治愈，一般应早发现、早治疗，将血压尽可能控制在接近正常的目标水平，最终达到延长患者生命的目的。高血压的药物治疗遵循以下原则。

1. **小剂量**　初始治疗应采用小剂量，根据需要逐步增加剂量。

2. **长效制剂优先**　尽可能使用降压作用持续24小时的长效制剂，有效控制夜间血压与晨峰血压，并有效预防心脑血管并发症的发生。

3. **联合用药**　在低剂量单药治疗效果不满意时，可采用联合用药治疗。我国临床主要推荐应用的优化联合治疗方案包括：①血管紧张素转换酶抑制（ACEI）或血管紧张素Ⅱ受体阻滞剂（ARB）＋噻嗪类利尿药；②钙拮抗剂（D-CCB）＋ACEI 或 ARB；③D-CCB＋噻嗪类利尿药；④D-CCB＋β 受体拮抗剂。最常用的三联用药为 D-CCB＋ACEI 或 ARB＋噻嗪类利尿药。

4. 个体化　由于抗高血压药个体差异较大,应根据患者具体情况、药物有效性和耐受性,为每一位患者选择适合的降压药物。如不同患者选择同一药物所用剂量可以不同,同一患者在不同病程所用药量也可不同。

案例一

患者,男,56 岁。肾性高血压,慢性肾功能不全,血压 190/100mmHg,尿蛋白(+),尿素氮 15.6mmol/L,尿酸 440μmol/L,肌酐 350μmol/L。医嘱给予三药联合降压:美托洛尔 50mg　p.o.　b.i.d.,厄贝沙坦 150mg　p.o.　q.d.,呋塞米 20mg　p.o.　b.i.d.,血压控制不理想,在 150～160/90～95mmHg。

案例分析与指导

肾功能不全、尿蛋白阳性的高血压患者应考虑 ACEI、ARB 或噻嗪类利尿药。而美托洛尔为 β 受体拮抗剂,可使心肌收缩力减弱,心率减慢,还可使外周血管收缩,心脏后负荷增加,肾血流灌注减少,另外,对糖代谢、脂代谢有不利影响,对肾性高血压控制不利。建议停用美托洛尔,换用钙离子拮抗剂左旋氨氯地平 5mg　q.d.　p.o. 或 α、β-受体拮抗剂卡维地洛 10mg　p.o.,开始 q.d.,2 日后 b.i.d.。

医师采用上述建议,一周后血压控制在 130/80mmHg,肾功能得到改善。

案例二

患者,男,50 岁。患高血压(患者对磺胺类药物过敏),使用降压药物吲哒帕胺片 2.5mg　p.o.　q.d.。

案例分析与指导

患者对磺胺类药物过敏,不能服用含有磺胺化学结构的药物,如吲哒帕胺、格列本脲、格列吡嗪、格列齐特、乙酰唑胺、醋甲唑胺、呋塞米等。本处方存在过敏禁忌,应换用其他非磺胺化学结构的降压药物。

案例三

患者,男,52 岁。临床诊断:高血压、痛风。医师开具如下处方。

贝那普利胶囊 10mg×7 粒

Sig.:10mg　p.o.　q.d.

氢氯噻嗪片 12.5mg×14 片

Sig.:12.5mg　p.o.　b.i.d.

依托考昔片 120mg×7 片

Sig.:120mg　p.o.　q.d.

案例分析与指导

氢氯噻嗪与贝那普利合用治疗高血压具有协同作用,但氢氯噻嗪能干扰肾小管排泄尿酸,少数可诱发痛风发作,因此,痛风患者应避免使用。依托考昔为选择性环氧化酶-2(COX-2)抑制剂,主要用于治疗急性痛风性关节炎,具有较好的镇痛效果,与其他非甾体抗炎药一样,本品可以降低 ACEI 的降压效果,在使用时,注意加强监测。

急性痛风性关节炎患者,以控制关节炎的症状(红、肿、痛)为目的,在不能使用非甾体抗炎药的情况下可以短期使用秋水仙碱。

三、用药指导

1. 根据合并的其他疾病合理选药　注意患者的功能状态,合理选用抗高血压药。

(1)合并心肌梗死和心力衰竭患者,首选 ACEI、ARB、β 受体拮抗剂。

(2)合并冠心病或心力衰竭者,可选用能降低心脏负荷、不加快心率的药物,如利尿药、哌唑嗪、甲基多巴、卡托普利、硝苯地平、普萘洛尔等,而不宜选用肼屈嗪。

(3)合并肾功能不全者,可选用利尿药、甲基多巴、肼屈嗪、米诺地尔等对肾功能影响较小的药物。而胍乙啶和可乐定在降压同时能使肾血流量减少,不宜选用;ACEI 或 ARB 在慢性肾功能不全早、中期能延缓肾功能恶化,但晚期可能促使肾功能恶化。

(4)伴有消化性溃疡者,宜选用可乐定而不宜选用利血平。

(5)有抑郁症或从事精细、复杂、敏捷工作的患者,应避免选用可引起中枢抑制或嗜睡的降压药,如利舍平及甲基多巴。

(6)高血压合并支气管哮喘者,不宜选用 β 受体拮抗药;合并糖尿病或痛风者,不宜选用噻嗪类利尿药;ACEI 或 ARB 可有效减轻和延缓糖尿病肾病的进展,可作为高血压合并糖尿病的首选。

2. 根据不良反应合理选药　高血压患者用药后出现相应的不良反应,且不能耐受时,及时就医并调整用药方案。在没有医师建议的情况下,不能随意服用药物、停用药物、改变药物剂量。

3. 根据类型合理选用　对杓型高血压,提倡晨起服用长效降压药,如一日 1 次的长效制剂,则上午 7 时服用 1 次;一日 2 次的中效制剂,则上午 7 时和下午 3～4 时各服用 1 次。对非杓型高血压,提倡在晚间睡前服用长效降压药。

四、健康提示

高血压患者的非药物治疗和患者的自我管理包括健康的生活方式、消除不利于身心健康的行为习惯、减少高血压以及心血管病的发病危险等。具体要求如下。

1. 控制体重　BMI 尽可能控制在 $24kg/m^2$ 以下。

2. 合理膳食　低钠(每人每天食盐摄入量不得超过 6g)、低脂(减少食用油摄入,不吃或少吃肥肉及动物内脏)、补钾、补钙,戒烟忌酒等。

3. 增强运动　运动有利于减轻体重、稳定血压水平。

4. 控制情绪　减轻精神压力、保持心态平衡。

5. 及时就诊　出现胸闷、气短、运动耐力下降时要及时就诊。

（王增仙）

第二节　心绞痛

心绞痛是冠状动脉粥样硬化性心脏病的常见症状。根据病理基础的不同,可分为 3 种类型。①劳累型心绞痛,也称稳定型心绞痛,最常见,多由于剧烈活动、劳累等导致心脏活动增强、耗氧量增加而引发。②变异型心绞痛。为自发性心绞痛。由于冠脉痉挛造成心肌供血不足,心肌供氧、需氧平衡失调而引发。③不稳定型心绞痛,当症状发作频繁,严重程度增加,甚至在休息的时候也会发生,心绞痛就发展成不稳定型心绞痛,有可能进一步发展成为心肌梗死或猝死,也可逐渐恢复为稳定型心绞痛。

一、病因及临床表现

心绞痛的直接发病原因是心肌供血的绝对或相对不足,各种减少心肌供血(如血管腔内血栓形成、血管痉挛)和增加心肌耗氧(如运动、心率增快)的因素,都可诱发心绞痛。心肌供血不足主要源于冠心病,有时其他类型的心脏病或失控的高血压也能引起心绞痛。其临床表现为左胸后部及前区阵发性、压榨性的剧烈疼痛,常放射到背及肩部。每次发作持续 3～5 分钟。

二、治疗原则

抗心绞痛药可用于不同类型的心绞痛,一般稳定型心绞痛应使用增加心肌血流量的药物,而变异型心绞痛应使用解除冠脉痉挛的药物。用药时应遵循以下原则。

1. 先快后慢　心绞痛发作时,应舌下含服(静脉滴注或喷雾剂吸入)速效制剂解除症状,再用长效制剂维持治疗,防止再发。

2. 联合用药　选择 2 种或 3 种有协同治疗作用且能拮抗不良反应的药物并用。如硝酸酯类或钙拮抗剂与 β 受体拮抗药合用。

3. 掌握剂量　用药效果取决于剂量的大小,注意量效关系和剂量个体化。一般从小剂量开始,每 3～7 天增量一次。应根据用药反应及时调整剂量,避免药物过量加重对心脏的损害。如静脉注射硝酸甘油过量会使血压显著下降,而使心肌缺血加剧,心绞痛恶化。

4. 交替用药和逐渐停药　交替用药可减少耐受性的发生。长期用药者需停药时不能突然停药,要在严密观察下以逐渐减量的方法停药。

案例一

患者,女,58 岁。心绞痛。用药方案:硝酸甘油片 0.5mg　p.o.　p.r.n.。

案例分析与指导

该患者治疗方案中,给药途径不适宜。硝酸甘油片口服因肝脏首过效应,在肝内被有机硝酸酯还原酶降解,生物利用度仅为 8%。建议舌下给药,吸收迅速、完全,生物利用度在 80% 以上,2～3 分钟起效,5 分钟达最大效应。

案例二

患者,男,63 岁。因劳累后反复发作胸骨后压榨性疼痛 6 个月就诊,医师诊断为冠心病心绞痛,开具处方如下。

> 硝酸甘油片　　0.5mg×30 片
> Sig. :0.5mg　舌下含化
> 普萘洛尔片　　10mg×30 片
> Sig. :10mg　t.i.d.　p.o.

案例分析与指导

该处方合理。硝酸甘油因扩张外周血管,降低心脏前、后负荷而降低心肌耗氧量;普萘洛尔拮抗心肌 β_1 受体,抑制心脏,降低心肌耗氧量,两药联合使用可产生协同作用。但硝酸甘油的降压作用可反射性引起心率增快,增加心肌耗氧量;而普萘洛尔减慢心率,降低心肌耗氧量;硝酸甘油可缩小心室容积,普萘洛尔增大心室容积;两药联合应用可以相互拮抗不良反应。故硝酸甘油与普萘洛尔联用治疗心绞痛,可取得协同作用,取长补短。

三、用药指导

1. 硝酸甘油的用法

(1)心绞痛患者预防发作,可选用硝酸甘油局部贴膜。应每日使用,可贴在无毛发的皮肤上,如前胸、腹、大腿前侧、前臂等处,用药后不要按摩以免加速吸收。可通过改变贴膜大小调整剂量,更换时必须将原贴药膜去掉。

(2)心绞痛患者急性发作,应把硝酸甘油片置于舌下,直至药片溶解,勿吞服。如含化 1 片后仍不缓解,可在 5 分钟内再含 1~2 片,最多可连续使用 3 次。15 分钟仍不缓解,表明有发生心肌梗死的可能。

2. 硝酸甘油的贮存　硝酸甘油性质不稳定,有效期仅 6 个月,应贮存于阴凉密闭容器内。含服时无灼热和刺痛感,提示药物已失效,应及时补充新药。

3. 硝酸甘油的不良反应

(1)硝酸甘油易引起直立性低血压而致患者晕倒,用药期间应采取坐位或半卧位,尤其在有头晕、视力模糊时,必须立即采取卧位。饮酒能加重这一不良反应,服药时应忌酒。

(2)静脉滴注硝酸甘油速度宜慢,以免造成低血压。有些患者用药后出现颜面潮红、头痛等症状,是由于药物导致头面部血管扩张引起的,不必紧张。

4. 联合用药　β受体拮抗剂与硝酸酯类药物合用,可以增强疗效,降低不良反应。但由于两类药物均可降压,使血压明显下降、冠状动脉流量减少,对心绞痛不利,合用时需注意调整剂量。

5. 逐步减量　长期使用抗心绞痛药,勿突然停药,应遵医嘱逐步减量。

四、健康提示

1. 保持心理平衡　疏导不良情绪,减少焦虑、紧张,保持心理平衡。

2. 合理饮食　应采用低盐、低脂、富含果蔬饮食,不要暴饮暴食;限制饮用咖啡、饮料,戒烟忌酒。

3. 规律运动　适度规律运动,避免应激性活动,避免寒冷天气外出活动和饭后剧烈运动。

4. 合理作息　合理安排作息时间,保持健康的生活方式,保证充分休息。

5. 控制危险因素　监测并控制血压、血脂、血糖等危险因素;控制体重,减轻心脏负担。

6. 做好救治措施　心绞痛发作时应立即停止所有的活动,坐下或躺下来,保持安静,同时要解开衣领及束缚的衣服。

（王增仙）

第三节　高脂血症

高脂血症是指血脂水平过高,可直接引起一些严重危害人体健康的疾病,如动脉粥样硬化、冠心病、胰腺炎等。

一、分类

根据血脂增高的类型不同,临床将高脂血症分为 6 型。

第 Ⅰ 型:此型特点是乳糜微粒(CM)增加,而其他脂蛋白正常。血脂多为外源性,较少见。药物治疗无效,但减少饮食中的脂肪量对降低血脂有所帮助。

第 Ⅱa 型:以低密度脂蛋白(LDL)增加为主。此型特点是血清胆固醇增加,而三酰甘油基本正常。

第 Ⅱb 型:LDL 和极低密度脂蛋白(VLDL)均增加。此型特点是血清胆固醇增加,为自发性、家族性高胆固醇血症。除采用低胆固醇饮食及不饱和脂肪酸饮食治疗外,洛伐他汀、考来烯酸、烟酸、苯扎贝特、普罗布考均有治疗意义。

第 Ⅲ 型:LDL 增加。除采用饮食治疗外,用洛伐他汀、氯贝丁酯、烟酸、普罗布考效果较佳。

第 Ⅳ 型:本型患者多为肥胖者,以 VLDL 增加为主。血清三酰甘油(TG)增加较常见。应限制碳水化合物食物和使用不饱和脂肪酸食物;烟酸、氯贝丁酯和苯扎贝特为有效药物。

第 Ⅴ 型:为 Ⅰ 型和 Ⅱ 型的混合型。CM 和 VLDL 增加,除应减肥外,还可用氯贝丁酯、烟酸帮助治疗。

二、治疗原则

治疗目的是针对脂质代谢的不同环节,使血浆中总胆固醇(TC)、TG 降低,以延缓和减轻动脉粥样硬化的发生和发展过程。对于高血脂的治疗,首先采用饮食疗法,其次消除恶化因素,最后针对血脂异常类型考虑药物治疗。

1. 高总胆固醇血症　首选他汀类,如辛伐他汀、普伐他汀和氟伐他汀等,次选胆酸螯合剂。

2. 高三酰甘油血症　首选贝特类,如非诺贝特和苯扎贝特、吉非贝齐等,次选烟酸。

3. 混合型高脂血症　以高总胆固醇血症为主首选他汀类;以高三酰甘油血症为主首选贝特类。

4. 低高密度脂蛋白(HDL-ch)血症　可选烟酸、他汀类、贝特类。

5. 联合用药　对显著的高血脂和家族性杂合型高胆固醇血症者,提倡 2～3 种作用机制不同的药物联合应用,使各药剂量减少,降脂幅度增大。①高胆固醇血症可选他汀类＋胆酸螯合剂或依折麦布;②低 HDL-ch 血症可选他汀类＋烟酸;③严重高甘油三酯血症可联合应用非诺贝特＋ω-3 多烯不饱和脂肪酸;④严重混合血脂异常可联合应用胆酸螯合剂＋烟酸。

案例一

患者,女,35 岁,妊娠 3 个月。病情及诊断:妊娠高血压,高脂血症。医师开具如下处方。

依那普利 10mg×10 片

Sig.:10mg　p.o.　b.i.d.

辛伐他汀 20mg×30 片

Sig.:20mg　p.o.　q.d.

案例分析与指导

妊娠高血压禁用 ACEI、ARB、利尿剂和二氢吡啶类钙通道阻滞剂、无内在拟交感活性的 β 受体拮抗剂(如阿替洛尔)。可用有内在拟交感活性的 β 受体拮抗剂(如氧烯洛尔、拉贝洛尔)、可乐定、甲基多巴、哌唑嗪、肼屈嗪等;辛伐他汀等他汀类药物禁用于孕妇。可选考来烯胺、考来替哌等胆酸螯合剂,依折麦布等肠道胆固醇吸收抑制剂。

案例二

患者,女,79 岁。临床诊断:上呼吸道细菌感染,原发性高血压,血脂异常。医师开具处方如下。

克拉霉素片 0.25g×6 片×2 盒

Sig.:0.25g　b.i.d.　p.o.

普萘洛尔片 10mg×20 片

Sig.:10mg　t.i.d.　p.o.

辛伐他丁胶囊 10mg×7 粒×1 盒

Sig.:10mg　p.o.　q.n.

案例分析与指导

克拉霉素与辛伐他丁联合使用不合理,当辛伐他汀与其他在治疗剂量下对细胞色素 P_{450} 3A4 有明显抑制作用的药物(如环孢霉素、米贝地尔、伊曲康唑、酮康唑、红霉素、克拉霉素和奈法唑酮)或纤维酸类衍生物或烟酸合用时,导致横纹肌溶解的危险性增高,常规不宜合用。β 受体拮抗剂不应作为 60 岁以上高血压患者的首选治疗,特别是在老年人群中,此类药物预防卒中事件的疗效欠佳。

三、用药指导

（1）他汀类药物多数需晚间或睡前服用。

（2）应用他汀类药物宜从小剂量开始，应告知患者肌病危险性，并关注、及时报告所发生的肌痛、触痛和肌无力。对有横纹肌炎继发肾衰竭者，应及时停药。

（3）他汀类与烟酸、吉非贝齐或贝特类药物联合应用可能增加发生横纹肌溶解和急性肾衰竭的危险。

（4）贝特类与胆酸螯合剂合用，至少在服用胆酸螯合剂之前 1 小时或 4～6 小时后服用。

（5）乙醇可增加烟酸所致的皮肤潮红和瘙痒等不良反应，因此，用药期间避免饮酒。

（6）胆酸螯合剂若与依折麦布联合应用时，至少间隔 2 小时。

四、健康提示

1. 合理饮食　必须坚持控制饮食，减少饱和脂肪酸和胆固醇的摄入。少食动物脂肪、肥肉，多吃蔬菜、水果、谷物，适当增加蛋白质和碳水化合物的比例。

2. 规律运动　进行有规律的体力劳动和运动，增加肝脏内脂肪的分解和消耗，减轻体重。

3. 控制危险因素　注意控制诱发心血管疾病事件的危险因素，如戒烟、限酒、限盐，控制血压到目标水平等。

（王增仙）

第四节　糖　尿　病

糖尿病是一种常见内分泌代谢疾病，久病可引起多系统损害，如导致眼、肾、神经、心脏、血管等组织的慢性进行性病变，具有较高的致残和致死率。随着生活水平的提高和老龄化进程的加速，糖尿病的患病率呈快速上升趋势，成为继心脑血管疾病、肿瘤之后另一个严重危害人民健康的重要慢性非传染性疾病。

糖尿病

一、病因及临床表现

糖尿病是由于胰岛素分泌和（或）胰岛素作用缺陷造成糖、蛋白质和脂肪代谢障碍，严重者可影响水、电解质和酸碱平衡，此外，还可影响核酸代谢。

糖尿病可分为两种类型：1 型糖尿病（胰岛素依赖型），由于自身免疫反应导致胰岛 β 细胞损伤和破坏，引起胰岛素绝对缺乏所致；2 型糖尿病（非胰岛素依赖型），是在胰岛素抵抗的基础上进行性的胰岛素相对缺乏所致，约占糖尿病总数的 90%。

2 型糖尿病主要由遗传易感性、高热量饮食、缺少运动、向心性肥胖等复杂的病理生理过程联合作用引起。

糖尿病临床表现为多尿、多饮、多食、消瘦的"三多一少"症状，以及乏力、四肢酸痛、皮肤瘙痒、性欲减退等多种并发症状。相当一部分患者发病呈缓慢性、非典型性，并无明显的"三多一少"症状，仅在体检或因各种并发症、伴发症就诊时而查出。糖尿病的并发症分两类：急性并发症有糖尿病酮症酸中毒、高渗性非酮症糖尿病昏迷和感染;慢性并发症有大血管病变、微血管病变、神经病变、皮肤瘙痒、眼部病变和糖尿病足。

二、治疗原则

糖尿病的治疗目的在于降低血糖,纠正各种症状,使血糖、血脂维持在较理想的水平;防止和延缓并发症的发生和发展,尽量减轻并发症所引起的失明、尿毒症、肢体残疾等严重危害;使患者保持充沛的精力和体力,提高生活质量;保持与正常人基本相同的寿命。

(一)1 型糖尿病治疗

1 型糖尿病患者,可选胰岛素注射给药,由小剂量开始使用,根据需要逐步调整至适量;或与 α-糖苷酶抑制药、双胍类降糖药联合使用。

(二)2 型糖尿病治疗

新诊断的患者,首先要控制饮食、减轻体重、加强体育运动、进行血糖监测、接受健康教育。在此基础上,如未能改善,可以考虑使用药物治疗。如空腹血糖接近正常,仅餐后血糖明显升高者,可考虑服用阿卡波糖;以餐后血糖升高为主,伴餐前血糖轻度升高者,首选胰岛素增敏剂;2 型肥胖型糖尿病患者,首选二甲双胍;儿童糖尿病患者,选用二甲双胍。2 型糖尿病使用口服降血糖药,开始先试用一种,调节适宜剂量,在效果不理想时再考虑联合用药。应用口服降血糖药效果不佳或无效者,应及时使用胰岛素治疗。

案例一

患者,男,57 岁。1 个月前无诱因出现口干、多饮、多尿、多食、易饥,未予重视。近 1 周上述症状加重,烦渴、多饮,每日饮水量达 3000ml 左右,伴明显乏力。查空腹血糖 16.48mmol/L,餐后 2 小时血糖 28.16mmol/l;尿常规检查,尿糖(一),酮体(一);糖化血红蛋白 9.0%。无既往史,对青霉素过敏。经临床诊断为 2 型糖尿病。先予胰岛素泵强化降糖,后改为生物合成人胰岛素(诺和灵 R)+甘精胰岛素(来得时)降糖,结果血糖控制平稳。

案例分析与指导

尽早使用胰岛素强化降糖治疗,可减轻葡萄糖毒性,保护胰岛 β 细胞功能,恢复被抑制的胰岛 β 细胞功能。

案例二

患者,男,68 岁,糖尿病患者。服用甲苯磺丁脲片,50mg t.i.d. p.o.。因感冒头痛、发热(38.5℃),自行加服阿司匹林肠溶片,300mg t.i.d. pc p.o.。

案例分析与指导

阿司匹林与血浆蛋白结合率较高,可置换与血浆蛋白结合的甲苯磺丁脲,使其游离型药物浓度升高,降糖作用增强而致低血糖。应换用血浆蛋白结合率低的对乙酰氨基酚来缓解感冒症状。

案例三

患者,男,58 岁。临床诊断:2 型糖尿病、上呼吸道感染。医师开具处方如下。

阿卡波糖片　　50mg×30 片

Sig.:50mg　q.d.　p.o.

枇杷止咳糖浆　150ml×1 瓶

Sig.:15ml　b.i.d.　p.o.

案例分析与指导

糖尿病患者服用枇杷止咳糖浆可使血糖升高,应选用不含糖的制剂;阿卡波糖应每日 3 次,进餐时服用。

三、用药指导

1. 注意药品不良反应

(1)低血糖反应。用药后出现头晕、乏力、出冷汗、饥饿等症状,需立即进食糖块、巧克力、甜点和糖水缓解;严重者立即静脉注射 50％葡萄糖。为预防低血糖的发生,应从小剂量开始,逐渐增加剂量。患者应定时定量进餐,如进餐量减少,应相应地减少降糖药物的剂量,有可能误餐时提前做好准备。

(2)皮下脂肪萎缩。自行注射胰岛素的患者应注意更换注射部位,以确保胰岛素稳定吸收,同时防止发生皮下脂肪萎缩。

(3)胰岛素抵抗。长期应用胰岛素的患者,可采用更换胰岛素制剂和选用新型胰岛素制剂等措施,避免发生胰岛素抵抗。

2. 合理选用药物

(1)肝肾功能不良、慢性心功能不全、酮体阳性者,禁用磺酰脲类、双胍类降糖药。

(2)老年患者对低血糖耐受能力差,不宜选用长效、强力降血糖药,而应选择服用方便、降糖效果温和的降糖药。

3. 用药注意事项

(1)就餐和食物对口服降糖药的吸收、生物利用度和药效都有不同程度的影响。因此,应注意降糖药服用时间。

(2)服用口服降糖药期间禁止饮酒,因酒可降低血糖水平,同时加重中枢抑制,严重时可致死。

(3)用药期间应定期检查尿糖、血糖、肾功能、眼底视网膜血管、血压及心电图等。

4. 药物相互作用　磺酰脲类降糖药有较高的血浆蛋白结合率,与其他药物(水杨酸类、双香豆素类、吲哚美辛等)竞争与血浆蛋白结合,使游离型药物浓度上升引起低血糖反应;相反,与氯丙嗪、苯巴比妥、糖皮质激素、噻嗪类利尿药、口服避孕药等合用,使其降血糖作用减弱。

5. 胰岛素的储存方式

(1)未开封使用的胰岛素,应在冰箱的冷藏室内(2～8℃)储存。

(2)已开封的胰岛素,储存时间不要超过 30 天,尽可能放在 2～8℃储存,但在注射前先放在室温条件下让胰岛素复温；也可以放在室温条件下储存。

（3）长途旅行，应随身携带药品。

四、健康提示

糖尿病治疗应坚持"五驾马车"：即饮食治疗、运动治疗、药物治疗、血糖监测和糖尿病教育。

1. 饮食治疗　合理控制总热量和食物成分比例，降低过高的血糖以改善症状。

2. 运动治疗　适量运动可提高肌肉利用葡萄糖的能力，改善葡萄糖的代谢。

3. 药物治疗　药物治疗按上述方案实施。

4. 监测血糖　通过自我监测血糖，经常观察和记录血糖水平，有利于糖尿病患者的治疗和管理。

5. 糖尿病教育　接受糖尿病教育可更好地治疗糖尿病和改善健康；有助于减少和延缓糖尿病慢性并发症的发生和发展。

（王增仙）

第五节　消化性溃疡

消化性溃疡主要指发生在胃及十二指肠的慢性溃疡，其深度可达到或穿透黏膜肌层。是一种多发病、常见病。各年龄段人群均可发病，青壮年多发，男性多于女性。

一、病因及临床表现

消化性溃疡发病率较高，具有病程长、周期性发作的特点。发病主要原因：胃肠道的"攻击因子"（胃酸、胃蛋白酶、幽门螺杆菌感染、胆汁反流、吸烟、酗酒、高盐饮食、服用损害或削弱胃黏膜屏障的药物等）和"防御因子"（胃黏液、HCO_3^- 的分泌、黏膜屏障、上皮细胞的再生、局部的血液循环、细胞保护因子以及消化道激素等）失衡。

临床表现具有节律性疼痛的特点，以上腹疼痛（胃溃疡表现为餐后痛，十二指肠溃疡表现为饥饿痛）为主要症状，可为钝痛、灼痛、胀痛或剧痛，以饥饿样不适、灼烧样痛多见。其他临床表现有反酸、嗳气、恶心、呕吐等。部分患者可无症状或以出血、穿孔等并发症为首发症状。

二、治疗原则

消化性溃疡的治疗原则为缓解症状、促进溃疡愈合、防止并发症、预防复发。一般治疗主要是避免过度劳累和精神紧张，饮食定时定量，避免进食过冷、过热、辛辣刺激性食物，戒烟忌酒等。药物治疗主要是消除攻击因素，恢复保护因素。

（一）抑制胃酸治疗

1. 十二指肠溃疡　溃疡愈合时间通常为 4 周。对于幽门螺杆菌感染者，2 周幽门螺杆菌根除治疗＋2 周抑酸治疗（质子泵抑制药早餐前 1 次，组胺 H_2 受体拮抗剂晚餐后 1 次）；对于非幽门螺杆菌感染者，4 周抑酸治疗＋12 周维持治疗（组胺 H_2 受体拮抗剂晚餐后 1 次）。

2. 胃溃疡　溃疡愈合时间通常为 6～8 周。对于幽门螺杆菌感染者，2 周幽门螺杆菌根除治疗＋4～6 周抑酸治疗；对于非幽门螺杆菌感染者，6～8 周抑酸治疗（组胺 H_2 受体拮抗剂，1 日 2 次，或质子泵抑制药，1 日 1 次）＋胃黏膜保护药，之后维持治疗 12 周。

(二)根除幽门螺杆菌

根除幽门螺杆菌可以促进溃疡愈合,预防溃疡复发。目前推荐的根除幽门螺杆菌治疗方案为三联疗法和四联疗法。

1.四联疗法

埃索美拉唑 20mg＋枸橼酸铋钾 0.6g＋阿莫西林 1g＋克拉霉素 500mg

埃索美拉唑 20mg＋枸橼酸铋钾 0.6g＋甲硝唑 0.4g＋克拉霉素 500mg

2.三联疗法　上述方案去除铋剂,适用于肾功能减退不耐受铋剂者,但根除率下降。

任选上述一组药物联合服用,每种药物按以上剂量 1 日 2 次,餐前 30 分钟服用。

案例

患者,女,70 岁。诊断:骨性关节炎、胃溃疡(初发)。医师开具处方如下。

　　枸橼酸铋雷尼替丁 0.35g×100 粒

　　Sig. :0.35g　b.i.d.　p.o.6～8 周为 1 个疗程

　　双氯芬酸钠缓释片 75mg×10 片

　　Sig. :痛时 75mg　b.i.d.　p.o.

　　氨基葡萄糖胶囊 0.24g×30 粒

　　Sig. :0.48g　t.i.d.　p.o.

案例分析与指导

该患者有胃溃疡,可选用枸橼酸铋雷尼替丁作为消化性溃疡的维持治疗。

治疗骨关节炎的疼痛选用双氯芬酸钠缓释片 75mg,每日 1 次即可。若每日 2 次,每日 150mg,剂量过大,副作用强。而且不应仅在痛时服用,应小剂量长期服。当患者不伴有消化性溃疡时,可选择双氯芬酸钠缓释片;该患者合并有消化性溃疡,双氯芬酸钠应禁用。应选用环氧化酶-2(COX-2)选择性抑制剂如塞来昔布等,以免加重溃疡。

三、用药指导

1.用药时间

(1)硫糖铝须空腹摄入,应餐前 0.5～1 小时与睡前服用。

(2)果胶铋应在餐前 0.5～1 小时服用或睡前服用。

(3)复方氢氧化铝等抗酸药应于餐后 1 小时服用,以利于中和餐后高胃酸。晚上临睡前加服一次效果更好。

(4)胃黏膜保护药需在酸性条件下才能形成保护膜,与抑酸药联合应用时宜间隔 1 小时。

2.不良反应

(1)组胺 H_2 受体阻断剂可引起幻觉、定向力障碍,质子泵抑制药服后偶有疲乏、嗜睡、视物模糊、意识模糊等反应,驾驶车辆、高空作业、操作精密仪器者应慎用,或提示服药后休息 6 小时再从事工作。

(2)老年人长期服用氢氧化铝片或凝胶可影响肠道吸收磷酸盐,导致骨质疏松;铝盐吸收后沉积于脑,可致阿尔茨海默病。

（3）服用最高剂量的二甲双胍治疗糖尿病的患者，长期服用质子泵抑制药可导致维生素 B_{12} 缺乏，需要补充。

（4）服用果胶铋后粪便色泽变黑为正常现象，停药 1～2 天可转为正常。

3. **维持治疗**　经药物治疗后症状缓解，溃疡愈合，仍需继续给予维持量的药物治疗 1～2 年。

4. **注意事项**

（1）硫糖铝不宜与牛奶、抗酸药同服，连续用药不宜超过 8 周。

（2）质子泵抑制药为避免酸破坏常制成肠溶制剂，服用时必须整粒吞服，并至少在餐前 1 小时服用。若与抗酸药联合应用，应至少间隔 30 分钟。

四、健康提示

（1）注意饮食规律、按时就餐，避免摄入粗糙、刺激性食物，少吃盐渍、烟熏和不新鲜食物，忌饮酒、浓茶和咖啡，戒烟。

（2）注意养成良好的生活习惯，避免过度劳累和精神紧张。

（3）出现季节性上腹不适，可每晚服用维持量的 H_2 受体拮抗剂。

（4）需告知患者幽门螺杆菌根除方案的潜在反应及用药依从性的重要性。

（王增仙）

第六节　支气管哮喘

支气管哮喘是由多种细胞（如嗜酸性粒细胞、肥大细胞、T 淋巴细胞、中性粒细胞、平滑肌细胞和气道上皮细胞等）和细胞组分参与的呼吸道慢性炎症。

一、病因及临床表现

支气管哮喘病因复杂，其危险因素包括：吸烟、环境（大气污染如粉尘、雾霾）、食物（海鲜、鸡蛋、牛奶等）、药物（抗生素、阿司匹林）、某些化学品（油漆、活性染料等）、感染、遗传因素或其他过敏性疾病、副交感神经亢进、气道高反应性等。

临床表现为反复发作性伴有哮鸣音的呼气性喘息、呼吸困难或发作性胸闷和咳嗽，严重者被迫采取坐位或呈端坐呼吸，干咳或咳大量白色泡沫痰，甚至出现发绀等。常在夜间和清晨发作。症状可在数分钟内发作，持续数小时至数天，用药物后缓解或自行缓解。

二、治疗原则

支气管哮喘的治疗首先应避免各种诱发因素，保持良好的心态，积极锻炼身体，提高机体免疫力。应预防和控制哮喘症状、减少哮喘急性加重的频次和程度，改善健康状况和运动耐力。对急性发作期的治疗目标是尽快缓解气道痉挛，纠正低氧血症，恢复肺功能，预防进一步恶化或再次发作，防止并发症。对慢性持续期的治疗，采用分级疗法，维持患者的控制水平，定期根据治疗分级方案做出调整，选用合适的药物，见表 7-1。

表 7-1　支气管哮喘分级治疗方案

严重程度	每天控制治疗药物	其他治疗选择
第 1 级（间歇状态）	不必常规治疗，可按需使用短效 β_2 受体激动剂	
第 2 级（轻度持续状态）	1. 按需使用短效 β_2 受体激动剂 2. 吸入低剂量糖皮质激素[≤500μg 丙酸倍氯松（BDP）或相当剂量其他吸入激素]	白三烯受体阻断剂；或缓释茶碱；或色甘酸钠
第 3 级（中度持续状态）	吸入糖皮质激素（200～1000μgBDP 或相当剂量其他吸入激素）+长效 β_2 受体激动剂	1. 吸入糖皮质激素（>1000μgBDP 或相当剂量其他吸入激素） 2. 吸入糖皮质激素（500～1000μgBDP 或相当剂量其他吸入激素）+白三烯受体阻断剂 3. 吸入糖皮质激素（500～1000μgBDP 或相当剂量其他吸入激素）+缓释茶碱
第 4 级（重度持续状态）	吸入糖皮质激素（>1000μgBDP 或相当剂量其他吸入激素），联合吸入长效 β_2 受体激动剂 需要时可再增加 1 种或 1 种以上下列药物：缓释茶碱；白三烯受体阻断剂；口服长效 β_2 受体激动剂；口服糖皮质激素	白三烯受体阻断剂；缓释茶碱

案例一

患者，男，53 岁。10 年来反复咳嗽、咳痰，伴喘息，夜间明显。烟龄 20 余年，每日 10～20 支；每日饮酒（白酒）150～250ml。曾住院治疗，临床诊断为"支气管哮喘"，坚持使用沙美特罗替卡松气雾剂（舒利迭）控制哮喘发作，用法用量为每次 1 吸（50/250μg），每日 2 次，经口吸入。

案例分析与指导

此用药方案合理。舒利迭适用于对哮喘进行常规治疗的患者的联合用药（长效 β_2 受体激动剂和吸入型皮质激素），包括：接受吸入型皮质激素治疗，症状未被充分控制的患者；接受吸入型皮质激素和长效 β_2 受体激动剂治疗，而症状得到充分控制的患者。

舒利迭气雾剂只能经口腔吸入。且气雾剂必须每日使用才能获得最佳效果，即使没有症状时也应使用。另外，患者应该由医师定期再评估，以使所接受的舒利迭保持最佳剂量，并且只能在医师的建议下才能改变剂量。应将药量调整至维持有效控制症状的最小剂量。当最小剂量的联合用药使控制的症状得以维持时，下一步可试验单独使用吸入型皮质激素。

案例二

患者,女,35 岁。5 年前旅游时出现气喘症状,之后在春季反复发作,其他季节很少发作,曾做支气管激发试验(+)。4 天前外出活动,回家后每天都有气喘症状,夜间症状明显,同时有打喷嚏、流鼻涕、鼻塞。患者无其他基础疾病,无药物过敏史,有过敏性鼻炎。听诊:双肺散在哮鸣音。临床诊断:支气管哮喘、过敏性鼻炎。医师开具处方如下。

布地奈德吸入剂　100μg×200 吸
Sig.:300μg　b.i.d. 吸入
沙丁胺醇气雾剂　100μg×200 喷
Sig.:200μg　p.r.n. 吸入

案例分析与指导

患者属于季节性哮喘,最近发作频繁,且有过敏性鼻炎,故给予布地奈德吸入,并按需吸入短效 β_2 受体激动剂沙丁胺醇。今后在春天前需吸入糖皮质激素,直到春天结束(至少 3 个月)。同时尽量避免接触花粉等易导致过敏的物质。合并过敏性鼻炎的哮喘患者,必须同时控制鼻炎症状。上述处方合理,如不能控制者,可联合应用白三烯拮抗剂。

案例三

患者,男,34 岁。反复哮喘 1 年,1 周前,因受凉哮喘发作,每天夜间明显,清晨常常憋醒,白天无症状。患者无基础疾病、过敏史、不良生活习惯。医师开具处方如下。

沙美特罗替卡松气雾剂　50/250μg×60 吸
Sig.:50/250μg　b.i.d. 吸入
沙丁胺醇气雾剂 100μg×200 喷
Sig.:200μg　p.r.n. 吸入
茶碱缓释片　0.1g×24 片
Sig.:0.2g　b.i.d.　p.o.
沙丁胺醇缓释片　8mg×20 片
Sig.:8mg q.n.　p.o.

案例分析与指导

该患者属于夜间哮喘,根据我国《支气管哮喘防治指南》,夜间哮喘发作频繁,应定为第Ⅲ～Ⅳ级。患者需每日吸入糖皮质激素,并联合吸入长效 β_2 受体激动剂。长效沙丁胺醇缓释片作用时间达 12 小时,可控制夜间哮喘发作,并吸入长效沙美特罗替卡松气雾剂,既能改善气道阻塞,又能减轻气道炎症。同时,糖皮质激素能增加 β_2 受体密度,防止长期使用 β_2 受体激动剂出现的 β_2 受体下调。患者哮喘症状消失后,可停用沙丁胺醇和茶碱缓释片。但吸入糖皮质激素和长效 β_2 受体激动剂应长期维持应用。

三、用药指导

(1)哮喘是一种慢性疾病,需要长期、规范治疗。

(2)β受体激动剂可升高血糖,合并糖尿病的患者在应用时应注意监测和控制血糖。

(3)茶碱类药物可提高肾血流量,具有利尿作用,使尿量增加而致脱水,使用时应注意补充液体。

(4)治疗必须个体化、以最小的剂量、最简单的联合、最少不良反应、达到最佳哮喘控制为原则。

(5)治疗方案的制定、变更,药物的减量、停用,都应该在医师的指导下进行,切忌自行决定,否则很可能导致前期治疗效果的丧失和疾病的加重。

四、健康提示

(1)许多危险因素可引起哮喘急性加重,被称为"触发因素",减少患者接触危险因素,可改善哮喘控制并减少治疗药物需求量。

(2)熟悉哮喘发作的先兆表现,哮喘时会进行简单的紧急自我处理。

(3)避免剧烈运动,避免饮用咖啡、茶、可乐等饮料,忌用诱发哮喘的药物。

(4)学会自行监测病情的变化。

(王增仙)

第七节　前列腺增生

前列腺增生是中老年男性常见疾病之一,随着年龄的增长,发病率逐渐上升。严重时可影响患者的生活质量,不及时治疗会导致许多严重并发症。

一、病因及临床表现

前列腺增生的病因是由于前列腺的逐渐增大对尿道及膀胱出口产生压迫作用,引起下尿路梗阻。目前认为前列腺增生的发生与雄激素密切相关,此外,还与遗传、吸烟、饮酒、高血压等有关。

临床表现为尿频、尿急、夜间尿次增加和排尿困难,并能导致泌尿系统感染、膀胱结石和血尿等并发症。

二、治疗原则

前列腺增生症的治疗应考虑其他共存疾病,注意药物相互作用,避免进一步损害和增加患者已有患病器官的负担。治疗的短期目标是缓解下尿路症状,长期治疗应延缓疾病的临床进展,预防并发症的发生,提高患者生活质量。但治疗前应预先排除类似前列腺增生的疾病,如感染、前列腺炎、前列腺结石、前列腺癌、神经源性紊乱等。

案例

患者,男,60岁。因尿频、排尿困难到医院就诊。患者近1年来一直出现尿频、夜尿3～5次,尿流变细,排尿无力,尿后滴沥等排尿困难表现,最近症状逐渐加重,夜尿7～10次。临床诊断为前列腺增生,开出如下处方。

盐酸坦索罗辛缓释胶囊　0.2mg×10粒
Sig.:1日1次,1次1粒,饭后口服。

案例分析与指导

该处方合理。盐酸坦洛罗辛缓释胶囊可用于缓解良性前列腺增生引起的排尿障碍。根据年龄、症状的不同可适当增减。

三、用药指导

(1)阿托品、颠茄片及麻黄素片、异丙基肾上腺素药物等可加重排尿困难,剂量大时可引起急性尿潴留,应慎用。

(2)应用 α_1 受体阻滞剂,尤其是与降压药合用时,注意监测血压,预防直立性低血压。

(3)应用 α_1 受体阻滞剂有利于快速控制下尿路症状,5-α还原酶抑制剂需长时间使用以控制前列腺的体积。

四、健康提示

1. 防止受寒　秋末至初春,寒冷天气往往会使病情加重。因此,患者一定要注意防寒、防潮,预防感冒和上呼吸道感染等。

2. 绝对忌酒　饮酒可使前列腺及膀胱颈充血水肿而诱发尿潴留。

3. 少食辛辣刺激性食物　辛辣刺激性食物既可导致生殖器官充血,又会使痔疮、便秘症状加重,压迫前列腺,加重排尿困难。

4. 避免憋尿　憋尿会造成膀胱过度充盈,使膀胱逼尿肌张力减弱,发生排尿困难,诱发急性尿潴留,因此,一定要做到有尿就排。

5. 劳逸结合　劳累会造成排尿无力,容易引起尿潴留。

6. 避免久坐　经常久坐会加重痔疮等病,又易使会阴部充血,引起排尿困难。经常参加文体活动及气功锻炼等,有助于减轻症状。

(王增仙)

第八节　骨质疏松症

骨质疏松症是由于多种原因导致的骨密度和骨质量下降,骨微结构破坏,造成骨脆性增加、强度受损,从而容易引发骨折的一种全身性代谢性骨病。

一、病因及临床表现

骨质疏松症分为原发性、继发性和特发性三大类。原发性骨质疏松症分为妇女绝经后雌激素分泌不足的骨质疏松症(Ⅰ型)和年龄增长骨骼退行性病变的老年性骨质疏松症(Ⅱ型)两种;继发性骨质疏松症是由于某些疾病、药物、营养和活动异常造成的;特发性骨质疏松症主要发生在青少年,病因尚不明确。

骨质疏松症典型的临床表现。

1. 疼痛 患者可有腰背酸痛或周身酸痛,负荷增加时疼痛加重或活动受限,严重时翻身、起坐及行走有困难。

2. 脊柱变形 骨质疏松严重者可有身高缩短和驼背。椎体压缩性骨折会导致胸廓畸形,腹部受压,影响心肺功能等。

3. 骨折 主要为脆性骨折,也就是非外伤或轻微外伤引发的骨折。常见部位为胸、腰椎、髋部、桡骨、尺骨远端和肱骨近端。是退行性骨质疏松症最常见和最严重的并发症。

二、治疗原则

一旦发生骨质疏松性骨折,将使患者生活质量下降,甚至可致残或致死。因此,骨质疏松症的预防比治疗更重要。鉴于引起骨质疏松症发病的因素很多,很难以一种药物或一种治疗方法取得同一效果,因此,一般多采用联合用药的方案。

1. 老年性骨质疏松症 可选择钙剂、维生素D和一种骨吸收抑制剂的"三联药物"治疗。

2. 妇女绝经后骨质疏松症 可选择基础治疗钙剂＋维生素D,联合雌激素或雌激素受体调节剂治疗。

3. 伴有疼痛的骨质疏松症 在基础治疗钙剂＋维生素D基础上,首选降钙素。

4. 糖皮质激素所致的骨质疏松症 可用双磷酸盐治疗,补充钙和维生素D。

5. 抗癫痫药所致的骨质疏松症 治疗时需长期口服维生素D。

6. 高尿钙继发甲状旁腺功能亢进的骨质疏松症 可用氢氯噻嗪睡前减轻尿钙的丢失,另外选择双磷酸盐或降钙素。

案例

患者,女,58岁。临床诊断为骨质疏松症。医师开具处方如下。

碳酸钙 D_3 片　600mg×21片

Sig.:3片　q.d.　p.o.

维生素D滴丸　400U×7粒

Sig.:1丸　q.d.　p.o.

案例分析与指导

碳酸钙 D_3 片说明书推荐的用量为1次1片,1日1～2次,本处方的用法用量不合理,应减少用药剂量到1次1片;碳酸钙 D_3 片的成分有碳酸钙和维生素 D_3,与维生素D滴丸合用属于重复用药。

仅用碳酸钙 D_3 片即可,同时将碳酸钙 D_3 的剂量调整为1次1片。

三、用药指导

1. 相互作用

（1）钙剂与糖皮质激素、异烟肼、四环素、含铝抗酸药合用，会减少钙的吸收，与铁剂合用可减少铁剂的吸收。

（2）果蔬中过多的草酸和磷酸盐可与钙形成不溶性钙盐，食物中脂肪酸可与钙形成二价的钙皂，影响钙的吸收。

（3）多价阳离子可使双磷酸盐的吸收减少，使用过程应监测血浆钙、磷和血小板计数。

（4）双磷酸盐不宜与非甾体抗炎药和氨基糖苷类抗生素联合应用。与抗酸药、铁剂、含 2 价金属离子的药物合用，会降低本品的生物利用度。

2. 注意事项

（1）口服双磷酸盐，应于早上空腹给药，建议用足量水送服，保持坐位或立位，30 分钟内不得进食和卧床。服药期间不宜喝牛奶、咖啡、茶、矿泉水、果汁和含钙饮料。如治疗中发生咽痛、进食困难、吞咽疼痛和胸骨后疼痛，应及时治疗。

（2）对双磷酸盐类药物过敏者、低钙血症者禁用双磷酸盐类药物。

（3）对蛋白质过敏者，可能对降钙素过敏，用前应做皮肤敏感试验。

（4）为防止补钙过程出现高钙血症、高尿钙症，应定期监测血钙水平和尿钙水平。

四、健康教育

对于脆性骨折，早期诊断、及时预测骨折风险，并采取规范的防治措施十分重要。预防策略如下。

（1）保持健康生活习惯。坚持体育锻炼，多接受日光浴（每天上臂暴露 15～20 分钟）；不吸烟、不饮酒；注意合理膳食，如多食用富含钙、磷、蛋白质食品，低盐饮食，少喝咖啡、浓茶及含碳酸饮料，少吃糖与动物蛋白。

（2）骨密度检查。女性＞65 岁、男性＞70 岁或有骨折史的 65 岁以上的男性应每年进行一次骨密度检查。对快速骨量减少的人群，应及早采取防治对策。

（3）预防跌倒和外伤，降低骨折风险。

（4）坚持合理、规律用药。

（王增仙）

第九节　痛　风

痛风是指嘌呤的新陈代谢发生紊乱，尿酸的合成增加或排出减少，造成高尿酸血症。当血尿酸浓度过高时，尿酸即以钠盐的形式沉积在关节、滑膜、肌腱、肾及结缔组织或器官，形成痛风结石，引发急、慢性炎症和组织损伤，出现关节炎、尿路结石及肾疾病等多系统损伤。

一、病因及临床表现

痛风依病因不同可分为原发性和继发性两大类。原发性痛风常有家族遗传史，指在排除其他疾病的基础上，由于先天性代谢缺陷，主要是体内嘌呤合成过多，产生过多尿酸和（或）尿酸排泄障碍所致；继发性痛风无家族史，多继发于肿瘤、白血病等所致核酸大量分解及肾脏疾病造成的尿酸排泄减少，或某些药物抑制肾小管的排泄能力所致尿酸排泄减少，体内蓄积过多。

痛风临床表现如下。

1. 无症状期　血尿酸水平升高，但没有疼痛、关节炎等临床表现。

2. 急性痛风性关节炎　起病急，病情重，变化快，多以单关节非对称性关节炎为主，常在夜间发作。关节出现红、肿、热、痛和功能障碍，疼痛剧烈，6 小时内达到高峰。最常见部位为跖趾关节，约占 50%；其次为耳郭、踝、足跟、腕、肘、指关节等。在老年人中，手关节受累较多，局部肿胀，皮肤呈紫红色，数日可自行缓解，但常反复发作，发作间歇至少有 1～2 周的完全缓解期。

3. 发作间歇期　指急性症状消失期间，临床上未出现任何症状。可反复发作，多见于未治疗或治疗不彻底者，可表现为多关节受累，或仅有血尿酸水平升高，无明显症状。

4. 慢性关节炎期（痛风石形成期）　痛风反复发作和多次刺激，可到多个关节受累，尿酸盐晶体沉积在关节的软骨、滑膜、肌腱等处。痛风石向滑膜液释放尿酸盐结晶，引起进一步急性发作，导致慢性痛风石痛风。而后关节内和周围的痛风石逐渐引起关节腐蚀，形成致残的慢性痛风性关节炎。临床表现为持续关节肿痛、压痛、畸形及功能障碍。

5. 肾脏病变　尿酸结晶在肾脏形成结石，出现肾绞痛或血尿。尿酸盐结晶在肾间质沉积及阻塞肾集合管而形成痛风肾。出现蛋白尿、高血压、肾功能不全。

二、治疗原则

痛风患者应特别注意饮食控制，减少嘌呤摄入；服用药物抑制尿酸合成，促进尿酸排泄和分解，控制血尿酸水平；减少痛风结石的沉积和急性发作次数，缓解疼痛和减轻靶器官（血管、肝、肾）损伤，提高患者生活质量。

发作间歇期、慢性痛风和痛风性肾病期以调整生活方式为主，并使用促进尿酸排出药或抑制尿酸生成的药物，使尿酸维持在正常范围，预防急性期的发作及防止痛风结石的形成。急性痛风首选秋水仙碱治疗，对伴有剧痛者首选对乙酰氨基酚、吲哚美辛或双氯芬酸，次选布洛芬或尼美舒利，上述药物无效或不能使用时可短期使用糖皮质激素类药物。

案例一

患者，男，32 岁。临床诊断为痛风。医师开具处方如下。

苯溴马隆片　50mg×10 片

Sig. :50mg　q.d.　p.o.

案例分析与指导

本药应在早餐后服用，多饮水，最后一日尿量维持在 2000ml 以上，应同时服用 3g 的碳酸氢钠碱化尿液，防止尿液排出过程中在泌尿道沉积形成结石；急性期发作应暂停用药。

案例二

患者，女，55 岁。临床诊断为高血压、高尿酸血症。医师开具处方如下。

氢氯噻嗪片 25mg×10 片

Sig.：25mg t.i.d. p.o.

案例分析与指导

首先，氢氯噻嗪可干扰肾小管排泄尿酸，引起高尿酸血症或加重高尿酸血症的病情；其次，治疗高血压时，氢氯噻嗪说明书的推荐用量为每日 25～100mg，分 1～2 次服用，并按降压效果调整剂量，无须分 3 次用药。因此，该处方不合理。

建议：氯沙坦是兼有肾脏保护和降尿酸双重作用的降压药，可用于痛风合并高血压的患者。

三、用药指导

1. 痛风者应规避可致血尿酸水平升高的药物

(1)非甾体抗炎药。如阿司匹林、贝诺酯。

(2)利尿药。如氢氯噻嗪、甲氯噻嗪、贝美噻嗪、呋塞米、依他尼酸、托拉塞米。

(3)抗高血压药。如利血平、喷布洛尔、二氮嗪。

(4)抗糖尿病药。如胰岛素。

(5)免疫抑制剂。如环孢素、硫嘌呤、麦考酚吗乙酯、他克莫司、西罗莫司、巴利昔单抗。

(6)抗菌药。如青霉素、洛美沙星、莫西沙星；抗结核药吡嗪酰胺、乙胺丁醇。

(7)维生素。如维生素 C、维生素 B_1。

(8)抗肿瘤药。如环磷酰胺、异环磷酰胺、白消安、塞替派、阿糖胞苷、硫鸟嘌呤、硫嘌呤、羟基脲、长春碱、长春新碱、长春地辛、门冬酰胺酶、培门冬酶、替尼泊苷、顺铂、卡铂、洛铂、奈达铂、奥沙利铂。

2. 痛风急性期禁用的药物　如别嘌呤、丙磺舒、苯溴马隆、磺吡酮、阿司匹林。

3. 注意药品不良反应

(1)长期应用秋水仙碱可引起骨髓抑制及血尿、少尿、肾衰竭、胃肠道反应等。胃肠道反应是严重中毒的前驱症状，一旦出现应立即停药。

(2)服用别嘌呤后可出现眩晕，用药期间不宜驾驶车船、飞机和操作机械。

4. 相互作用

(1)丙磺舒与别嘌呤联合应用时可加速别嘌呤的排泄，而别嘌呤可延长丙磺舒的血浆半衰期，应酌情增加别嘌呤的剂量。

(2)阿司匹林可抑制丙磺舒的尿酸排出作用，丙磺舒可抑制阿司匹林由肾小管的排泄，使阿司匹林毒性增加，两药不宜联合应用。

(3)饮酒、茶、咖啡可降低别嘌呤的疗效。

5. 禁忌证　丙磺舒与磺胺类药物有交叉过敏反应，对磺胺类药物过敏者、肾尿酸结石者禁用。

四、健康教育

痛风患者应调整生活方式、坚持长期治疗,减少痛风的反复发作。

(1)避免摄入高嘌呤食物,如动物内脏、肉汤、干豌豆、草虾、牡蛎、干贝等;增加碱性食物的摄入,如香蕉、西瓜、南瓜、黄瓜、草莓、苹果、菠萝、萝卜、莲藕、海带等。

(2)每日饮水 2000～3000ml。

(3)戒烟限酒。

(4)加强锻炼,控制体重。

(王增仙)

第十节　尿路感染

尿路感染是指各种病原微生物在尿路中生长、繁殖而引起的炎症性疾病,多见于育龄期和绝经后女性、老年男性、免疫力低下及尿路畸形者。女性尿路感染发病率明显高于男性。根据感染发生部位可分为上尿路感染(肾盂肾炎)和下尿路感染(膀胱炎和尿道炎)。临床又有急性和慢性之分。

一、病因及临床表现

尿路感染以细菌感染为主,极少数为真菌、原虫及病毒感染。在细菌感染中,革兰阴性菌为尿路感染最常见的致病菌,其中以大肠埃希菌最为常见,约占尿路感染的 85%。近年来,由于抗菌药物和免疫抑制剂的广泛应用,革兰阳性菌和真菌性尿路感染增多,耐药甚至耐多药现象呈增加趋势。尿路感染部位不同,症状也不同。

1. 膀胱炎　膀胱炎约占尿路感染的 60% 以上,致病菌多为大肠埃希菌,可占到 75% 以上。主要表现为尿频、尿急、尿痛、排尿不适、下腹痛和排尿困难。尿液常浑浊、有异味,约 30% 可出现血尿。一般无全身感染症状,少数患者出现腰痛、发热,体温不超过 38.0℃。

2. 肾盂肾炎　肾盂肾炎患者有突出的全身表现,体温>38.0℃。

(1)急性肾盂肾炎可发生于各年龄段,育龄期妇女最多见。通常起病急,在全身症状(寒战、发热、腰痛、恶心、呕吐等)的同时伴有泌尿系统症状。老年人表现不典型,可仅表现为食欲缺乏、淡漠、谵妄等,而体格检查中会发现一侧或两侧肋脊角或输尿管点压痛和(或)肾区叩击痛。

(2)慢性肾盂肾炎全身及泌尿系统局部表现不典型。半数以上患者有急性肾盂肾炎病史,后出现程度不同的低热、间歇性尿频、腰痛及肾小管功能受损表现(夜尿增多、低比重尿等)。病情持续可发展为慢性肾衰竭。

3. 导管相关性尿路感染　导管相关性尿路感染是指留置导管 48 小时内发生的感染,是最常见的尿路感染。全身用抗菌药物、膀胱冲洗、局部应用消毒剂等均不能将其清除,最有效的方式是避免不必要的导尿管留置,并尽早拔除导尿管。

二、治疗原则

尿路感染如能及时治疗,并发症很少,但伴有糖尿病和(或)存在复杂因素的肾盂肾炎未及时治疗或治疗不当可出现并发症,如肾乳头坏死、肾周围脓肿等。

(一)一般治疗

急性期注意休息,多饮水,勤排尿。膀胱刺激征和血尿明显者,可口服碳酸氢钠片(1g,t.i.d.)以碱化尿液、缓解症状、抑制细菌生长、避免形成血凝块,对应用磺胺类药物者还可以起到增强药物抗菌活性并避免尿路结晶形成的作用。

(二)药物治疗

应选用对致病菌敏感、泌尿道浓度高、肾毒性小、不良反应少的抗菌药药。无病原学结果前,一般选对革兰阴性杆菌有效的药物,尤其是初发型尿路感染。治疗3天后症状无改善,应按药敏结果调整药物。单一药物治疗失败、严重感染、混合感染、出现耐药菌株时应联合用药。不同类型尿路感染给予不同的治疗疗程。

1. **急性膀胱炎**　短疗程法可选用磺胺类、喹诺酮类、半合成青霉素或半合成头孢菌素类抗菌药,任选一种药物连用3天,90%可治愈。停服7天后进行尿细菌定量培养。

2. **急性肾盂肾炎**　首次发生,在留取尿细菌检查标本后立即开始治疗,首选针对革兰阴性菌有效的药物,72小时无效者应按药敏结果更改抗菌药。病情轻者可口服喹诺酮类(氧氟沙星、环丙沙星)、半合成青霉素(阿莫西林)、头孢菌素(头孢呋辛)等药物。严重感染全身中毒症状明显者,需静脉滴注氨苄西林、头孢噻肟钠、头孢曲松钠、左氧氟沙星,必要时可联合用药。退热后继续用药3天改为口服抗菌药物,完成2周疗程。

慢性肾盂肾炎继续发作的治疗同急性肾盂肾炎。

3. **复发性尿路感染**　包括再感染和复发。再感染者治疗方法与首次发作相同。对半年内发生2次以上者,可用长疗程、低剂量交替抑菌治疗。复发且为肾盂肾炎者,在去除诱因的基础上,按药敏结果选择抗菌活性强的杀菌药,疗程不少于6周。

4. **妊娠期尿路感染**　宜选用毒性小的抗菌药物(阿莫西林、呋喃妥因、头孢菌素类等)。急性膀胱炎治疗3～7天,急性肾盂肾炎疗程2周。

案例

患者,男,55岁。临床诊断为泌尿道感染。医师开具处方如下。

　　复方磺胺甲噁唑　0.48g×24片
　　Sig.:0.96g　b.i.d.　p.o.
　　复方碳酸氢钠片0.5g
　　Sig.:2g　t.i.d.　p.o.

案例分析与指导

磺胺甲噁唑可用于治疗泌尿道感染,与碳酸氢钠合用碱化尿液,可提高磺胺类药物及其乙酰化代谢产物在尿中的溶解度,避免结晶尿的发生,有预防磺胺类药物损害肾功能的作用。但应用磺胺类药物应首剂剂量加倍,该处方用法用量不适宜。

三、用药指导

(1)服用磺胺类药物时应多喝水;治疗中要监测血常规的变化。

(2)服用喹诺酮类药物应避免紫外线和日光照射。

(3)服用呋喃妥因、磺胺类药物期间,应监护患者肾功能,并及时调整药物剂量。

四、健康教育

(1)应注意尿路感染的预防,多饮水、勤排尿。

(2)尽量避免尿路器械的使用,必须应用时,严格无菌操作;必须留置导尿管时,前3天给予抗菌药物。

(3)经常清洁会阴部。

(4)性交后立即排尿,并口服一次常用量抗菌药物。

(王增仙)

第八章 售后服务及药品质量缺陷处理

随着消费者维权意识的提高和消费观念的变化,消费者在选购产品时,不仅注意到产品实体本身,在同类产品的质量和性能相似的情况下,更加重视产品的售后服务。因此,药店在提供货真价实的产品与健康知识的同时,向顾客提供完善的售后服务,正确处理顾客的抱怨,为顾客提供优质的服务,已成为现代企业市场竞争的新焦点。

第一节 售后服务及顾客回访

售后服务是指生产企业、经销商把产品(或服务)销售给消费者之后,为消费者提供的一系列服务。随着药品零售市场竞争的日趋激烈,越来越多的药店经营者在重视店内服务的同时,进一步强化售后服务。会员制、售后服务中心、跟踪回访等越来越多的手段,已被现代商家广泛应用。实行过期药品定期、定点回收,是近几年药店售后服务方面的创新之举。事实证明,做好售后服务,是持续性地提升产品销量的一条重要途径。

一、药品售后服务

药店的专业化服务包括售前服务、售中服务和售后服务。售前的准备工作可为销售奠定良好的基础;售中最核心的工作是接待顾客,帮助顾客解决问题;售后服务才是药店销售的开始。在现代商业理念中,售后服务是销售的一部分,而不仅仅是门店服务的外延。药店在向顾客出售商品的同时,也包含了服务的出售,目的是要让顾客没有后顾之忧。

> **案例**
>
> 江女士诉说了这样一件事。前两天,她在一家药店买了一瓶眼药水,使用时发现里面竟有沉淀物,用后眼睛出了问题。她找药店交涉,对方竟称他们的药品全是从正规医药公司进的,一般不会出现问题。如果有质量问题,也由供货的厂家来负责解决。而且药品作为特殊商品,没什么售后服务的问题。
>
> **案例分析与指导**
>
> 药品是否存在售后服务的问题?药店作为一个相对完整的销售领域,从诞生起就比较重视服务在经营中的作用。药品销售过程中本身就应该包含售后服务的内容,这是必须做到的。消费者协会的专业人士指出:药品也是商品,同样存在售后服务,如果药品出现质量等问题,商家应该承担责任。

(一)售后服务的内容

1. **安全用药知识**　为保证用药的安全有效,要向顾客提供合理用药的相关咨询和安全用药的知识教育。

2. **用药效果跟踪**　药店应该跟踪用药效果,及时收集药品不良反应信息,并针对不良反应提供解决方案。也可通过电话回访、送货上门等多种方式,对重点顾客进行售后咨询。

3. **顾客异议处理**　药店应设立顾客投诉中心,开设热线电话,指定专人负责解答顾客的异议,接收顾客的退换货,处理售后的其他问题。

4. **事故处置**　如果确实出现了因药品质量问题而导致的责任事故,药店要主动联系顾客,承担相应的责任。

售后服务工作是药店管理中必不可少的组成部分。售后服务水平和及时性,在药店营销策略中占有重要的地位。良好的售后服务,体现的是药店的社会责任感,同时也是诚信经营的标志。

(二)售后危机的应对

1. **耐心聆听,听出真意**　做好售后服务,首先要耐心聆听顾客的意见,让顾客把他的问题说出来,不要用"我知道了"等话语阻止对方,听出顾客真正的用意是什么,把顾客的问题点梳理出来,积极帮助顾客分析问题产生的原因,不要回避。

2. **抓住要害,制定对策**　针对顾客提出的问题,引导顾客进行理性分析,提出解决方案。如果是产品本身的质量问题引来的不满,首先要诚恳地向顾客表示歉意,并表示会在约定期限内尽快帮顾客把问题处理好;如果是人为原因造成了产品不能正常使用,首先感谢顾客对产品的支持,然后说明问题原因,提供其他的解决方案。

3. **专业服务,树立形象**　利用专业知识执行解决方案,不仅让顾客对所购药品的质量放心,还要令其感到购买药品后有安全保障和后续价值,购买的不只是一种药品,而是健康。专业的售后服务和良好的异议处理能力,是提升顾客满意度和忠诚度的主要方式,是树立企业口碑和传播企业形象的重要途径。

4. **提升水平,增加满意度**　顾客通常会持续购买自己满意的产品,据实证研究结果表明:96%的顾客遇到服务不周到的情况是不会投诉的,但90%的不满意顾客不会再购买该公司的产品和服务。因此,开展"销售结构"和"商品的销售量"等分析,培养良好的异议处理能力,如缓冲、探询与聆听、反馈,提升综合服务水准,提高顾客的满意度,对于提高市场占有率和品牌的美誉度可以起到强而有力的推动作用。

案例

一次,一位顾客怒气冲冲地走进店长办公室:"我昨天在你们这儿买了一盒维 C 银翘片,今天早晨吃药的时候发现有一片开裂了,说明这药肯定有质量问题,所以我特意来退。可是你们的售货员说要我提供这片开裂的药片是从这盒药中拆出来的证据,你们这不是刁难我吗?难道我在吃药的时候还要找个证人在身边?真是岂有此理!你们整天说什么顾客是上帝,我看就是挂在口头、贴上墙上的空话!"

案例分析与指导

店长知道顾客是带着怒气来的,店员的要求也确实太离谱,便连连说道:"您别急,先消消气,有什么事儿,坐下来说。"并给他倒上了一杯水。等他的情绪稍微平和下来后,店长又请他把事情原原本本地讲述了一遍。在了解完事情的原委后,店长打电话叫另一位店员拿来一盒新的维C银翘片和一件礼品,并真诚地向这位顾客表达了歉意。这名顾客很满意地离开了,后来成了这家药店的常客。

二、顾客回访

顾客回访是企业用来进行产品或服务满意度调查、顾客消费行为调查以及进行顾客维系的常用方法。顾客回访是售后服务的重要内容,做好顾客回访是提升顾客满意度的重要方法。

(一)顾客回访的目的

1. 提升顾客满意度　顾客对企业服务的满意度与企业的销售效果有密切的关系。顾客提供的信息是满意度调查时的重要内容,回访的意义是要体现企业的优质服务。

2. 了解顾客需求　建立回访制度,不仅可以直接了解产品的应用情况,而且可以了解和积累产品在应用过程中的问题,了解顾客的产品使用情况,了解顾客的服务需求和消费特点,从而提高服务水平。

3. 传播服务理念　顾客回访等售后关怀可使产品和企业行为增值,最好的顾客回访是通过提供超出顾客期望的服务来提高顾客对企业或产品的美誉度和忠诚度,借助老顾客的口碑来提升新的销售增长,这是销售成本最低也是最有效的方式之一。

(二)顾客回访的技巧

1. 注重顾客细分　在顾客回访之前要对顾客进行细分,对不同类别的顾客制定不同的服务方法,增强顾客服务的效率。如:对冲动型顾客(这类顾客往往很果断,但也有脾气暴躁的顾客,一时性急而说出气话),工作人员应该用温和的语气进行交谈,促使他尽快平静下来,确定自己的所需;对寡断型顾客,需花一些时间,用坚定、自信的语气和专业知识消除顾客忧虑,耐心地引导,使其做出正确的决定;对满足型顾客,需采用夸赞性语言满足其自尊心理。

2. 话术规范服务　话术规范服务是服务人员在为服务对象提供服务过程中所应达到的要求和质量的标准,话术规范服务可体现企业的服务品质。因此,服务人员应提升职业素养,按照规范话术开展顾客回访,提高服务水平。

3. 明确顾客需求　回访的目的一方面是了解顾客的产品使用情况和药师的服务情况,另一方面要了解顾客想什么、要什么和应该改进什么。只有明确顾客的需求才能更好地满足顾客,提升顾客的满意度。

4. 确定合适的回访方式　顾客回访有电话回访、电子邮件回访及当面回访等不同形式。从实际的操作效果看,电话回访结合当面回访是最有效的方式。也可以根据不同情况采用定期回访、提供售后服务之后的回访、节日回访等方式。

5. 抓住顾客回访的机会　顾客回访过程中,要了解顾客用药情况和药师的服务情况,特别是不满意现象,根据情况找出问题;了解顾客对企业的系列建议;了解改进工作、优化产品、提升服务的措施等。通过顾客回访不仅能够解决问题,而且能够提升企业形象、加深与顾客的关系。

6. **正确对待顾客的抱怨** 顾客回访过程中遇到抱怨是正常的。遇到顾客抱怨,不仅要平息顾客的抱怨,更要了解抱怨的原因,把被动转化为主动。可以设立意见搜集中心,收集顾客抱怨,并对抱怨进行分类,有针对性地解决顾客抱怨的问题。这样一来,不仅可以总结服务过程,提升服务能力,还可以了解并解决产品和服务的其他相关问题,更好地满足顾客需求。

(三)顾客回访的实施

在顾客回访工作中做到热情、周到、顾客至上,注意社交礼仪,尽量满足顾客的需要,解决顾客在用药中的疑难问题。定期组织顾客访问工作,填写《顾客质量访问记录表及意见处理单》(表 8-1),报客服部经理批准。

表 8-1 顾客质量访问记录表及意见处理单

时间		记录人		职务		产品	
被访人		性别		年龄		职业	
被访者分类				访问形式	书面访问□ 座谈□ 电话□ 其他□		
内容	疗效						
	不良反应						
	剂型						
	价格						
	用法用量						
	服务						
	包装(携带、存放、使用)						
被访者其他意见和建议:							
满意调查情况		满意□ 基本满意□ 不满意□					
意见处理:上报总经理□ 抄送质量管理部□ 现场解答□ 其他□							
						年 月 日	

1. **访问方式** 顾客回访的形式包括:①书面访问;②座谈会、恳谈会等;③电话访问。

2. **访问内容** 回访的内容主要包括:①疗效、副作用;②剂型和用法、用量;③价格;④包装(携带、存放、使用等);⑤服务情况;⑥其他意见或建议。

3. **问题的处理及时汇总整理** 收到顾客的意见及建议,对存在的问题按类别及时进行处理,并填写顾客质量访问记录表及意见处理单。如:有关产品质量问题,按照质量问题投诉进行处理;对药品不良反应信息的收集,按照药品不良反应报告和监测进行处理;以质量名义要求退货时,执行产品退货处理;在销售环节所发生的数量、运输破损等问题,及时做好补货工作。

案例

患者,男,50岁,在某市医院诊断患有高血压(150/100mmHg),在医师指导下口服非洛地平缓释片(5mg,每日1次)。一段时间后医院药房对非洛地平缓释片的使用情况进行电话回访。

案例分析与指导

运用现代通信工具对非洛地平缓释片使用情况进行回访,既可以提高患者的生活质量又可以随时了解药品的使用情况。实施措施如下。

1. 记录 建立规范的药品随访登记本,将患者姓名、诊断、治疗、地址、电话、随访人、随访结果等一一详细记录。

2. 回访手段 运用现代通信手段,如手机、固定电话等,与患者进行联系。

3. 回访时间 患者服药1~2个疗程内进行首次电话回访,一般选择每天上午十点、下午三点左右的患者非休息时间。

4. 回访内容 回访的主要内容是咨询患者能否按医嘱正确服药,用药前后血压的变化,尤其是有无不良反应,是否合理安排活动与饮食,指导患者如何保持血压稳定,在身体条件允许的情况下,做一些力所能及的家务活动或强度适宜的体育活动,如散步、打太极拳等,并提醒患者及时到医院复诊。通过电话回访,使患者能正确地服药、掌握预防保健知识、进行正确的日常生活活动训练,解决患者存在的心理顾虑,降低患者致残率,提高患者的生活质量;使医师、药师、药品生产企业随时了解药品的使用情况,提高药品售后服务质量,与患者之间建立起沟通的桥梁,提高服务满意率。

(刘 佳)

第二节 药品质量缺陷处理

药品在生产和流通的各环节中,随时可能出现质量问题。因此,在药品生产、运输储存和使用的全过程中,必须采取严格的管控措施,从根本上保证药品的质量。

一、药品质量缺陷的识别

1. 合格药品的要求 合格药品必须符合以下条件。

(1)包装完好无损。

(2)具有国家食品药品监督管理总局核发的批准文号。

(3)药品标签符合国家食品药品监督管理总局关于说明书和标签管理的规定。

(4)由具有合法资质的药品生产企业生产。

(5)由具有合法资质的药品经营企业购入。

(6)具有药品质量检验合格证书。

(7)药品储存、运输过程符合国家药品物流管理相关规定。

(8)外观和内在质量均符合国家药品质量标准。

2.药品外观检查方法　药品的内在质量由药品检测机构负责检查。药品的外观质量可通过人的视觉、触觉、听觉、嗅觉等感官进行检验。检查时打开包装容器,对其剂型、颜色、味道、气味、形态、重量、粒度等情况进行重点检查。一旦判定药品变质,不得再使用。

二、药品质量缺陷的分类及防范

(一)药品质量缺陷的分类

1.包装破损　药品运送过程中易造成玻璃包装碎裂、包装箱或包装盒破损等。

2.药品包装质量问题　药品包装标签脱落;包装上无生产日期、无批号、无有效期或数字打印错位;包装印刷错误;瓶口松动、漏液;气雾剂或喷雾剂等特殊剂型装置不能正常使用等。

3.药品变质　片剂破碎、受潮膨胀、粘连、发霉、变色;软胶囊融化、液体制剂结晶析出等;肠外营养液、中药蜜丸、拆零药品变质。

4.不合格药品混入　溶液制剂或注射剂中有异物;装量不足、空胶囊未装药;空泡眼未装填药物等。

5.其他　如中药注射剂变色等。

(二)药品质量缺陷问题的防范

1.规范药品储存、保管与运输　严格执行《药品经营质量管理规范》的各项规定。药品说明书要求避光、低温、冷藏储存的药品,必须使用符合要求的设施、设备运输和储存。

2.坚持检查制度　按照《中华人民共和国药品管理法》的要求,必须制定和执行药品保管制度,药品入库、出库和调剂时必须执行检查制度。

3.坚持核对制度　药师在将药品发给患者前,必须认真检查药品外观质量,严格按照"四查十对"的要求,保证发出去的药品是合格药品。

4.建立药品质量缺陷防范制度　建立药品质量缺陷防范制度,及时跟踪国家和省、市药监部门发布的药品质量信息,定期开展药品质量检查,发现本单位问题药品,应及时采取停止使用等应对措施。

三、药品质量缺陷问题的处理

(一)药品质量问题追踪流程

当发现或怀疑药品质量存在问题时,必须及时追踪药品流通的整个过程,明确药品可能出现问题的环节,排除相同批次的药品再次使用而造成危害的可能性。

药品质量问题追踪流程,根据药品流通的过程"采购→验收→入库→出库→调配→使用",从发现问题的环节反向进行追踪。

(二)药品质量问题的处理办法

1.药品质量问题的处理人员　当疑似药品质量问题发生后,主要由药品质量控制小组人员负责处理,及时向上级领导汇报。

2.药品质量问题的处理过程

(1)应在第一时间赶赴现场,向当事人仔细了解药品的基本信息,保存、使用情况,有无变质、过期、有无污染,进行详细记录,并与当事人双方共同对可疑药品进行封存。

(2)应详细记录药品的名称、规格、批号、生产日期、有效期、外观形状、数量、批准文号及引起的不良后果等相关信息。

(3)向供货厂家通报出现的质量问题,要求供货方提供合法资质、药品批准文号及相关检验报告的证明材料及复印件,并要求其对出现的问题做出解释。

(4)可以排除具有质量问题的药品时,经当事方认可后,及时将处理结果通知有关部门;不能排除质量问题时,送至具有合法检验资格的检验机构进行检验。

(5)对药品检验机构检查证明确有质量问题的药品,应及时通知相关部门或服务对象,将药品召回或调换。

(6)每次药品抽查、药品质量问题事件处理后,都应仔细填写药品质量问题评估报告。

对确认存在质量问题的药品,分析出现问题的环节和原因,对药品质量风险和危害进行综合分析和评估,提出改进措施和意见,向药品生产企业及主管领导进行反馈和报告。

四、药品召回制度

药品召回是指药品生产企业,包括进口药品的境外制药厂商,按照规定的程序收回已上市销售的,存在安全隐患的药品。药品经营企业、使用单位应当协助药品生产企业履行召回义务,按照召回计划的要求及时传达、反馈药品召回信息,控制和收回存在安全隐患的药品。已经确认为假药劣药的,不适用召回程序。

(一)药品召回的类别

药品召回制度是国际上盛行的、非常成熟的药品市场管理制度,美国、日本、英国等发达国家都制定了完备的召回标准,在召回的程序、监督和赔偿等方面的规定都非常明确。我国于2007年12月10日颁布施行《药品召回管理办法》规定,药品召回分两类、三级,有利于风险控制。

1. 两类 即主动召回和责令召回。其中,责令召回是指药品监督部门经过调查评估,认为存在安全隐患,药品生产企业应当召回药品而未主动召回的,应当责令药品生产企业召回药品。

2. 三级 是根据药品安全隐患的严重程度来区分。

(1)一级召回是指使用该药品可能引起严重健康危害。一级召回在24小时内完成。

(2)二级召回是指使用该药品可能引起暂时的或者可逆的健康危害。二级召回在48小时内完成。

(3)三级召回是指使用该药品一般不会引起健康危害,但由于其他原因需要收回。三级召回在72小时内完成。

(二)药品召回的流程

药品生产企业在做出召回决定后,应当制订召回计划并组织实施,通知到有关药品经营企业,使用单位停止销售和使用,同时向所在地省、自治区、直辖市药品监督部门报告,相关流程见图8-1。药品召回应填写药品召回记录,见表8-2。

收到存在安全隐患可能的信息

药品安全隐患的调查

生产质量受权人
组织召回小组

（一级 24 小时内）
（二级 48 小时内）
（三级 72 小时内）

是否存在药品安全隐患的评估 —否→ 受权人签发沟通函

否

受权人签召回令，通
知相关单位停止销
售和使用，同时报
告药监部门

召回决定／确定召回等级

反馈到投诉人
或监督部门

是

（一级 1 日内）
（二级 3 日内）
（三级 7 日内）

调查评估和召回
计划上报

制订召回计划／通告发放

必要时新闻
稿上报药
监部门
批准

（一级和部分二级）
向公众提出警告，
媒体公布

（部分二级和三级）
传真、电报、信件
电话形式通知

（一级每日）
（二级每 3 日）
（三级每 7 日）

启动召回

召回实施情况定期
上报药监部门

召回产品返回 → 验收／取样待处理

QA 经理评价、受权
人批准。如需销
毁，由药监部门
监督销毁

召回产品的处理

召回总结报告 → 受权人整理上报药监部门

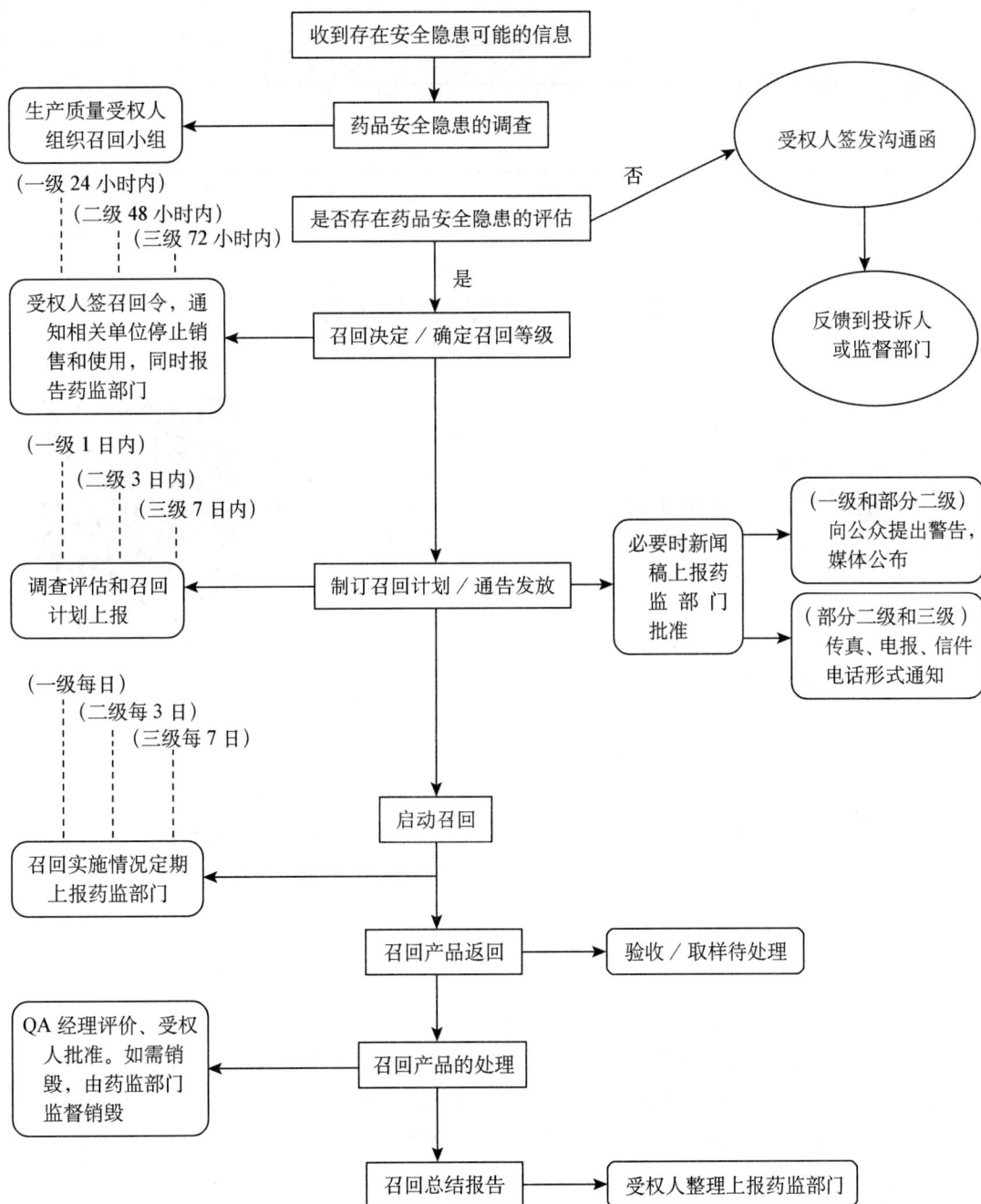

图 8-1　药品召回程序流程

表 8-2　药品召回记录

品名	规格	批号	召回数量	被召回药品单位	召回时间	召回理由	召回人

（刘　佳）

第三节　顾客投诉处理

顾客投诉，是指由于顾客对企业产品质量或服务存在不满，而提出的书面或口头上的异议、抗议、索赔和要求解决问题等行为。处理顾客投诉是药店的一项重要工作，如何利用处理顾客投诉的时机赢得顾客的信任，把顾客的不满转化为满意，提升他们对企业和产品的忠诚度，获得竞争优势，已成为企业营销实践的重要内容之一。

顾客投拆处理

一、顾客投诉原因分析

案例

一天，一位顾客拿来一瓶已开启并溶化好的氨苄西林干糖浆，要求退药。他说，这药外包装盒过去是淡黄色的，这次变成黄色了，而且是一个厂生产的，怕是假药。营业员解释，这只是同一种药品不同批次的外包装盒存在色差的原因。可顾客态度坚决，非退不可，来买药的其他人也在观望。

案例分析与指导

这个问题处理不好，不仅顾客不满意，对药店声誉也有影响。因此，在接待来投诉的顾客时，不管原因是什么，首先，要相信顾客绝不是有意找茬，要本着诚实、诚恳的态度，即使受了误解甚至委屈，也一定要尊重顾客，避免与顾客争论，更不能顶撞。其次，耐心倾听，给顾客释放不满情绪的时间和机会，然后向患者解释药品外包装不同颜色的原因，可能是每批药品使用的包装盒印刷存在差异，并介绍药品质量查询方法，让顾客自己打电话查询药品质量，并积极核对该药品的质量。

（一）企业自身的原因

1. **产品质量无法满足顾客**　良好的产品质量是塑造顾客满意度的直接因素。一方面，能否以合适的价格购买质量合格的产品是决定顾客是否满意的主要判断标准;另一方面,在使用的过程中,若顾客发现该商品发挥的效果与自己期望的有所差别,也会产生抱怨。

2. 药学服务无法达到顾客的要求　服务人员对顾客的态度不友好、服务不及时到位、服务水平低、环境卫生差、服务制度的缺失等,都是造成顾客不满、产生抱怨的原因。

3. 对顾客期望值管理失误　企业应该适度地管理顾客的期望值,在一般情况下,顾客的期望值越高,满意度就越小。如果对顾客期望值管理失误,导致顾客对于产品或服务的期望值过高,就容易导致顾客产生抱怨。

(二)顾客的原因

1. 弥补损失　当顾客遭遇不满意产品、服务时,不仅会承受金钱损失,还经常遭遇不公平对待,对自尊心造成伤害。顾客往往出于两种动机提出投诉,一是为了获得赔偿;二是为了挽回自尊。

2. 性格的差异　不同类型顾客对待产品、服务的要求不完全相同,表现"不满意"的态度不尽相同。

(三)环境因素

环境因素是指顾客与企业所不能控制的,在短期内难以改变的因素,包括经济、政治、法律、社会文化、科学技术等方面。

二、顾客投诉应对策略

顾客投诉是每一个企业都有可能遇到的问题,它是顾客对企业管理和服务不满的表达方式,也是企业有价值的信息来源。应对顾客投诉可以从以下两个方面进行:一是应加强自身产品和服务的质量管理,完善企业内部文化、机制的建设,确保顾客满意,减少投诉的产生;二是投诉产生的时候,企业应积极处理顾客投诉,尽最大可能让顾客满意。

(一)减少投诉的产生

1. 销售优良的商品　为顾客提供优良而安全的商品是预防顾客投诉的基本条件。主要包括:①为顾客提供品质优良而且能满足顾客需求的商品;②在销售中为顾客提供更多的产品使用知识及保存方法;③如果商品发生缺陷,要及时更新,杜绝不良商品流到顾客手中。

2. 提供优良的服务　服务人员素质的高低、技能和态度的好坏,是影响企业服务水准的重要因素。因此,要不断加强服务态度、服务技能的培训,树立让顾客满意的理念,促进服务人员整体水平的提高,为顾客提供优良的药学服务。

3. 加强投诉处理的培训　要明确个人对顾客的态度和服务能力直接影响企业的形象和最终的利润,加强沟通技能和处理顾客投诉技能的培训,提高应对投诉的能力。

4. 营造"顾客满意"的企业文化　顾客投诉管理作为企业内部一项活动,通常需要所有部门和人员参与。必须建立"以顾客满意为中心"的企业文化,强调重视顾客需求,让所有员工认同以顾客满意为目标的价值取向。

(二)完善投诉的处理措施

1. 为顾客投诉提供便利

(1)制定明确的产品和服务标准及补偿措施,使顾客明确自己购买的产品、接受的服务是否符合标准,是否可以投诉以及投诉后所得到的补偿。

(2)向顾客说明投诉的方法,包括投诉的步骤、向谁投诉、如何提出意见和要求等,引导顾客进行投诉。

（3）尽可能降低顾客投诉的成本，减少投诉的时间、精力、货币与心理成本，方便顾客投诉。

（4）设立投诉电话、意见箱或意见簿，激励顾客投诉。

2. 建立处理顾客投诉的机制　建立灵活处理顾客投诉的机制，包括人员的聘用标准和培训计划、善后工作的指导方针、有效的反馈制度、维系顾客和产品数据库等，及时处理顾客投诉问题，完善内部管理。

3. 处理顾客投诉的主要步骤　企业应认真对待顾客投诉，对投诉的内容和问题进行分析，提出明确的反馈意见及有效的处理措施。主要步骤如下。

（1）安抚和道歉，平息顾客的情绪，缓解他们的不快。

（2）建立顾客投诉受理卡（表8-3），详细记录投诉的全部内容，包括投诉者、投诉时间、投诉对象、投诉要求等。

（3）判定投诉性质，确定投诉类别。还要判定顾客投诉理由是否充分，投诉要求是否合理。

（4）按照顾客投诉内容进行分类，明确投诉受理部门和受理负责人的责任。

（5）查明顾客投诉的具体原因和具体责任部门及个人。

（6）参照顾客投诉要求，提出解决投诉的具体方案。

（7）投诉解决办法经批复后，迅速通知顾客。

（8）责任处罚。对造成顾客投诉的直接责任者和部门主管按照有关制度进行处罚。

（9）通过总结评价，汲取教训，提出相应的改善对策，减少顾客投诉和相应问题发生。

（10）与顾客保持联系，跟踪投诉问题解决后顾客的满意度和建议。

表 8-3　顾客投诉受理表

编号：

投诉者姓名		性别		年龄		联系电话	
工作单位或家庭住址							
投诉内容：							
受理投诉人：						签名：　年　月　日	
处理情况	处理意见及措施： 签名：　年　月　日						
	质量管理部意见 负责人签名：　年　月　日			主管领导 负责人签名：　年　月　日			
处理结果						执行人：　年　月　日	
备注							

(三)掌握应对投诉的技巧

1. 集中精力对待顾客投诉　把注意力集中在投诉的问题上,对顾客的投诉应表示专注。诚恳、耐心地倾听顾客的抱怨,不要打断对方的话为自己辩解,以恰当的词语与和善的态度安抚顾客。争取获得与投诉者情感上的一致。

2. 真诚接受顾客投诉　在了解顾客诉说的情况以后,及时向其表达歉意,承诺进一步追查,并感谢顾客的建议与支持。如"感谢您提出意见。我们一向很重视自己的信誉,发生您所说的事情,我们一定会了解清楚,加以改正。"

3. 加强与顾客的沟通交流　尽量让高级别管理人员来处理顾客投诉,让顾客有受重视、受尊重的感觉,心理容易平衡。接待人员应与顾客单独交谈,以示对投诉者的尊重及对问题的重视,也避免影响其他客人。理解顾客的心情和处境,站在顾客的角度与其沟通交流,深入了解投诉的问题所在,给顾客合理而规范的解释,给予其知情权,让一些情绪激动的顾客冷静下来。

4. 判断投诉是否成立　收集、整理顾客投诉意见,判断投诉是否成立。如果成立,尽可能快速地提出解决方法;对于一段时间内无法解决的投诉,需给顾客相关的承诺;对于不成立的投诉,需要用婉转的方式答复顾客,消除误会。

5. 提高处理投诉的效率　与顾客达成共识后,必须迅速采取解决措施,尽量补偿顾客投诉损失。不要有不甘愿的表现,更不能拖延。否则,顾客的抱怨不仅不会消除,还会导致顾客产生新的抱怨。

6. 落实监督,改进服务　补偿顾客的投诉完成后,继续与顾客保持联系,了解顾客对投诉处理的反应,将投诉时间及采取的措施、结果,完整地向有关方面报告。同时建立完善的顾客投诉处理的流程与记录,以便不断改进服务工作。

案例

情景一

店员:"这不是我们商品的质量问题,我们不给退!"

顾客:"明明就是你们质量的问题,如果不是质量有问题,商品怎么可能出现这些状况。"

店员:"这是您自己的问题,我们退不了!"

顾客:"什么叫作我的问题,明明是你们商品质量的问题。"

店员:"退给我们,我们也卖不了!"

顾客:"能不能卖不是我的事,是你们的事。"

案例分析与指导

建议应对策略如下。

店员:"这确实是因为×××问题所造成,真的很不好意思!"

店员:"站在您的角度,我也理解您的心情,只是这确实是×××造成的,真的是非常不好意思!"

情景二

店员:"先生你这样说有点不讲理!"

顾客:"什么叫作不讲理,你凭什么教训我!"

店员:"先生您这样不讲道理我没法跟你谈!"

顾客:"没法跟我谈,那就找一个能跟我谈的过来,你别在这儿耽误我的事。"

案例分析与指导

建议应对策略如下。

店员:"您这样说,我都不知道怎么处理比较好! 但我真的很想帮您处理好!"

店员:"是这样子的,其实最重要还是要把您的事情处理好,让您满意,您看这样……"

情景三

店员:"先生,您先不要激动!"

顾客:"如果换做是你,你能不激动吗?"

店员:"先生您这样生气是处理不了事情的!"

顾客:"你以为我想这样,还不是你们逼的!"

案例分析与指导

建议应对策略如下。

店员:"我先帮您倒杯水,您先消消气,我来帮您处理!"

店员:"您先坐一下,我们先不着急,请您相信我,我一定尽力帮您处理!"

情景四

店员:"我们公司规定不行!"

顾客:"我不管你们什么规定,反正我就要结果。"

店员:"公司规定就是这样的,我们也没有办法!"

顾客:"我不管,你没办法也要给我想出办法来!"

案例分析与指导

建议应对策略如下。

店员:"如果可以做到的话,我一定愿意尽力满足您,只是真的很不好意思!"

店员:"您看这样好吗? 在我能负责的范围内,我提供几个建议给您,尽量快点把您的事情处理好,您的时间也很宝贵,您看这样好吗?"

情景五

店员:"如果能退的话,我肯定让你退!"

顾客:"你是你们公司的员工,当然是站在公司那边,难道会站在我这边!"

店员："其实你退或者不退,我又得不到任何好处!"

顾客:当然有好处,你们有业绩呀!

案例分析与指导

建议应对策略如下。

店员："只要能让您满意,我能为您做的,我一定都愿意去做!"

店员："您相信以我的立场,我一定是以让您满意为主,您开心我是最高兴的!"

（刘　佳）

第四节　药店会员管理的实施

随着我国药品零售业竞争的升级,会员制作为一种新的竞争手段正在被越来越多的药店采用。并且经过几年的探索,药店会员制取得了初步的成果,会员数量得到了极大的发展。对会员顾客的管理水平将直接影响到企业的稳定与发展。

一、药店会员管理的目的和意义

当前,药店竞争在进一步白热化,药店经营者要想在竞争中立于不败之地,就要使自己的经营管理适应现代竞争的需要。有数据表明,一般的情况下,药店的会员产生的销量是新顾客的 3 倍以上。老顾客对于店面与品牌已经了解熟悉,信赖店面,忠诚度高,在店内消费药品的客单量及购买频率都远远高出普通的顾客。随着竞争的加剧,开发顾客难度的加大,顾客的流失也日益严重,所以,实行药店会员制,将会员管理制度化、系统化,针对不同类型的会员,制定相应的销售方案和设计合适的服务流程,做好维护会员工作,才能更好地满足消费者的需求,增强顾客对于店面及品牌的忠诚度,这对于药店来说是非常必要的。

二、药店会员管理的实施原则

1. 基于消费者的特征对会员进行分类　受消费者的社会背景、价值观念及不同居住环境等的影响,其消费需求和消费特征有很大差异。因此,企业要实施差异化管理,针对不同类型的会员,制定相应的销售方案和设计合适的服务流程才能更好地满足消费者的需求,提高企业利润额。

2. 实施以会员为基础的差异化管理　基于消费者需求特征进行分类的会员,对产品与服务的需求是不同的。实施药店差异化管理,根据不同会员的需求特征,提供差异化的产品和服务,可有效提高会员的满意度及其对企业的信任度和忠诚度。

3. 有针对性地推进药学服务　随着人们健康意识的提高以及对健康需求的增加,药学服务将成为消费首选的"产品",并将成为零售药店生存发展的关键因素和核心竞争力。有针对性地开展药学服务则是会员制药店成功经营的关键。药学服务可分为基本药学服务和扩展药学服务两类。

(1)基本药学服务包括了解用药的主体、推荐合适的药品、介绍正确的用药方法、解释不良反应、提供注意事项等。其目的是满足消费者希望获得的根本利益,实质是保证安全、有效、合理地使用药物。

(2)扩展药学服务包括为会员提供感知服务及建立追踪服务制度。感知服务是让消费者对药店提供的药学服务有一个心理感知,从而建立消费者与药店的心理联系,如提高服务质量、建立方便于会员的服务程序、节省会员的时间等;追踪服务是以会员的健康为中心建立的制度,做会员的健康管家、为会员建立药历、对会员进行回访、为会员提供健康护理服务等,目的是不断深化并提升药学服务的内涵,展现企业特色,增强企业竞争力。

4. 注重会员忠诚度的培养 稳定数量的会员是会员制药店成功经营的基础,培养会员的忠诚度是保持和增加会员数量的措施之一。应根据不同会员的消费需求,设计不同的服务流程,如提供送货上门的服务、减少顾客等待时间的服务、增加体检项目的服务、对老年人延长时间的服务等,提高服务价值,满足会员的心理感受,提升会员对企业的忠诚度。

三、药店会员管理的实施办法

药店应建立会员管理制度,落实会员管理责任,制定会员管理工作流程,建立会员管理档案等,加强会员的管理。

(一)制定会员章程,重视会员开发

建立科学的会员管理制度,即会员章程。明确会员的条件和拥有的权利和义务,建立合理的会员激励机制,加强会员的有效管理和互动。通过开展各种活动开发新会员,根据会员的具体情况和消费能力开展能够满足会员个性化的药学服务,让会员体现出一定的优越性,从而提高会员的吸引力和约束力。

(二)建立完善的会员档案

会员档案的建立使药店可以准确地掌握会员的基本信息和消费情况,可以针对性地开展工作。但是对于会员的基本信息,一定要做好保密工作,否则会给以后的工作带来不良影响,而且在后续的跟进与服务中还要不断完善、及时更新会员信息。一般会员档案包括4个部分:会员的个人基本信息、会员的消费信息、会员的职业信息、会员的生活习惯。

1. 会员个人基本信息 主要包括姓名、性别、年龄、联系方式、生日、家庭住址、既往史、过敏病史等。掌握会员个人基本信息,一方面有助于了解会员的需求特点,加强与会员的沟通联系,满足会员被关心和被重视的心理期望,拉近会员与药店的距离,增加会员的忠诚度;另一方面,了解顾客的疾病情况、用药情况、过敏反应等,能够有针对性地开展药学服务,并避免药物的不良反应,避免引发健康危机。

2. 会员消费信息 主要包括购买的产品、消费的金额、消费的时间和频率、反馈的信息等。了解会员的消费信息,就可以对会员的消费规律进行分析,如会员购买产品的种类、品名、价格等,从而衡量会员的消费偏好、消费能力、品牌选择方向,然后根据顾客消费情况提供最好的个性化服务,也方便对会员进行跟进服务。记录会员对产品、销售、促销、服务等方面反馈的信息,便于各类服务模式的优化与改进。

3. 会员职业信息 主要是工作单位和职务。从工作单位和工作职务可以基本判断会员的经济收入和消费能力,对日后针对性的销售工作打好基础。

4. 会员的生活习惯 主要包括个人喜好、养生保健需求等。掌握会员的喜好和养生保健需求,有助于决定关联销售的品类延伸方向,跟进服务,也可以增加会员对药店及店内经营品

牌的忠诚度。

（三）实施会员动态管理

不断完善会员管理模式,实施会员动态管理,提升会员价值,是持续提高会员满意度和忠诚度的有效措施。

1. 完善会员管理模式　在掌握会员基本信息的基础上,对会员进行细分,从会员拓展、会员保有、会员价值提升 3 个方面,建立动态管理的会员制管理模式。其中会员拓展主要是吸引潜在客户成为会员;会员保有是通过完善的服务,提高会员的忠诚度;会员价值提升是通过针对性的活动提升会员价值。

2. 开展会员的动态管理　定期对会员进行统计分析,及时了解不同级别会员的数量、会员资源的变化情况、会员消费的产品结构等,及时调整会员细分,确定会员价值提升方向。

3. 体现会员的服务与关怀　通过开展满足顾客个性需求特色服务,如生日祝福、知识讲座、联谊活动、消费积分奖励、信息共享、送货上门等,让会员更方便,感到特殊,感觉亲切,体会到服务与关怀,从而进一步增加顾客的忠诚度。

4. 提升会员的价值　根据会员的购买行为、购买意向,全面分析不同特征会员的消费特性。在此基础上,针对不同特征的会员制定不同的营销策略,开展"一对一"的营销活动。结合会员卡积分手段多样化、积分兑现方式多样化、会员促销手段多样化等特色服务,不断提升会员的价值。

案例

四川某大药房做过测算,一个日销售额 1.5 万元的门店,会员人数在 1.5 万～1.7 万之间,销售额会一直很稳定;而一个日销售额 8000 元的门店,如果会员只有 5000 个,销售额就会忽上忽下。

案例分析与指导

会员对门店的销售影响很大。该大药房近年来狠抓会员管理,使会员销售额占比从40％多提升至近 80％。他们主要采取了以下举措。

1. 定期更新会员资料　药房去年用了 3 个月的时间,要求每个收银员每天完善 3 个会员的资料。收银时,通过"您的电话号码还是××××× 吗? 您还住在××× 小区吗"这两个问题的询问,把会员资料中错误的信息过滤了出来。

2. 会员卡的办理　每个会员办理会员卡时,赠送礼券,当时就可以使用。总部每个月会针对每个门店进行新会员的答谢,统一发短信"感谢您成为我们的会员,请您到××路××药房领取礼品"。会员生日时,也会发短信请其到门店领礼品。

3. 会员分级管理　按年消费金额,把会员分为 A 类会员、B 类会员、其他会员,通过分级管理有效地促进了大客户的增长。

4. 会员讲座　主要针对 A、B 类会员,定期分品类、有针对性地开展讲座,如有关营养保健、中医养生、常见疾病预防、常用药物合理使用等。

（刘　佳）

第九章　医疗机构的药学服务

医疗机构药学服务是以安全、有效、经济、适时用药，提高生命质量为目的，将药学基本理论和现代科学相结合的综合性和应用性药学边缘学科。其内容和目的是"以服务患者为中心，临床药学为基础，促进临床科学、合理用药"。

第一节　医院药学部的组织构架、部门职责

根据《中华人民共和国药品管理法》和《医院药剂管理办法》的有关规定：医院药学部（科）根据医院规模设中、西药调剂、制剂，中、西药库，药品检验，药学研究，临床药学，情报资料等专业室，并设室（科）主任。还明确规定了医院药学工作组织构架和职能、责任，以此推动药学技术人员的积极性，促进医院药学事业的发展。

一、医院药学部组织机构架构

医院药学部（药剂科）组织机构架构，见图 9-1。

二、医院药学部的部门职责

医院药学部是在院长领导下的医院药学学科技术职能部门，既有很强的专业性，又具有执行药政法规和药品管理的职能性，可以代表医院对整个医疗机构药品实施监督和管理的职能机构。医院药学工作无论从参与临床用药、提高医疗质量、提高为人民服务的社会效益角度，还是从医疗机构经营管理和经济效益角度来说，对医疗机构的建设和监管都具有重要的意义。

（一）药事管理与药物治疗学委员会（组）的职责

医院药事管理与药物治疗学委员会（组）应建立健全相应的工作制度，其日常工作由药学部门负责。药事管理与药物治疗学委员会（组）的主要任务如下。

（1）贯彻执行与医疗卫生及药事管理等有关的法律、法规、规章。审核制定本机构药事管理和药学工作规章制度，并监督实施。

（2）制定本机构药品处方集和基本用药供应目录。

（3）推动药物治疗相关临床诊疗指南和药物临床应用指导原则的制定与实施，监测、评估本机构药物使用情况，提出干预和改进措施，指导临床合理用药。

（4）分析、评估用药风险和药品不良反应、药品损害事件，并提供咨询与指导。

（5）建立药品遴选制度，审核本机构临床科室申请的新购入药品、调整药品品种或者供应企业和申报医院制剂等事宜。

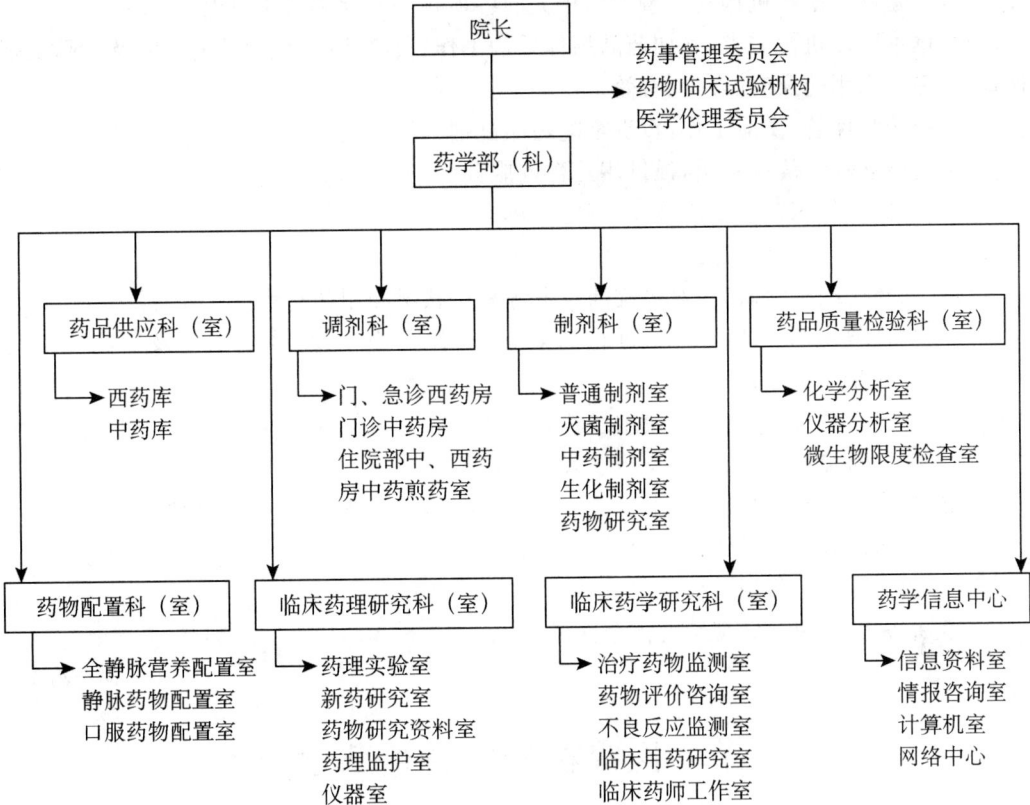

图 9-1　医院药学部(药剂科)组织机构架构

（6）监督、指导麻醉药品、精神药品、医疗用毒性药品及放射性药品的临床使用与规范化管理。

（7）对医务人员进行有关药事管理法律法规、规章制度和合理用药知识教育培训；向公众宣传安全用药知识。

医院药事管理是指医院以服务患者为中心，以临床药学为基础，促进临床科学、合理用药的药学技术服务和相关的药品管理工作。医院药事管理与药物治疗学委员会(组)对加强全院的药品监督管理力度、提高药物治疗学水平、推动合理用药等起着关键作用。

(二)药学部(科)职责

药学部(科)负责本医疗机构的药学工作。在院长的领导下，按《中华人民共和国药品管理法》及其实施办法，及时准确地筹购、调配药品，监督、检查本医疗机构各临床科室的合理用药情况，参与合理用药、做好新药临床试验和药品疗效评价工作，及时收集并上报药品的不良反应等与药学相关的工作。具体职责如下。

（1）遵守国家法律、法规，行业技术规范和医院规章制度。

（2）负责全院的药事管理工作，承担医院药事管理委员会的日常工作。

（3）负责组织管理全院临床用药和各项药学技术服务。

（4）协助制定《基本药品目录》，编写《医院药物处方集》。

（5）负责建立本医疗机构与药事工作相关的各项相关制度和操作规程。

（6）根据本医疗机构需求，参加药品招标采购工作，负责药品、化学试剂采购及药品试剂质量检查，保障临床用药及时、安全、有效。

（7）承担药品保管、供应工作，负责全院药品试剂的调配发放。

（8）负责建立药学信息系统，提供用药咨询服务。

（9）指导、监督临床合理用药情况，制定个体化给药方案。

（10）开展药品不良反应监测，协助临床遴选药物。

（11）开展药物经济学研究，对医院药品资源利用状况和用药趋势进行分析。

（12）围绕合理用药、新药开发，进行药效学、药代动力学、生物利用度及药物安全性等研究。

（13）制定药品经费预算，合理使用经费。

（14）承担医药院校教学、实习及药学人员进修任务。

（15）根据临床需要，积极研究中、西药的新制剂，运用新技术，创制新机型。

（16）落实加强医德医风建设，加强思想政治工作。

（17）协调本部门与各相关科室的关系。

（18）完成医院各级领导交给的指令性任务。

（许金红）

第二节　医疗机构的特色药学服务

医疗机构药学服务的主要内容包括：①执行国家药品管理法规所赋予的药品监督管理职能，确保医院药品质量和使用管理；②科学、经济地选购药物，合理控制库存量，科学、高效、规范地进行管理；③修订本医疗机构的《药品处方集》《药品供应目录》和《医疗机构自制制剂手册》；④配制医院自制制剂，设置药检室，严格控制自制制剂质量；⑤围绕医疗机构药学范畴开展科学研究；⑥参与临床药物治疗工作，制定个体化给药方案，进行药品不良反应记录、分析与监测；⑦开展治疗药物监测、药物情报资讯、医疗机构药学教育等全程化药学服务。

一、血药浓度监测及药学监护

药物的血浓度（简称血药浓度）是指用各种方式给药后，未经分解或代谢的原药及有药理活性的代谢物在血浆或血清中的浓度。血药浓度的高低直接影响到药物药理作用的强弱和作用时间的长短。

血药浓度监测（TDM）是以药代动力学原理为指导，分析测定药物在血液中的浓度，用以评价疗效或确定给药方案，使给药方案个体化，以提高药物治疗水平，达到临床安全、有效、合理的用药。

（一）TDM 的目的及应用

TDM 通常用于治疗窗窄、毒性强、服药周期长、服药后个体差异大的药物。TDM 的临床实践已充分肯定了其对于药物治疗的指导与评价作用，以及提高合理用药水平所起的作用。例如，通过 TDM 和个体化给药方案，使癫痫发作的控制率从 47% 提高到 74%。目前在美、英、加拿大等医疗先进国家,TDM 已成为一项日常医疗工作。其主要目的:①增强药物治疗作用,降低药物毒性;②根据血药浓度调整给药方案;③解决患者个体差异造成的用药个体化困难;④及时、有效地开展药学监护。

案例

患者,女,76 岁,患慢性支气管炎20 余年伴肺心病、心肌梗死。入院后用氨茶碱1g 每8 小时1 次治疗,血浓度 $7.7\mu g/ml$, $t_{1/2}$ 10.8 小时,哮喘控制良好。此时并发真菌性肺炎,加用大蒜素胶囊,患者出现氨茶碱中毒症状。

案例分析与指导

在了解此患者详细用药情况后,即时测定氨茶碱血浓度高达 $23.6\mu g/ml$, $t_{1/2}$ 27.9 小时,判断患者出现氨茶碱中毒症状,是因大蒜素胶囊引起茶碱代谢减慢导致。立即将用药方案改为 0.15g/d,分两次服用,患者症状消失,血浓度 $7.2\mu g/ml$,治疗效果满意,及时调整用药方案而获得成功。

开展 TDM 有利于及时发现药物相互作用和不良反应,及时修改给药方案,患有多种疾病或者出现并发症的患者往往用药较多,容易发生药物相互作用或不良反应,因此,需要经常注意观察,加强 TDM。

(二)TDM 方法

1. 需要进行 TDM 的药物　并不是所有的药物都需要监测血药浓度。只有符合下列条件的药物才需要进行 TDM。

(1)血药浓度与药效关系密切的药物。

(2)治疗指数低,安全范围窄,副作用强的药物。如地高辛、茶碱、抗心律失常药、氨基苷类抗生素、抗癫痫药、甲氨蝶呤、锂盐等。

(3)有效治疗浓度范围已经确定的药物。

(4)具有非线性动力学特性的药物。这些药物在用到某一剂量,体内药物代谢酶或转运载体发生了饱和,出现了一级和零级动力学的混合过程,此时剂量稍有增加,血药浓度便急骤上升, $t_{1/2}$ 明显延长,而产生中毒症状。如苯妥英钠、普萘洛尔等。

(5)药物的毒性反应与疾病的症状难以区分或过量及药量不足时均会对机体产生危险的药物。

(6)一些防治慢性疾病发作的药物,不容易判断疗效,需要测定稳态血药浓度调整剂量的药物。如茶碱、抗癫痫药、抗心律失常药等。

(7)如果治疗失败会带来严重后果的药物。

(8)患有心、肝、肾和胃肠道等脏器疾病,可明显影响药物的吸收、分布、代谢和排泄的体内过程时,血药浓度变动大,需要进行监测。

(9)合并用药时,由于药物相互作用而引起药物的吸收、分布或代谢发生改变者均需监测血药浓度。

(10)提供治疗上的医学法律依据。

2. 血药浓度监测的一般方法

(1)高效液相色谱法。

(2)气相色谱法。

(3)微生物法(用于抗生素)。

3. TDM 的结果分析 TDM 结果必须结合临床,综合考虑。

(1)同一药物的同一浓度值,对不同患者的意义可能明显不同。为此应详细询问患者的年龄、体重、性别、疾病情况、身体状态(有无肝、肾、胃肠道疾病及低蛋白血症)、服用哪几种药、已服用多长时间、每天服多少、如何服、有无不良反应、有无饮食改变、是否同用其他药物等来全面分析,特别要问清采取血样的准确时间及距离前一次服药的时间间隔。

(2)常规血药浓度监测的血样应在浓度最低时采取,一般是在早晨服第一次药之前。检测峰值主要用于证实毒性作用的存在以及进行药代动力学研究,其采血时间视该药吸收和分布的速度而定。

(3)在疾病发作、出现不良反应或联用其他药物时,抽血次数可适当增加,且抽血时间应选在症状最明显时,以便搞清该药浓度是峰值还是谷值。

(4)对临床反应(疗效与不良反应)与常规血浓度值不符的患者,以及怀疑有蛋白质异常改变(如药物相互作用、肾衰竭、血蛋白减少等)的患者,直接检测游离药物部分浓度。

二、药师会诊与查房

全程化药学服务的发展对临床药师提出更高的要求,临床药师的角色也在逐渐变得更加丰富和多元化,工作范畴也得以进一步扩展。

(一)临床药师的工作内容

临床药师应深入临床,直接参与临床药物治疗工作,促进临床合理用药。其主要工作内容包括以下几项。

(1)参与临床查房,对重点患者实施药学监护和建立药历,对患者实施持续药学监护。

(2)参加临床病例讨论,提出用药意见和个体化药物治疗建议。

(3)参加疑难重症会诊和危重患者的救治,协助临床医师做好药物鉴别、遴选工作。

(4)审核临床患者用药医嘱,对不合理用药进行干预并记录。在用药实践中预防、发现、解决潜在的或实际存在的用药问题,促进药物的合理使用,提高医疗质量。

(5)掌握与临床用药有关的药物信息,为医护人员提供及时、准确、完整的用药信息及药学咨询服务。

(6)对患者进行用药教育,改正患者不当用药行为,指导患者安全用药。

(7)与医师、护士共同做好药品不良反应、用药错误和药害事件监测、收集、整理和上报工作。

(8)参与医院医疗质量管理工作,重点关注药品质量、药物临床合理应用情况、处方或用药医嘱点评、药物治疗质量评价等工作。

(9)结合临床用药实践,开展药学科研工作。如药物评价和合理用药调研;临床药物治疗经验总结和用药病例分析;新药上市后临床安全性和有效性研究等。

(10)为临床医护人员提供合理用药培训,宣传合理用药知识,促进临床合理用药。

(二)临床药师的作业流程

1. 医院病区内的查房作业流程

(1)临床药师查房。

(2)药代动力学、药物经济学、药物相互作用分析、不良反应预测。

(3)选择最合适的药疗方案,生成药疗文书。

药疗文书包括:查房记录,患者用药咨询记录,个体化药物治疗方案、TDM报告、监测表和图表记录。

2. 医院病区内的会诊作业流程

(1)临床药师参与会诊。

(2)评估可选择的替代疗法。

(3)调整药疗方案。

(4)生成药疗文书。

药疗文书包括:会诊记录、医疗记录、调整药物治疗或各种建议记录。

三、静脉输液集中配置

静脉药物集中配置是指受过培训的专业技术人员在药学部(科)质量监控下,在无菌环境中,严格按照操作规程进行静脉输注药物的混合和重构。静脉药物配置中心(以下简称"配置中心"),是药学部门为了加强对药品的应用管理,保证患者的输液质量而对输液进行集中管理、集中配置的新形式。对促进医院药学发展、保证合格输液及提高医疗、护理质量有至关重要的意义。

(一)配置中心工作流程

静脉药物配置必须在符合国家标准、依据药物特性设计的操作环境下,严格按照标准操作程序进行配置。配置的处方必须经过执业药师审核。具体流程,见图9-2。

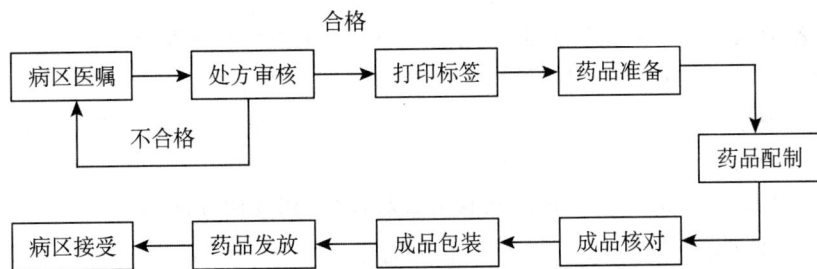

图9-2　配置中心工作流程

(二)静脉药物配置前的准备

1. 医嘱审核　静脉药物配置前必须由药师审核医嘱,检查配伍、药品剂量等内容,确认无误后方可准备药品。

案例

患者,男,56岁,因患中耳炎,医师给患者使用100ml＋青霉素400万单位静脉滴注,患者发生过敏反应。

案例分析与指导

β-内酰胺类在近中性溶液中较为稳定,酸性或碱性溶液均易使β-内酰胺环开环,失去抗菌活性。在酸性葡萄液中易水解生成青霉噻唑酸和青霉烯酸,可致过敏反应。应用时最好用注射用水或等渗氯化钠注射液溶解青霉素类。

另外,溶媒的选择主要考虑药物有稳定性,使用剂量一般用说明书规定的最低量。如果将青霉素溶于500ml葡萄糖溶液,输入时间长,前面的药物都代谢了,还没输完,达不到有效药物治疗浓度。用100ml液体配伍效率会比较高。

2. 建立档案　每日根据医嘱生成一份患者用药情况表留档备查。

3. 打印标签　标签内容应包括:①患者姓名、住院号、床号;②药品的名称、剂量;③处方的给药方案、给药途径;④批号或配制日期;⑤建议有效日期或时间;⑥存放要求;⑦配制人、校对人签名;⑧特殊的指导说明。

4. 核对药品　配制人员根据医嘱和标签准备药品,仔细核对药品名称、规格、数量。

(三)配制过程的管理

(1)药品的配制应由护士或经过培训的药剂人员完成。

(2)进入洁净区或在洁净区内部工作的人员均须经授权,非配制人员进入洁净区须经特别批准,并遵守、执行配制间的有关规定。

(3)进入洁净区应严格执行洗手、更衣标准操作规程,着洁净服、戴手套和口罩后方可进入,污染的、脏的或日常的衣服禁止进入洁净区。

(4)仔细核对处方、标签与药品,准确无误后按照无菌操作技术配制。

(5)严格执行各类药物无菌配制的标准操作规程,准确操作。

(6)配制完成后,连同空瓶和贴好标签的成品通过传药窗送出配制间以备核查。

(7)应在配制人一栏签字,以示负责。

(8)应及时报告任何可引起的异常污染或异常数量的微粒散落情况。

(9)成品核对应由药剂师完成,严格执行"四查十对"制度。

(10)核对内容还应包括:标签上的药品是否与空瓶相符;容器是否完整、是否渗漏;溶液的颜色、透明度;成品的最终容量。

(11)检查合格后,在校对一栏签字。

(12)将检查合格的成品加上外包装,若有避光要求的药品,需用遮光袋包装,并经专用传送带送至病房,病房须签收。

四、药学干预

药学干预是对医师处方的规范性和适宜性进行监测,对于发现的问题与医师沟通,及时调整用药方案。

(一)药学干预的目的

药学干预是通过临床药师对临床不合理用药的药学干预,规范医师用药行为,避免不合理用药,促进用药的安全性、有效性、经济性和适宜性,从而提高医疗质量。

> **案例**
>
> 山西某医院药学部收集了 2013 年该院消化内科、骨科、肾内科、神经内科、肿瘤科、妇科、儿科等未进行用药干预的患者用药记录和临床药师参与干预后的用药记录各 600 份,并将两类用药记录从处方合格率、药品费用、患者出现的不良反应等方面进行比较分析。结果显示:药学干预后,该院患者平均住院时间缩短 3.0 天;处方不合格率下降 54.3%;抗菌药使用率下降 38.2%,药品费用平均降低 2747.6 元,抗菌药费用平均降低 2885.6 元,患者不良反应降低 7.5%;及时干预医师接受率为 53.6%,延迟干预医师接受率为 94.7%。
>
> **案例分析与指导**
>
> 合理的药学干预,能够使临床治疗中出现的不合理用药现象明显降低,而且有助于医师和药师之间建立良好的沟通渠道。药师选择合适的方式进行干预,医师对于药师的意见都会认真的考虑,可提高医师的接受率。

(二)药学干预的依据

药学干预的依据主要有两方面。

(1)依据 2007 年 5 月卫生部颁布施行的《处方管理办法》,对处方的规范性逐项检查;同时对处方用药的适宜性进行审查和抽样评价。

(2)依据《中国国家处方集》《中华人民共和国药典临床用药须知》《临床诊疗指南》和治疗路径等,对长期药物治疗方案的合理性进行干预,对处方的适宜性(诊断与用药)、安全性、经济性进行干预,对药品用量、用法、疗程、不良反应、禁忌证、有害的药物相互作用和配伍禁忌等进行监控。

(三)药学干预的流程

开展药学干预,首先对医嘱进行审核,整理出不合理用药的医嘱,并与医师进行沟通和确认。其次针对医嘱中发现的问题,为医师进行药学知识方面的讲解和培训。药学干预的流程,见图 9-3。

五、药物重整

药物重整是指在患者入院、转科和出院时,药师通过核对新开的医嘱和已有的医嘱,比较患者目前的整体用药情况(包括处方药、非处方药、营养补充剂等)与医嘱是否一致,保证患者在持续医疗的过程中准确和完整的药物治疗的连续性。药物重整服务是目前在医疗保健领域正在逐步完善和规范化的一项工作,体现了医师、护士和药师真正践行"以患者为核心"的服务理念,同时大大减少了药疗差错。

(一)药物重整服务的目的及作用

1. **药物重整服务的目的**　药物重整服务模式在我国是一个全新的概念,其目的是获取和

```
┌──────────────┐    ┌──────────────┐    ┌──────────────┐    ┌──────────────┐
│参加交班、查   │    │查看 PASS 软件,│   │医嘱复核,看病 │    │汇总,每月将   │
│房,了解医     │───▶│看医嘱是否存   │───▶│区全部医嘱,   │───▶│不合理用药     │
│嘱情况        │    │在问题         │    │与医师沟通     │    │总结汇报       │
└──────────────┘    └──────────────┘    └──────────────┘    └──────────────┘
                                                                     │
                                                                     ▼
┌──────────────┐    ┌──────────────┐    ┌──────────────┐    ┌──────────────┐
│              │    │对干预后的医嘱 │   │授课评估,对医 │    │对医师进行培训,│
│统计分析      │◀───│进行审核,统   │◀───│师进行问卷     │◀───│将问题总结,    │
│              │    │计不合理用药   │    │评估          │    │定期授课       │
└──────────────┘    └──────────────┘    └──────────────┘    └──────────────┘
```

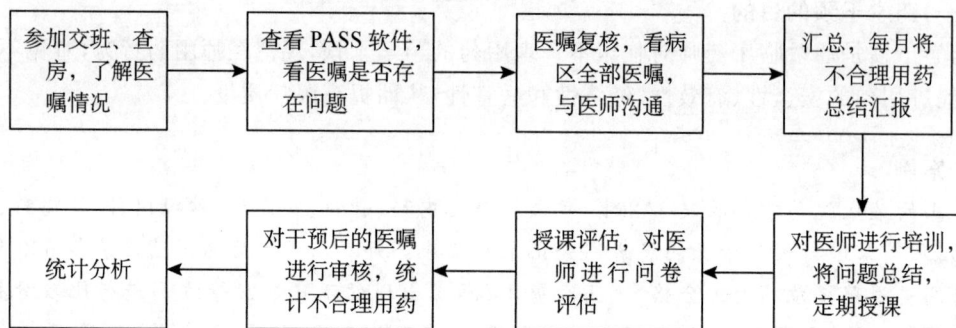

图 9-3　药学干预的流程

确认患者的既往用药史,消除故意的或非故意的处方不一致,进行用药评估,预防医疗过程中的药品不良事件,避免漏服药物、重复用药、剂量错误和药物相互作用等。

2. 药物重整服务的作用　医疗中的每一个环节的转换都涉及开立新的医嘱或者重开已有的医嘱药物,这些过程都需要药物重整。药物重整的作用主要包括以下内容。

(1)提高医务人员直接信息沟通的效率。

(2)减少药物不良事件的发生。

(3)确保患者在不同医疗服务机构或单元中转换时,得到所有必需的药物,没有误用不需要的药物。

(二)药物重整服务的要求

药物重整服务模式一般由医务人员(医师、护士或药师)承担。要求在每一个不同治疗场所,如社区、急诊、重症监护室、普通病房、康复中心等,在药物治疗的每一个不同阶段,都要对患者所服用的药物、过敏史等有详细全面、准确的记录,避免患者进入下一阶段治疗时发生用药错误。

知识链接

国外开展药物重整的现状

早在 2007 年加拿大安全用药实践研究所(ISMP)就发布了如何在医疗机构中进行药物重整服务的指南;美国医学会和美国医药卫生促进会把药物重整作为优先推广项目,美国卫生系统药师协会(ASHP)调查显示,2007 年约 78% 的医院开展了药物重整服务;我国香港地区,药物重整服务模式已经纳入医院信息系统(HIS),如果药师没有及时进行 Med-Rec 服务,就会影响医师下医嘱,并且会记录在数据库里,作为评估证据;2007 年荷兰政府强制要求医院开展入院和出院药物重整工作。

(三)药物重整服务的流程

(1)准确采集患者完整的药物治疗记录,列出清单。包括所有的处方药物、非处方药物、中草药、维生素、营养添加剂、疫苗、诊断和造影剂、放射药物、肠外营养制剂、血液制品等。

（2）查阅当前医师处方的药物信息,列出清单。

（3）比较两张清单上的药物信息,根据患者病情,考察各药物和剂量等是否合理。

（4）综合得出患者应该服用的药物。进行药物重整,在药疗清单上记录每一个调整。

（5）与医师、护士沟通,提供患者应该服用药物的信息清单或可能最优的出院用药计划。

（许金红　李永霞）

《药学服务技术》党的二十大精神进教材提纲挈领

以习近平同志为核心的党中央坚持把人民健康放在优先发展的战略位置，走出了一条中国特色卫生健康事业改革发展之路。近年来，我国医药卫生健康事业逐步发展壮大，人民健康水平持续提高，中华民族以强健的身姿屹立于世界民族之林，取得了举世瞩目的伟大成就。尤其在抗击新冠肺炎疫情斗争中，充分展现了中国速度、中国力量、大国担当，充分体现了中国共产党"先锋队"性质、"先进性"特质、"人民性"本质，充分彰显了习近平新时代中国特色社会主义思想在健康中国建设实践中的磅礴伟力。党的二十大报告提到，十年来，我国建成了世界上规模最大的医疗卫生体系，人民群众获得感、幸福感、安全感更加充实、更有保障、更可持续。药学服务技术是药学、药品经营与管理等专业的核心课程，是思政教育的主要载体，肩负合理用药、放心用药、守护人民健康的重任。是落实"立德树人""课程育人"，促进学生成长成才，培养社会主义建设者和接班人的重要途径之一。

课程思政教学案例

序号	知识点	案例	思政建设目标
1	第一章 药学服务概述 第一节 药学服务的定义及发展现状 一、药学服务的内涵 （一）药学服务的概念	药学服务是药师应用药学专业知识向公众提供与药物使用有关的服务	党的二十大报告提出，把保障人民健康放在优先发展的战略位置，完善人民健康促进政策。作为一名药学专业学生，我们应该始终把思想和行动统一到党的二十大精神和党中央的决策部署上来，奋力谱写全面建成社会主义现代化强国新征程的医药卫生健康篇章
2	第一章 药学服务概述 第二节 药学服务的对象及内容 一、药学服务的对象 （四）公众	药师需要承担广大公众在常见病与慢性病的治疗、减肥、补钙、补充营养素等方面的用药教育和咨询服务	健康中国建设具有深远的战略意义，它既涉及中国公共卫生服务体系的发展，也关系到国人健康水平和生活质量的提高
3	第二章 用药教育与指导 第一节 用药教育与指导的方法及内容	药师要为人民群众提供全方位的健康服务	在党的二十大报告中，习近平总书记明确指出，推进健康中国建设，应把保障人民健康放在优先发展的战略位置。全民健康已然是一个国家综合实力的体现，是民族昌盛和国家富强的重要标志。药学服务的目的是保证用药安全、有效、经济、适宜。随着现代医药学的飞速发展，新的医疗技术及非处方药品的广泛应用，患者对药学服务的要求越来越高，为人民群众提供全方位全周期健康服务是我们药学工作者的职责。因此，指导合理用药是药学服务的关键，也是药学服务的核心

序号	知识点	案例	思政建设目标
4	第二章 用药教育与指导 第四节 健康教育与慢性疾病管理 一、健康教育 （一）健康教育的概念及目的	药师进行健康教育的目的是保护人民生命安全和身体健康	人民对美好生活的向往就是我们奋斗的目标，保护人民生命安全和身体健康可以不惜一切代价。健康教育要坚持人民至上、生命至上，彰显出中国共产党全心全意为人民服务的宗旨；坚持人民至上、生命至上，体现出新时代中国共产党人的初心和使命；坚持人民至上、生命至上，展示出中国精神、中国力量、中国担当。我们要运用专业知识进行健康教育，达到增强人民体质，提高和维护个人、群体健康；预防疾病和残疾的发生和非正常死亡；增强自我保健能力，破除迷信，摒弃陋习，养成良好的卫生习惯和文明、健康、科学的生活方式；增强健康理念，从而理解、支持和倡导健康政策、健康环境的目的
5	第四章 药学信息服务 第一节 药学信息服务概述	药师通过药学信息服务帮助患者解决实际问题	近年来，国家出台了关于促进规范健康医疗大数据应用与"互联网＋医疗健康"发展意见，推动形成以信息化建设为基础，以大数据发展和"互联网＋"服务为引领的"一体两翼"发展格局。随着信息技术的快速发展，药学信息服务得到了广大的认可和推广，是药师在工作中必备的基本技能之一
6	第九章 医疗机构的药学服务	医疗机构的药学服务对消费者生活质量起着重要作用	党的二十大对新时代新征程推进健康中国建设作出新的战略部署，赋予新的任务使命，提出"把保障人民健康放在优先发展的战略位置，完善人民健康促进政策"。人民健康是现代化最重要的指标，深入把握医药卫生健康事业发展新的历史方位和战略定位，对于建设健康中国、让现代化建设成果更多更公平惠及全体人民具有重大而深远的意义。医疗机构药学服务是将药学基本理论和现代科学相结合的综合性、应用性的学科，在保证用药科学合理、促进消费者健康、提高消费者生活质量方面起着重要作用